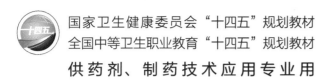

国家卫生健康委员会"十四五"规划教材
全国中等卫生职业教育"十四五"规划教材

供药剂、制药技术应用专业用

人体解剖生理学基础

第 2 版

主　编　张新琪

副主编　吕　昕　张小燕

编　者（以姓氏笔画为序）

吕　昕（黑龙江护理高等专科学校）

闫　勇（东莞职业技术学院）

李利华（佛山市南海区卫生职业技术学校）

李金媛（山东省青岛第二卫生学校）

张小燕（长治卫生学校）

张新琪（山东省青岛第二卫生学校）

赵建福（山西省中医学校）

赵娜娜（山东医学高等专科学校）

黄　莉（九江市卫生学校）

崔虎威（山东省烟台护士学校）

韩　磊（山东省青岛卫生学校）

人民卫生出版社

·北　京·

图书在版编目（CIP）数据

人体解剖生理学基础 / 张新琪主编 . —2 版 . —北京：人民卫生出版社，2022.7（2024.4重印）

ISBN 978-7-117-33362-7

Ⅰ.①人… Ⅱ.①张… Ⅲ.①人体解剖学 —人体生理学 —医学院校 —教材 Ⅳ.①R324

中国版本图书馆 CIP 数据核字（2022）第 126269 号

| 人卫智网 | www.ipmph.com | 医学教育、学术、考试、健康，购书智慧智能综合服务平台 |
| 人卫官网 | www.pmph.com | 人卫官方资讯发布平台 |

人体解剖生理学基础

Renti Jiepou Shenglixue Jichu

第 2 版

主　　编：张新琪
出版发行：人民卫生出版社（中继线 010-59780011）
地　　址：北京市朝阳区潘家园南里 19 号
邮　　编：100021
E - mail：pmph @ pmph.com
购书热线：010-59787592　010-59787584　010-65264830
印　　刷：人卫印务（北京）有限公司
经　　销：新华书店
开　　本：850×1168　1/16　印张：25
字　　数：474 千字
版　　次：2015 年 4 月第 1 版　2022 年 7 月第 2 版
印　　次：2024 年 4 月第 4 次印刷
标准书号：ISBN 978-7-117-33362-7
定　　价：79.00 元
打击盗版举报电话：010-59787491　E-mail：WQ @ pmph.com
质量问题联系电话：010-59787234　E-mail：zhiliang @ pmph.com
数字融合服务电话：4001118166　E-mail：zengzhi @ pmph.com

出版说明

　　为全面贯彻党的十九大和全国职业教育大会会议精神，落实《国家职业教育改革实施方案》《国务院办公厅关于加快医学教育创新发展的指导意见》等文件精神，更好地服务于现代卫生职业教育快速发展，满足卫生事业改革发展对医药卫生职业人才的需求，人民卫生出版社在全国卫生职业教育教学指导委员会的指导下，经过广泛的调研论证，全面启动了全国中等卫生职业教育药剂、制药技术应用专业第二轮规划教材的修订工作。

　　本轮教材围绕人才培养目标，遵循卫生职业教育教学规律，符合中等职业学校学生的认知特点，实现知识、能力和正确价值观培养的有机结合，体现中等卫生职业教育教学改革的先进理念，适应专业建设、课程建设、教学模式与方法改革创新等方面的需要，激发学生的学习兴趣和创新潜能。

　　本轮教材具有以下特点：

　　1. 坚持传承与创新，强化教材先进性　教材修订继续坚持"三基""五性""三特定"原则，基本知识与理论以"必需、够用"为度，强调基本技能的培养；同时适应中等卫生职业教育的需要，吸收行业发展的新知识、新技术、新方法，反映学科的新进展，对接职业标准和岗位要求，丰富实践教学内容，保证教材的先进性。

　　2. 坚持立德树人，突出课程思政　本套教材按照《习近平新时代中国特色社会主义思想进课程教材指南》要求，坚持立德树人、德技并修、育训结合，坚持正确价值导向，突出体现卫生职业教育领域课程思政的实践成果，培养学生的劳模精神、劳动精神、工匠精神，将中华优秀传统文化、革命文化、社会主义先进文化有机融入教材，发挥教材启智增慧的作用，引导学生刻苦学习、全面发展。

　　3. 依据教学标准，强调教学实用性　本套教材依据专业教学标准，以人才培养目标为导向，以职业技能培养为根本，设置了"学习目标""情境导入""知识链接""案例分析""思考题"等模块，更加符合中等职业学校学生的学习习惯，有利于学生建立对工作岗位的认识，体现中等卫生职业教育的特色，将专业精神、职业精神和工匠精神融入教材内容，充分体现教材的实用性。

4. 坚持理论与实践相结合，推进纸数融合建设　本套教材融传授知识、培养能力、提高素质为一体，重视培养学生的创新、获取信息及终身学习的能力，突出教材的实践性。在修订完善纸质教材内容的同时，同步建设了多样化的数字化教学资源，通过在纸质教材中添加二维码的方式，"无缝隙"地链接视频、微课、图片、PPT、自测题及文档等富媒体资源，激发学生的学习热情，满足学生自主性的学习要求。

众多教学经验丰富的专家教授以严谨负责的态度参与了本套教材的修订工作，各参编院校对编写工作的顺利开展给予了大力支持，在此对相关单位与各位编者表示诚挚的感谢！教材出版后，各位教师、学生在使用过程中，如发现问题请反馈给我们（renweiyaoxue@163.com），以便及时更正和修订完善。

人民卫生出版社

2022 年 4 月

前　言

为进一步贯彻习近平总书记对职业教育工作的重要指示、落实《国务院关于实施健康中国行动的意见》及《国家职业教育改革实施方案》等文件精神、满足中等卫生职业教育高质量发展新需要，以及现阶段社会对高水平技术技能人才的需求，根据全国卫生职业教育"十四五"规划教材建设的指导思想和总体要求，对《人体解剖生理学基础》进行了修订。本教材适用于中等卫生职业院校药剂、制药技术应用专业。

本教材内容涵盖正常人体的形态结构与生命活动规律，将人体结构与功能有机融合。结构上保留了上一版的主体框架，内容有所改动。①对原版不足的内容进行了增加，如消化系统增加了肝的功能，这是药物生物转化的主要部位；在自主神经递质、受体处关联了有机磷农药中毒，为学生将来学习有机磷农药中毒、解毒药的作用机制打下基础；生殖过程增加了先天畸形、关联了药物与致畸的关系；循环系统与消化系统增加了社会心理因素对心血管及消化系统的影响。②对某些内容进行了前后调整，如把感受器的生理特征从第十一章调到第十章。③对一些陈旧的知识进行了更新，如骨膜既有外骨膜，又有内骨膜等；血液中新发现的一些抗凝物质等。

立德树人是教育事业的根本任务。为此，在编写中增加了课程思政内容，并增加了"知识链接"和"案例分析"等模块，以提高学生的学习兴趣。

本教材的编写团队包括多所院校老师，既有教学经验丰富、知识扎实的资深教师，擅长理论编写，也有思维灵活、能力宽泛的青年教师，擅长制作丰富多彩的数字资源。本版教材的编写要感谢上一版专家奠定的基础；感谢所有编委的付出。

由于编写经验不足和水平受限，书中难免存在不当之处，恳请各位专家、读者给予批评指正。

张新琪

2022 年 3 月

目 录

第一章
绪　论

学习目标

- 掌握　内环境与稳态的概念、内环境稳态的生理意义、人体功能的调节方式。
- 熟悉　人体的基本组成及常用的解剖学术语、生命活动的基本特征。
- 了解　人体解剖生理学研究的对象和任务及与医药学的关系、人体解剖生理学的研究方法及认识层次、生物节律、人体功能的反馈控制。

情境导入

情境描述：

　　新生小王看到新发的教材《人体解剖生理学基础》，感到很迷惑，我是来学药学知识的，可以学疾病、学药物，为什么要学人体解剖生理学基础呢？

学前导语：

　　人体解剖生理学是研究正常人体形态结构和功能活动规律的科学。只有明确了正常的结构与功能，才能比较出什么是异常状态。例如，一位成年女性检测血常规，发现血红蛋白含量为90g/L，如何判断其是否可能患有贫血呢？需首先明确成年女性血红蛋白含量的正常值是110~150g/L。经对比，可诊断此女患有贫血。可见，人体解剖生理学基础是认识疾病、治疗疾病的重要基础课程，同学们一定要认真学习。

第一节　概述

一、人体解剖生理学研究的对象和任务

人体解剖生理学是研究正常人体形态结构和功能活动规律的科学。由人体解剖学与人体生理学两门课程有机整合而成。

人体解剖学的研究任务是揭示人体各器官的正常形态结构、位置、毗邻关系以及各器官的微观结构。人体生理学的研究任务是阐述人体正常生命活动的现象与规律，以及产生这些活动规律的物质、结构基础和各种调控机制。

二、人体解剖生理学与医药学的关系

疾病与健康都是生命的表现形式，疾病所呈现的所有变化，都是正常结构和功能发生量变到质变的结果，正常的结构与功能是基准，是判断异常、诊断疾病的参照物。而疾病的治疗又是把异常的结构与功能恢复到正常的一个过程。由此可见，疾病的诊断与治疗都是以解剖生理学理论为基础的。药物对人体的作用，无论是药理作用或者是不良反应，都是通过改变机体的一些成分，进一步影响机体的功能，甚至结构。因而，药理学的研究也离不开机体功能或者结构的研究。

作为承载着未来维护人类健康使命的医药专业的学生，理应认真学习人体解剖生理学知识，为后续学习药理学、临床医学概要等课程奠定坚实的基础，为将来从事防治疾病、促进人类健康的工作进行初步的知识储备。

> **知识链接**
>
> ### 人体解剖生理学的学习方法
>
> 在人体解剖生理学的学习过程中，要以辩证唯物主义思想为指导，解释生命过程中的各种现象。学习以结构为主的解剖学内容，要学会从繁多的知识里提取重点知识去记忆，同时多观察标本、多看图谱；采用文字与标本、图相结合的记忆方法，对明确器官的位置、形态结构、毗邻关系尤为重要。而学习以功能为主的生理学知识，要结合结构与功能的相关性，在理解的基础上去记忆，理解是记忆的钥匙。老师在讲课时，会把知识梳理成重点突出、条理清晰、适合记忆的框架；讲解重、难点时，多会抽丝剥茧地剖析、循序渐进地突破。所

以，课堂上跟着老师的节奏，是学习和掌握知识最直接、最简单的路径。老师讲完课的当晚复习与强化所学的知识，是延长知识记忆时间的重要手段（详见神经系统中学习与记忆部分）。人体解剖生理学的学习方法灵活多样，理论课讲授尚需与实验实践结合进行。在学习过程中同学们要听、看、思、动（手），多管齐下，困难就会迎刃而解。

三、人体解剖生理学的研究方法及认识层次

人体解剖学的研究，主要围绕给学生提供各种适宜观察的标本。而人体生理学的研究，则复杂得多。人体生理学是一门理论性、实践性均很强的学科，现存的很多理论知识来源于实验，并且未来的研究进展也同样离不开实验。

（一）人体生理学的实验研究方法

1. 人体实验　人体实验是在伦理允许的范围，以对人无创伤性为前提进行的实验。早期主要是对人体的一些生理参数做简单的调查与记录，如体重、血压、肺活量、体温等。随着科学技术的飞速发展，一些新型无创性诊断仪器相继问世，如心电图、B超、计算机断层扫描、核磁共振，为人体生理学向更深、更高层次的研究带来了新的手段。基因检测技术的问世，对机体当前的生理状况以及预测未来可能出现的风险，提供了依据。

2. 动物实验　动物实验是研究人体生理学的重要方法。俄国生理学家巴甫洛夫的条件反射，是用狗做实验获得的。研究细胞生物电，多用枪乌贼巨大的神经纤维。需要注意的是，用动物做实验获得的数据只能作为重要参考，毕竟动物与人有着很大的差别。另外，实验中要有爱护动物的意识。

🔗 **知识链接** ···

保护野生动物就是保护人类自己

人类一直与动物共存于地球，动物也给人类带来许多价值。已知的很多生理学知识来源于动物实验，许多药物也来源于动物。犀牛角是一味很珍贵的中药材，具有清热、凉血、解毒作用，但是因为犀牛在世界上濒临灭绝（我国已经没有犀牛），1993年我国颁布禁令，禁止使用犀牛角。大量物种的灭绝，使人类失去了很多有价值的动物药，还有生态环境破坏给生物链带来的一系列连锁反应，最终会危及人类。因而，保护野生动物就是保护人类自己。

（二）生理学的认识层次

人体的结构与功能极其复杂，对其研究大致分三个层次。

1. 细胞和分子层面　是以细胞及所含的生物大分子为研究对象。细胞是构成人体的基本结构和功能单位。器官的功能是由构成该器官的各种细胞的生理特性所决定的，而细胞的生理特性又与其内部所含的生物大分子的理化特性有关。因而，器官生理功能的产生机制与其内在的生物大分子密切相关。目前对细胞的分化以及生物大分子的研究，已经深入到基因层面。

2. 器官和系统层面　以器官和系统为研究对象，研究器官和系统的功能活动、阐明其发生机制以及活动规律。如消化系统主要研究胃肠道各部的消化和吸收功能。

3. 整体层面　是以完整的机体为研究对象，分析在不同环境以及不同生理状态下，器官、系统之间相互联系和协调的规律。例如，运动时交感神经兴奋可引起心脏的兴奋、骨骼肌血管舒张，但对消化系统的功能是抑制的，这样可以把血液与能量集中供给与运动有关的器官。完整机体内器官与系统不是孤立的，是相互影响、相互联系的。人体的生理功能也受心理因素的影响。一个人如果长期处在不良情绪中，如焦虑、紧张、忧郁等，可能会导致心血管、内分泌，甚至免疫系统功能紊乱，心理因素对人体功能的影响越来越受到人们的重视。

生理学研究的三个层面各有侧重，三者相互补充、相辅相成。

上述生理学的研究方法也是药物研究的重要手段，药物临床前研究需要进行动物实验。药物在体内的生物转化涉及分子层面，药物对肝肾的影响涉及器官层面，而药物的药理效应与不良反应又往往是全身性的。

四、人体的基本组成及常用的解剖学术语

（一）人体的基本组成

人体结构和功能的基本单位是细胞。细胞的大小、形态、功能差异很大。许多形态与功能相似的细胞与细胞外基质构成了组织。人体有四种基本组织，分别是上皮组织、结缔组织、肌组织、神经组织。几种组织结合形成具有一定形态结构与功能的器官，如肝、心、肺、肾、骨等。许多结构与功能相关的器官组合成系统，以完成机体某一方面的功能。人体由九大系统构成，即运动系统、消化系统、呼吸系统、泌尿系统、生殖系统、循环系统、神经系统、感觉器官和内分泌系统。其中消化系统、呼吸系统、泌尿系统、生殖系统的大部分器官位于胸腔、腹腔和盆腔内，并借孔道和外界相通，称为内脏。人体的器官、系统彼此联系、相互影响，构成一个完整的统一体，

在人体多个调节系统的调控下进行着协调、规律的活动。

人体由四部分构成，即头、颈、躯干和四肢。头的前部称面；颈的后部称项。躯干分为胸、腹、盆、背、腰、会阴。四肢分为上肢和下肢，上肢又分为肩、臂、前臂和手；下肢又分为臀、大腿（**股**）、小腿和足。

（二）常用的解剖学术语

为了正确描述人体各器官的形态结构、位置与毗邻关系，避免出现叙述与理解错误，人们统一使用国际学术界公认的标准解剖学姿势和方位术语。

1. 人体的标准解剖学姿势　身体直立，两眼平视正前方，上肢下垂于躯干两侧，掌心向前，下肢并拢，足尖向前（图1-1）。

2. 人体的解剖方位术语

（1）上和下：近头者为上，近足者为下。

（2）前和后（腹侧和背侧）：近腹侧面者为前，又称为

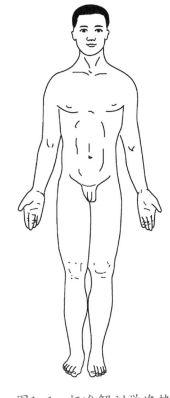

图1-1　标准解剖学姿势

腹侧；近背侧面者为后，又称为背侧。

（3）内侧和外侧：近正中矢状面者为内侧，远离正中矢状面者为外侧。如眼位于耳的内侧，耳位于眼的外侧。

（4）内和外：是表示与空腔器官相对位置关系的描述，在腔内为内，腔外为外；或者靠近内腔者为内，远离内腔者为外。

（5）浅和深：靠近身体表面或器官表面者为浅，反之为深。

（6）近侧和远侧：多用于四肢，近躯干连接点者为近侧，远离躯干连接点者为远侧。

3. 人体的解剖面　在标准姿势下，将人体设为三个相互垂直的面（图1-2）。

（1）矢状面：是指将人体分为左、右两部分的断面。经过人体正中线的矢状面，称为正中矢状面。

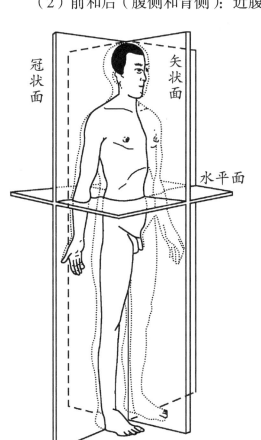

图1-2　人体的解剖面

（2）冠状面：是指将人体分为前、后两部分的断面。

（3）水平面（横切面）：是指将人体分为上、下两部分的断面。

从不同的切面上，可以更清楚地观察组织、器官的毗邻关系。

📄 课堂互动练习 ————————————————————————

内容一：请一位同学到讲台示范标准解剖学姿势，让讲台下的同学评判是否准确。

内容二：请两位同学到讲台。一位同学作为模特，另一位同学以其身体叙述方位术语，让讲台下的同学评判是否准确。

第二节　生命活动的基本特征

生物体的生命活动现象复杂多样，但有其共同的基本特征，主要包括新陈代谢、兴奋性、适应性、生殖等几个方面。

一、新陈代谢

新陈代谢是指机体与外界环境之间不断地进行物质交换和能量交换以实现自我更新的过程，包括同化作用（合成代谢）和异化作用（分解代谢）。**同化作用**是指机体不断从外界环境中摄取营养物质以合成自身成分，并贮存能量的过程；**异化作用**是指机体不断分解自身成分，释放能量的过程。同化作用与异化作用均包括物质代谢和能量代谢（详见第八章）。新陈代谢是一切生物体的最基本的特征，机体的一切生命活动都是在新陈代谢的基础上实现的。新陈代谢一旦停止，生命随之结束。

二、兴奋性

每个机体都生存在一定的环境中。当环境发生了变化，机体就会作出相应的变化，以尽可能减少环境变化给机体带来的不良影响。

（一）刺激与反应

在日常生活中，人的脚踩到尖锐物体时会马上抬起来、眼睛遇到强光会不自主地闭上。能被机体或组织、细胞所感受到的内外环境的变化，统称为刺激。刺激的种类很多，按其性质可分为：①物理性刺激，如电、光、声、温度和压强等；②化学性刺激，如酸、碱、盐及各种化学物质等；③生物性刺激，如细菌、病毒等；④社会心理性刺激，如社会变革、家庭事件、语言刺激等。机体或组织、细胞接受刺激后产生的应答性变化，称为反应。如环境温度升高时，皮肤血管扩张、汗腺分泌增多。此时环境温度升高是环境对机体的刺激，而皮肤血管扩张和汗腺分泌增多，则是机体对刺激作出的反应。

不同的刺激导致不同的反应，多数反应对机体有利，但在整体内是复杂多变的，不利于健康的因素时常伴随产生。例如，寒冷刺激使皮肤血管收缩以利于保温，但心脑血管疾病的发病率也随之升高。语言是一种刺激，美好的语言使人身心愉悦，而不良的语言会导致心跳加快、血压升高，对有心血管疾患的人可能引起严重的不良后果。在实际工作中，药师除了要有扎实的理论知识，还要善于与患者沟通，态度要和蔼，对患有严重疾病的患者，叙述病情要婉转，避免不良的语言刺激导致不良的后果。

刺激与反应之间具有因果关系。但并不是所有刺激都能产生反应。刺激要引起反应，必须具备以下三个条件：一定的刺激强度、足够的作用时间及适当的强度－时间变化率（单位时间内强度变化的幅度）。在其他因素不变的前提下，强度－时间变化率越大，越容易反应。

（二）兴奋与抑制

对刺激的反应，不同的组织细胞呈现的形式往往不同。如神经细胞的反应形式是产生和传导动作电位；骨骼肌、心肌、平滑肌的反应形式是收缩与舒张；唾液腺等腺体的反应形式是分泌腺液。在生理学中，这些接受刺激后能迅速产生反应的组织，称为可兴奋组织，包括神经、肌肉和腺体。反应分为两类：一类是接受刺激后机体或组织、细胞由相对静止状态变为显著的活动状态或原有的活动由弱变强，称为兴奋。另一类是接受刺激后机体或组织、细胞由显著的活动状态变为相对静止状态或原有的活动由强变弱，称为抑制。药物对机体原有功能的影响也是包括兴奋和抑制两种作用，例如，患者用了肾上腺素后心率加快，则代表心脏兴奋。心动过速的人用β受体拮抗剂后（见循环系统与神经系统），心率减慢，说明心脏受到抑制。

兴奋与抑制对立统一、相辅相成。如机体屈肘时，作为屈肌的肱二头肌兴奋而收缩，作为伸肌的肱三头肌抑制而舒张；伸肘时则相反，这样机体的运动才能协调有序而顺畅。

机体或组织接受刺激后是产生兴奋还是抑制，取决于刺激的质和量以及机体或组织当时的功能状态。血钙浓度升高可增加心肌的收缩力，但浓度过高会使心脏停搏于收缩状态；而血钾浓度升高，则对心脏有抑制作用。例如，美食可引起饥饿者消化器官的兴奋（消化液分泌增多、胃肠运动增强），而对饱腹者，可能对消化作用是抑制的。

（三）阈值

在刺激时间足够，而强度-时间变化率不变的前提下，刺激必须达到一定的强度，才能引起组织反应。引起组织发生反应的最小刺激强度，称为阈强度，也称为阈值。强度等于阈强度的刺激，称为阈刺激；强度大于阈强度的刺激，称为阈上刺激；强度小于阈强度的刺激，称为阈下刺激。要引起组织兴奋，刺激的强度必须大于或等于该组织的阈强度，即给予阈刺激或者阈上刺激。

兴奋性是指机体或组织对刺激发生反应的能力或特性。活的机体或组织、细胞都具有兴奋性。阈值是反映组织兴奋性高低的指标。阈值的大小与组织的兴奋性高低呈反变关系，即阈值越小，组织的兴奋性越高，反应越灵敏；反之，阈值越大，组织的兴奋性越低，越不易反应。

$$兴奋性 \propto \frac{1}{阈值}$$

三、生殖

生殖是指生物体生长发育成熟后，能产生与自己相似的子代个体，以进行种族的延续。虽然生殖功能对于个体的生存并非绝对需要，但一切生物，其个体的生命都是有限的，只有通过生殖过程进行自我繁殖，才能达到种族延续的目的，因而，生殖是整个种族生命活动的基本特征。

四、适应性

机体随内、外环境的变化而相应调整其自身活动水平的能力，称为**适应性**。各种生物体，都有适合其生存的特定环境。例如，鱼在水中生活，而人类则生活在含有大气的自然环境中。但是，任何生物体赖以生存的内、外环境并不是一成不变的，如大气中温度、湿度、氧分压都在不断变化着，生物体也必须做出相应的调整，以适应不断变化的环境。高原地区氧分压低，机体就会通过增加肺的通气量而增加摄氧量，因而，高原地区生长的人肺活量相对大一些，另外高原地区生活的人红细胞数量与血红蛋白的含量比居住在平原地带的人要高，以增加血液对氧的输送能力。适应性是生物体得以正常生存的基本条件。

第三节　机体的内环境、稳态与生物节律

一、机体的内环境

人体周围的环境，称为外环境，是机体整体赖以生存的必要条件。包括自然环境和社会环境，阳光、空气、水属于自然环境；社会环境包括政治、经济、文化等环境，当外环境在一定范围内发生变化时，机体的生理功能基本保持在正常状态，这与机体内环境稳态的维持密切相关。

体液是人体内液体的总称。成人体液约占体重的60%，其中约40%分布于细胞内，称细胞内液；约20%分布于细胞外，称细胞外液。细胞外液中约3/4存在于机体的细胞间隙内，称为组织液；其余的则充盈在心血管系统，即血浆。此外，还有少量的淋巴液和脑脊液也属于细胞外液。

人体内绝大多数的细胞并不直接与外环境接触，而是浸润在细胞外液中，这些细胞通过摄取营养物质、排泄代谢产物与细胞外液进行物质交换。当细胞外液发生异常时，就会波及细胞与组织器官的功能。因此，细胞外液是体内细胞直接接触和赖以生存的环境，称为机体的内环境，包括血浆、组织液、脑脊液、淋巴液等。膀胱的尿液、胃肠道的液体因为有管道与外环境相连，不属于内环境的范畴。

二、内环境的稳态

内环境的稳态是指内环境的各种组成成分及理化性质保持在相对稳定的状态。内环境的化学成分包括葡萄糖、氨基酸、维生素、无机盐等；理化性质指温度、pH、渗透压等。

外环境与内环境可通过呼吸系统、消化系统、皮肤、泌尿系统等进行物质交换。因而，外环境中的各种因素，如温度、湿度、O_2与CO_2等气体的浓度发生了改变，必然会影响到机体的内环境。同样，机体新陈代谢的代谢产物不断排入细胞外液，

然后由排泄器官排至体外。因而，机体内部的代谢状况和器官功能状况也影响内环境。上述因素决定了内环境的稳态是处于一种不断变化的动态过程。如果这些外源和内源的干扰因素不是很剧烈，机体会通过调节，使内环境的理化因素波动在正常范围内，如机体的pH，正常波动范围为7.35~7.45。当内、外环境大幅度变化，如环境严重缺氧，超出人体的调节能力时，则会扰乱内环境的稳态，出现氧分压降低、酸中毒等各种病理变化，并影响各器官、系统的功能。社会环境动荡或者人际关系不和谐也会使神经、体液调节功能紊乱，并破坏机体内环境的稳态。由于内环境在稳态时，促进人体代谢的酶活性才能正常，因而，稳态破坏最终会导致人体代谢的紊乱，引起相关疾病。由此可见，内环境的稳态是机体生理功能正常进行的重要条件，当内环境的稳态被破坏，机体则会出现从功能紊乱到发生疾病，甚至危及生命的发展过程。

内环境的稳态是维持机体健康的必要条件，而稳态离不开机体自身的各种调节机制，其中负反馈控制系统尤为重要（见本章第四节）。

🔗 知识链接

检测内环境是否处于稳态的方法

人体的内环境即细胞外液，包括血液、组织液、淋巴液、脑脊液等。在心血管系统的毛细血管处，血液除了血细胞、血浆蛋白外，其他成分都能与组织液进行交换，因而，血液与组织液的成分（不包括血细胞和血浆蛋白）基本一致。临床上通过查血可以了解机体内环境的状态。

脑脊液存在于脑和脊髓周围（详见神经系统），临床上通过做腰椎穿刺以了解脑脊液的成分与颅内压的高低，协助诊断中枢神经系统相关疾病。

三、生物节律

机体内的各种功能活动按一定的时间顺序发生周期性的变化，称为**生物节律**。体内的各种功能按生物节律发生的频率高低可分为日周期、月周期、年周期，如体温的日周期表现为凌晨2—6时最低，午后13—18时最高。温差在1℃以内，医务人员测量体温时需将日周期考虑在内。肾上腺皮质激素分泌也有日周期，高峰在上午8时左右，随后逐渐降低，午夜时达低谷。故在临床设计糖皮质激素给药方案中，可根据糖皮质激素分泌的节律性特点，将每日剂量在上午8时一次顿服，这样进入体内的糖皮质激素，累加机体分泌的内源性糖皮质激素，可以达到最高浓度，并产生最佳治疗效果。目前对生物节律产生的确切机制尚未十分明了，但逐步揭示了其与松果体及下丘脑视交叉上核密切相关。

第四节　人体功能活动的调节

一、人体功能的调节方式

人体功能的调节有神经调节、体液调节和自身调节三种方式。

（一）神经调节

神经调节是指通过神经系统的活动，对机体各部分的生理功能发挥调节作用。神经调节是体内最重要的一种调节方式，神经调节的基本方式是反射。反射是指在中枢神经系统的参与下，机体对刺激所做出的规律性反应。手触到热杯子立即回缩就是一种反射，这对机体迅速避开突然发生的伤害性刺激意义重大。反射活动的结构基础是反射弧，反射弧由五部分组成：感受器、传入神经、中枢、传出神经和效应器（图1-3）。感受器能接受刺激，并将刺激信息转换为电信息交由传入神经；传入神经将信息传至中枢；中枢起联络、分析与发放指令的作用；中枢将指令交由传出神经传至效应器；效应器是最终产生作用的部位。反射活动的有效完成有赖于反射弧结构和功能的完整，反射弧的任何一部分遭受破坏，反射活动将不能完成。如临床上外伤导致躯体神经断裂，那么此神经所支配的部位就会失去感觉和运动功能。

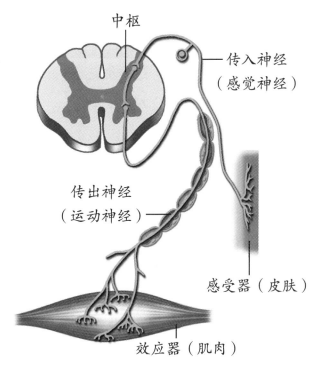

中枢

传入神经
（感觉神经）

传出神经
（运动神经）

感受器（皮肤）

效应器（肌肉）

图1-3　反射弧模式图

反射弧损伤的表现与分析

日常生活中当手接触到炽热的物体时，会迅速缩回以避开伤害性刺激，这是一种反射。

请讨论：

1. 反射活动的结构基础是什么？由几部分构成？
2. 一个手出现Ⅲ度烧伤的患者，其手部皮肤全部烧伤坏死。若此时，患者手接触到伤害性刺激，会不会出现反射？为什么？
3. 一个前臂外伤患者，尺神经断裂，经检查患侧小指感觉障碍。此时损伤了反射弧的哪部分？
4. 脊髓腰骶部损伤的患者，排尿功能障碍。此时损伤了排尿反射中反射弧的哪部分？

神经调节的特点是反应迅速、调节精确、作用局限而短暂。

神经反射分为条件反射与非条件反射，其特点见表1-1。

表1-1 非条件反射和条件反射的区别

	非条件反射	条件反射
形成	与生俱来、遗传决定	以非条件反射为基础、后天学习训练获得
举例	吸吮反射、屈肌反射	望梅止渴等
反射弧	固定	不固定、易变
中枢	皮质下中枢就能完成	大脑皮质参与才能完成
意义	数量有限、适应性弱	数量无限、适应性强

（二）体液调节

体液调节是指机体某些细胞分泌的特殊化学物质，通过体液的运输对人体生理功能进行的调节。参与体液调节的化学物质有激素和局部代谢产物。激素是指内分泌腺或散在于一些器官与组织的内分泌细胞所分泌的生物活性物质。远距分泌的激素主要通过血液循环运送至全身各处，对有相应受体的组织、细胞进行调节活动，这种调节属于**全身性体液调节**。接受激素调节的细胞或者组织称为靶细胞或靶组织。有些化学物质不进入血液循环，借助细胞外液扩散至邻近组织细胞，以调节其功能，这种调节称为**局部性体液调节**。体液调节对调节机体的生长、发育、生殖、自身稳态的维持等生理活动具有重要意义。

体内多数内分泌腺或者内分泌细胞接受神经的支配，此时，神经系统借助内分泌系统完成对组织器官的影响，这种调节称为神经-体液调节（图1-4）。

体液调节的特点是产生效应相对缓慢，作用广泛而持久。

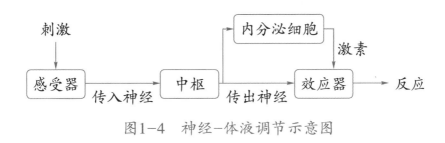

图1-4　神经-体液调节示意图

（三）自身调节

自身调节是指组织器官或细胞不依赖于神经、体液因素的作用，自身对刺激产生的一种适应性反应。例如，肾小球入球小动脉及脑血管的平滑肌，即便是在没有神经支配、没有激素等体液因素的影响下，当血管管腔内压力升高时，自身会反应性收缩；而管腔内压力降低时，则会反应性舒张，以维持局部组织血流量的稳定。

自身调节的特点是调节幅度小，影响范围比较局限。自身调节对脑、肾血流量的控制，有一定的意义。

机体多数器官的功能活动，接受神经、体液的双重调节。个别器官有自身调节，这些调节密切联系、相互配合，共同维持内环境的稳态，使机体的生理活动正常有序地进行。

🔗 知识链接

反射与反应的区别

反射是指在中枢神经系统的参与下，机体对刺激所做的规律性反应。可见反射是一种反应，但需要中枢神经参与、有完整的反射弧。而反应是指机体接受刺激后产生的各种变化，既包括反射，也包括那些不经过神经系统的局部反应。如单细胞生物没有神经系统，受到刺激发生的变化只能叫反应。

二、人体功能的反馈控制

人体内存在着多种复杂的反馈控制系统，精密有序地调节着人体的活动。反馈控制系统由控制部分和受控部分组成。控制部分和受控部分存在双向信息联系，控制部分发出信息控制着受控部分的活动，受控部分也不断将信息返回到控制部分，纠正和调整控制部分的活动。这种受控部分发出的反馈信息反过来影响控制部分活动的过程，称为反馈（图1-5）。由于反馈的存在，机体的调控活动更为细致精确。反馈分为负反馈和正反馈两种类型。

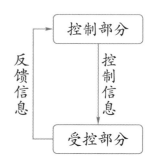

图1-5 反馈示意图

（一）负反馈

反馈信息调整控制部分的活动，最终使受控部分的活动向着原先活动相反方向改变的反馈，称为负反馈。当受控部分活动过强时，控制系统接受反馈信息后，其控制活动就会减弱。反之，当受控部分活动过弱时，控制系统接受反馈信息后，其控制活动就会增强。因而，负反馈调节是双向性的，目的是防止控制部分的行为过度，维持系统的稳定。在负反馈调节系统中机体会设置一个调定点，机体调节的目标就是将生理功能维持在调定点附近。例如，体温37℃、平均动脉压100mmHg，这些指标可以出现瞬间的偏离，运动时的血压升高、人由卧位突然直立引起的血压降低，正常情况下，机体都会通过负反馈调节机制迅速恢复到调定点附近。

神经调节和体液调节对人体生理功能的调控，绝大多数是以负反馈方式呈现的。中枢神经系统与内分泌腺基本承担着控制系统的作用，而效应器与靶器官分别是受控部分，但在整体内要复杂得多，如：垂体分泌激素受下丘脑的控制，在此垂体充当了受控系统；但垂体由于控制着多个内分泌腺，相对内分泌腺又是控制系统。体温、血压、pH、血糖浓度的调节等都属于负反馈调节。负反馈是机体保持内环境稳态的重要原因。

（二）正反馈

反馈信息调整控制部分的活动，最终使受控部分的活动在原有活动的同一方向上进一步加强，称为正反馈。例如，血液凝固、排便、排尿、分娩都属于正反馈。在机体功能调节中，正反馈数量远远少于负反馈。正反馈的生理意义在于，当体内某种生理过程一旦启动，就以尽可能快的速度完成。如机体小血管破裂出血时，迅速形成的血凝块堵住出血部位，避免血液进一步丢失。但正反馈也需要"度"，如过度的血液凝固，可能导致血栓的形成，造成不良后果。

1. 人体解剖生理学是研究正常人体形态结构和功能活动规律的科学。
2. 人体有四种基本组织，分别是上皮组织、结缔组织、肌组织、神经组织。
3. 生命活动的基本特征包括新陈代谢、兴奋性、生殖和适应性，其中新陈代谢是最基本的特征。
4. 细胞外液是体内细胞直接接触和赖以生存的环境即内环境，包括血浆、组织液、淋巴液、脑脊液等。机体内环境的各种化学成分与理化性质保持相对稳定的状态，称为内环境的稳态。内环境稳态破坏会导致机体代谢紊乱，引起疾病，严重者危及生命。
5. 人体功能调节的方式有神经调节、体液调节和自身调节。神经调节最重要，神经调节的基本方式是反射，反射活动的结构基础是反射弧。
6. 反馈分为正反馈与负反馈，排尿、排便、血液凝固、分娩是正反馈。其他绝大多数是负反馈。

····· 思考题 ·····

1. 什么是内环境及内环境的稳态？内环境稳态有什么意义？
2. 人体功能的调节方式有几种？神经调节的基本方式是什么？

（张新琪）

第二章
细胞与组织

学习目标

- 掌握　细胞膜的物质转运功能。
- 熟悉　细胞的结构；细胞的生物电现象及神经组织的组成和功能。
- 了解　细胞的增殖和细胞的衰老及凋亡；上皮组织、结缔组织、肌组织、神经组织的组成及其功能；细胞的信号转导；肌细胞的收缩功能。

➜ 情境导入

情境描述：

66岁的老张因咽部不适、胸闷、声音嘶哑到医院就诊，就诊后做气管镜检查，并取样进行活检，显示气管黏膜有角化现象，诊断为气管黏膜角化症。

学前导语：

同学们知道正常的气管黏膜是什么上皮覆盖吗？它应该有角化细胞吗？

本章知识将告诉你：人体是一个结构复杂的有机体，构成人体形态结构和功能的基本单位是细胞。细胞种类繁多，功能复杂。机体不同部位往往存在不同的细胞并执行不同的功能。气管黏膜的细胞是假复层纤毛柱状上皮细胞。而皮肤表皮是角化型的复层扁平细胞，正常情况下，这种角化细胞是不应该存在于气管黏膜上的。

同学们若想进一步了解正常情况下，机体细胞与组织的分布及形态特点与功能，请认真学习本章的知识。

第一节　细胞

细胞是人体结构与功能的基本单位。人体细胞形态不同、大小各异，但其具有相同的基本结构（图2-1）。光镜下所观察到的细胞结构称光镜结构，有共同特点，即由细胞膜、细胞质和细胞核三部分构成（图2-2）。电镜下所观察到的细胞结构称电镜结构或超微结构（图2-3），不同功能的细胞具有不同的超微结构特征。

细胞增殖是生命活动的重要特征之一，细胞分裂、数量增加是个体增长乃至后代繁衍最重要的因素。

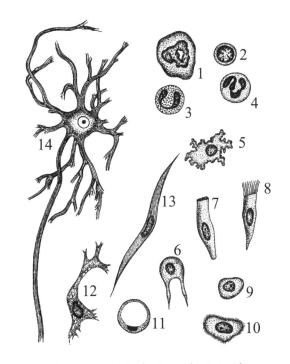

图2-1　人体各种形态的细胞

1~4.血细胞；5~10.上皮细胞；

11、12.结缔组织细胞；13.肌细胞；

14.神经细胞

一、细胞的结构

（一）细胞膜

细胞膜又称质膜，是包裹于细胞质表面的一层薄膜。

1. 细胞膜的化学成分与结构　细胞膜的主要化学成分是脂类、蛋白质、糖类。"液态镶嵌模型"是目前公认的细胞膜分子结构模型（图2-4），细胞膜以液态脂质双分子层为支架，膜蛋白质镶嵌在其中或结合于脂质双分子层的表面。

（1）脂类：主要由磷脂、糖脂、胆固醇构成，其中磷脂占总量的70%。脂质分子有极性，亲水端朝向膜的内外两面，疏水端朝向膜的内部。

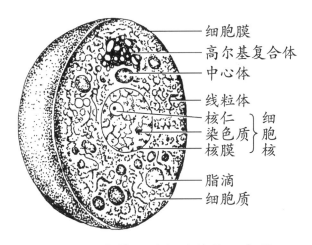

图2-2　光镜下的细胞结构示意图

（2）膜蛋白：主要构成膜受体、载体、酶和抗原等，以执行多种生理功能。

（3）糖类：主要存在于细胞膜的外表面，主要为寡糖链，分别与脂质分子和镶嵌蛋白质结合形成糖脂或糖蛋白，参与构成抗原或受体。

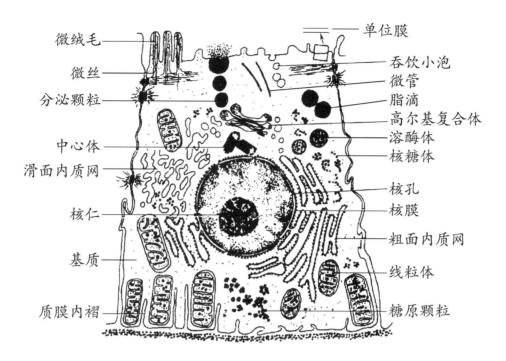

图2-3 细胞的超微结构模式图

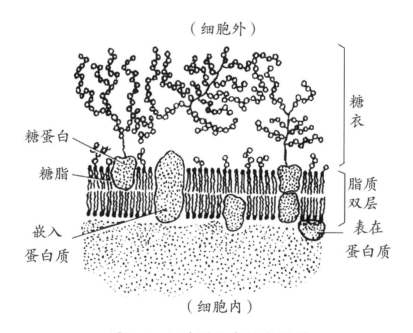

图2-4 细胞膜液态镶嵌模型

2. 膜的特性

（1）流动性：脂质双层中的脂质分子和膜蛋白均具有侧向扩散和旋转等流动方式。

（2）不对称性：构成膜的各种成分在细胞膜上分布不对称。

（二）细胞质

细胞质位于细胞膜与细胞核之间，含基质、细胞器、细胞骨架、包涵物。基质为无定型的透明胶状物，填充于细胞质内的有形成分之间。

1. 细胞器　是细胞内具有一定形态、执行专门功能的结构，分为膜性细胞器和非膜性细胞器（图2-3）。

（1）线粒体：为圆形或椭圆形小体，由内外两层单位膜围成，内含许多酶。线粒体的主要功能是进行氧化磷酸化合成ATP（三磷酸腺苷），为细胞提供能量，故称其为"能量工厂"或者"动力站"（图2-5）。

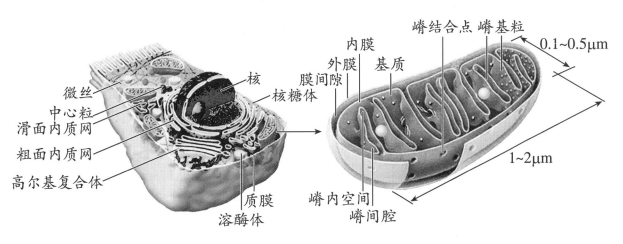

图2-5　线粒体

🔗 知识链接

电镀工在作业过程中须戴防毒面具

氰化物是某些工业生产中存在的物质，如电镀业、生产丙烯腈的化工厂等，若安全防范措施不到位或者操作失误造成泄漏，氰化物会通过皮肤和呼吸道快速被人体吸收。有些食物，如苦杏仁也含有氰化物，过量食用也会引起中毒。氰化物能阻止在线粒体内发生的氧化磷酸化合成ATP的过程，造成"细胞内窒息"，此时体内有氧气，但不能产生能量，各种生理活动也不能正常进行。氰化物中毒时，中枢神经系统首先受累，出现呼吸麻痹、心跳停止而迅速死亡，吸入高浓度的氰化物气体可在2~3分钟内出现上述情况。因此，相关行业工作人员应严格遵守操作规程、加强个人防护、戴好防毒面具；平时应普及防毒和急救知识，能及时正确处理突发事件和进入现场抢救。

（2）核糖体：由核糖体核糖核酸（rRNA）和蛋白质构成的椭圆形颗粒状小体，它在蛋白质的合成过程中具有将氨基酸合成蛋白质的作用，是合成蛋白质的场所。

（3）内质网：为膜性细胞器，以分支互相吻合成网。表面附有核糖体的内质网称为粗面内质网，主要功能是参与一些蛋白质的合成。表面无核糖体附着的内质网称为滑面内质网，主要功能是参与类固醇激素的合成。肝细胞的滑面内质网含多种与解毒功能有关的酶，可将代谢产生的或摄入的有毒物质的毒性降低或变为无毒物质，最后通过排泄器官排出体外（图2-6）。

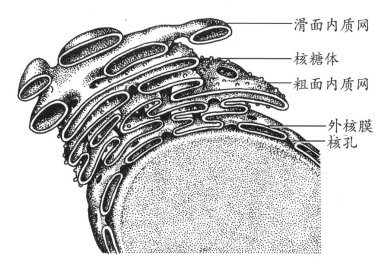

图2-6　粗面内质网和滑面内质网模式图

（4）高尔基复合体：为膜性细胞器，由扁平囊、大泡和小泡组成。高尔基复合体的主要功能是对来自粗面内质网的蛋白质进行加工、修饰、浓缩（图2-7）。

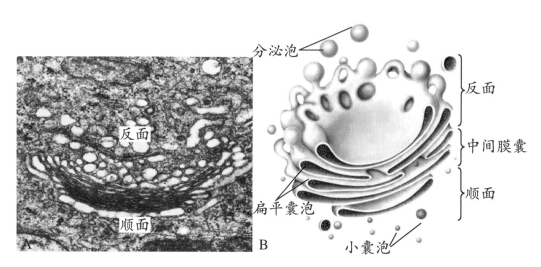

图2-7　高尔基复合体结构模式图

A. 高尔基复合体透射电镜图；B. 高尔基复合体结构模式图

（5）溶酶体：为囊状有膜包绕的小体，内含有多种水解酶，可分解细胞内衰老的细胞器和被吞噬到细胞内的病原体等，因此，人们常把它比喻为细胞内的"清洁工"。

（6）中心体：多位于细胞核的周围，由一对互相垂直的中心粒组成。中心体主要参与细胞的分裂活动。

2. 细胞骨架　狭义的细胞骨架是指细胞质的骨架，包括微丝、微管、中间丝等。

（1）微丝：是由肌动蛋白构成的纤维状细丝，是构成细胞骨架的主要成分。微丝还参与肌细胞的收缩和非肌细胞的局部运动，如白细胞的变形运动、吞噬、吞饮、胞吐等。

（2）微管：是由微管蛋白构成的细长中空的圆柱形直管，有维持细胞形状、参与细胞运动和细胞内物质运输的作用。

（3）中间丝：中间丝因介于微管和微丝之间而得名。大部分细胞中只含一种中间丝，故具有组织特异性。

3. 包涵物　是细胞质中具有一定形态的各种代谢产物和贮存物质的总称，包括分泌颗粒、糖原、色素颗粒、脂滴等。

（三）细胞核

细胞核是细胞遗传、代谢、生长、增殖、分化和衰老的控制中心。细胞通常只有一个核，但有的细胞有多个核，而成熟的红细胞、血小板等无细胞核。细胞核由核膜、核仁、核基质和染色质（染色体）4部分组成。

1. 核膜　是位于核内成分与细胞质之间有孔的双层膜。核孔是细胞核与细胞质之间的物质交换通道。

2. 核仁　为无膜包裹的圆形小体，主要功能是合成rRNA和组装核糖体的前体物质。多数细胞可有1~4个核仁，在蛋白质合成功能旺盛的细胞，核仁大而多。

3. 核基质　核基质由核液和核骨架组成。核液含水、离子和酶等无定形成分。核骨架是由多种蛋白质形成的三维纤维网架结构，对细胞核的结构有支持作用。

4. 染色质和染色体

（1）染色质：染色质是细胞分裂间期遗传物质的存在形式，是由DNA、组蛋白、非组蛋白和少量RNA组成的线型复合结构。

（2）染色体：染色体是细胞分裂期遗传物质的存在形式，为染色质高度螺旋化并折叠而成的短棒状结构。当细胞有丝分裂结束时，染色体解除螺旋化，重新转变为染色质。

染色体携带遗传基因，是遗传物质的载体。人的体细胞有23对（46条）染色体，其中22对为常染色体，1对为性染色体。性染色体男女有别，男性为XY，女性为XX。成熟的生殖细胞为单倍体，即精子和卵子各含23条染色体。精子的性染色体为X或Y，卵子的性染色体为X。

二、细胞的增殖

细胞增殖是机体生长发育的基础，也是生物体繁衍后代所需的方式。细胞增殖是通过细胞分裂进行的。细胞分裂有3种方式：无丝分裂、有丝分裂和减数分裂。有丝分裂是人类体细胞分裂的主要方式，而生殖细胞的形成主要通过减数分裂实现。

（一）有丝分裂

有丝分裂见于体细胞的增殖过程，呈现周期性改变。细胞周期是指细胞从上一次有丝分裂结束开始，到下一次有丝分裂结束所经历的全过程。每个细胞周期分为分裂间期和分裂期两个阶段（图2-8）。

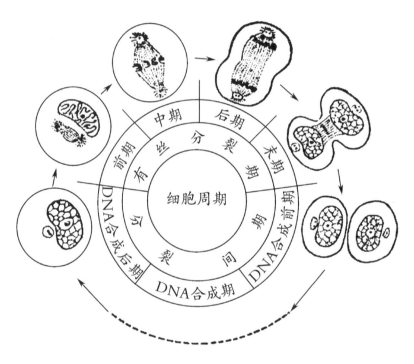

图2-8 细胞增殖（繁殖）周期

1. 分裂间期 主要进行DNA和蛋白质的合成与复制，为细胞进入分裂期准备必要的物质条件。细胞间期又分3个阶段。

（1）DNA合成前期（G1期）：此期主要复制合成DNA的原料，如核苷酸、蛋白质、酶等。

（2）DNA合成期（S期）：此期进行DNA复制，使细胞内的DNA增加一倍。

（3）DNA合成后期（G2期）：此期合成一些与有丝分裂有关的RNA、蛋白质和其他物质。同时，染色质开始螺旋化为染色体，为细胞进入分裂期做好准备。

2. 分裂期 细胞分裂期又称M期，包括前期、中期、后期和末期。

（二）减数分裂

减数分裂只发生在生殖细胞形成过程的某个阶段。减数分裂过程中染色体复制只进行一次，而细胞分裂进行两次，形成的生殖细胞染色体数目仅为母细胞的一半，结果使成熟的生殖细胞精子和卵子形成单倍体，即23条染色体。

三、细胞的衰老与凋亡

细胞的衰老是指细胞在正常环境条件下，细胞生理功能和增殖能力出现退行性变化并发生细胞形态相应改变，使得对内、外环境适应能力逐渐减弱，最后趋向死亡的现象。细胞衰老导致组织器官细胞内水分减少、细胞萎缩，细胞死亡导致数量减少，最终使器官重量减轻、功能下降。衰老具有全身性、进行性、内在性的特点。老年人消化系统因平滑肌与腺体的萎缩使得消化吸收能力下降，易发生营养不良状况；因心肌和肺组织萎缩，心肺功能下降而不宜进行剧烈活动；肝细胞酶活性减低、肝解毒能力下降，对药物的清除率也随之下降，因而，老年人用药剂量宜小；由于肾小球出现硬化和肾小管细胞的退化，老年人的排泄与浓缩稀释尿液的功能也下降，对于通过肾排泄的药物容易出现蓄积中毒。此外，老年人神经系统、运动系统、内分泌系统等都出现功能退化现象。关于细胞衰老的原因，目前公认的主要有衰老基因学说、端粒－端粒酶学说、自由基学说与DNA损失修复学说。衰老是自然规律，但每个人的衰老速度不同。

🔗 知识链接

皮肤老化

皮肤老化表现为表皮、真皮变薄，各层细胞数目减少，基底细胞增殖速度变慢，弹性纤维断裂变性，皮下脂肪减少，毛发再生能力下降，毛发变为灰白或白色。需要注意的是皮肤老化有明显的种族差异和个体差异，这反映了遗传因素的重要作用。同时，环境因素对皮肤老化的过程也有重要影响，最明显的是光老化作用，光照部位比非光照部位老化程度明显加重。此外，皮肤接触有毒物质或有机溶剂也会加速皮肤老化。

细胞凋亡是细胞在一定的生理或某些病理条件下，遵循自身的程序，自己结束生命活动的自然过程，又称程序性细胞死亡（图2-9）。细胞凋亡是个主动过程。凋亡是细胞重要的功能活动之一，与细胞坏死有本质的区别，凋亡发生时，细胞首先变圆，随即与邻近细胞脱离，失去微绒毛，胞质浓缩，内质网与线粒体肿胀，核仁消失，线粒体嵴断裂与消失；细胞坏死时细胞膜与细胞器发生破裂，细胞质外溢，细胞解体并引发炎症反应。凋亡有助于去除机体受损又不能修复和衰老的细胞，调控器官的细胞数量。

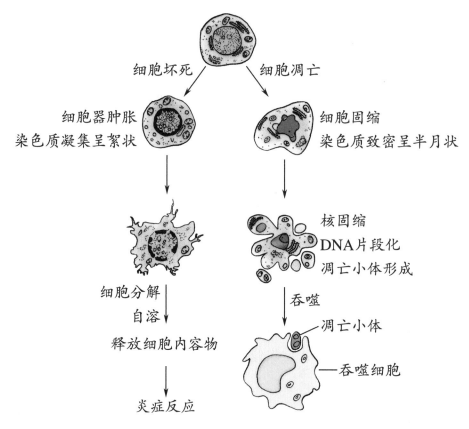

图2-9 细胞凋亡与细胞坏死的形态比较

一些抗肿瘤药物如紫杉醇，就是根据细胞凋亡信号转导途径，通过诱导细胞凋亡而发挥抗肿瘤作用。

第二节 基本组织

组织是由许多形态相似、功能相近的细胞借细胞外基质构成。细胞外基质是细胞与细胞之间的物质，由各种纤维和基质构成。组成人体的基本组织有4种，即上皮组织、结缔组织、肌组织、神经组织。

一、上皮组织

上皮组织由大量紧密且规则排列的上皮细胞和少量细胞外基质构成，简称上皮。上皮组织具有以下特点：①细胞多，排列紧密，细胞外基质少；②细胞有极性，即具有游离面和基底面，朝向体表或腔面的一面称游离面，朝向深部结缔组织的一面称基底面；③上皮内无血管，有丰富的神经末梢，可感受各种刺激（图2-10）。上皮组织主要分为被覆上皮和腺上皮。

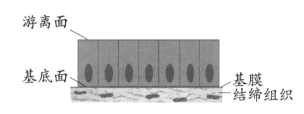

图2-10 上皮组织的结构特点

（一）被覆上皮

被覆上皮覆盖于人体表面和体内各种管、腔及囊的内表面，有保护、吸收、分泌和排泄功能。根据细胞的层数及浅层细胞的形状，主要可分为以下几种（表2-1）。

表2-1 被覆上皮的分类和分布

细胞层数	上皮分类	主要分布
单层上皮	单层扁平上皮	内皮：心、血管和淋巴管的腔面
		间皮：胸膜、腹膜和心包膜的表面
		其他：肺泡和肾小囊壁层的上皮
	单层立方上皮	肾小管、脉络丛等
	单层柱状上皮	胃、小肠、大肠、胆囊、子宫等
	假复层纤毛柱状上皮	呼吸道等
复层上皮	复层扁平上皮	皮肤表皮、口腔、食管、阴道、角膜等
	变移上皮	肾盏、肾盂、输尿管和膀胱

1. 单层扁平上皮 由一层扁平细胞组成，核呈扁圆形，位于细胞中央（图2-11）。其中分布于心、血管、淋巴管腔面的单层扁平上皮，称为内皮；分布于胸膜、腹膜、心包膜表面的单层扁平上皮，称为间皮。

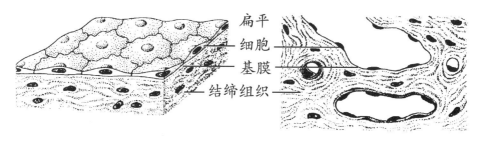

| 单层扁平上皮立体模式图 | 血管、淋巴管内皮（侧面观） |

图2-11　单层扁平上皮

2. 单层立方上皮　由一层立方细胞组成，核圆形，位于细胞中央。分布于肾小管、甲状腺滤泡、小叶间胆管等处（图2-12）。

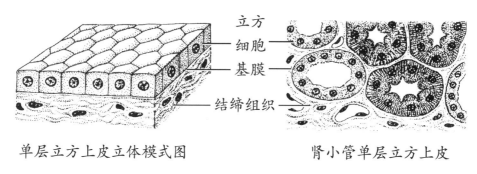

| 单层立方上皮立体模式图 | 肾小管单层立方上皮 |

图2-12　单层立方上皮

3. 单层柱状上皮　由一层柱状细胞组成，核椭圆形，靠近细胞基底部。主要分布于胃、肠及子宫等腔面（图2-13）。

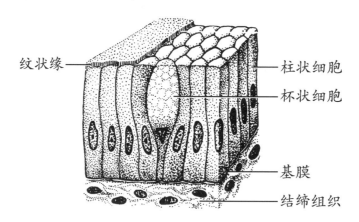

图2-13　单层柱状上皮立体模式图

4. 假复层纤毛柱状上皮　由一层柱状细胞、梭形细胞、锥体形细胞和杯状细胞组成。柱状细胞游离面有纤毛。所有的细胞均位于基膜上，由于细胞高矮不等，核的位置参差不齐，看似复层，实为单层。主要分布于呼吸道如气管腔面。柱状细胞的纤毛能向上摆动，把呼吸道表面黏液及吸入的灰尘、细菌向上排出（图2-14）。

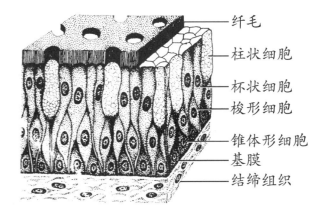

图2-14 假复层纤毛柱状上皮立体模式图

5. 复层扁平上皮 由多层细胞组成。紧靠基膜的一层细胞为立方形或矮柱状，此层以上是数层多边形细胞，再往上为梭形细胞，浅层为几层扁平细胞。最表层的扁平细胞已退化，并不断脱落。基底部细胞较幼稚，有旺盛的分裂增殖能力，新生的细胞渐向浅层移动，以补充表层脱落的细胞。复层扁平上皮分为角化型和非角化型两种。角化型分布于皮肤表皮；非角化型分布于口腔、咽、食管、阴道等腔面（图2-15）。

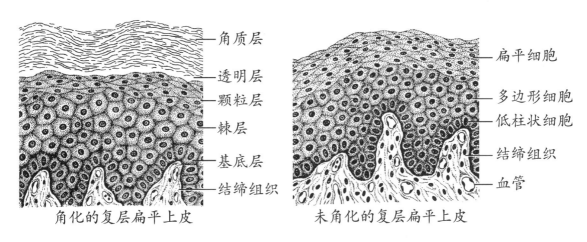

角化的复层扁平上皮　　　未角化的复层扁平上皮

图2-15 复层扁平上皮模式图

6. 变移上皮 由表层、中间层和基底层细胞构成，细胞层数和形状可随器官的容积大小而变化。主要分布于肾盏、肾盂、输尿管、膀胱等处（图2-16）。

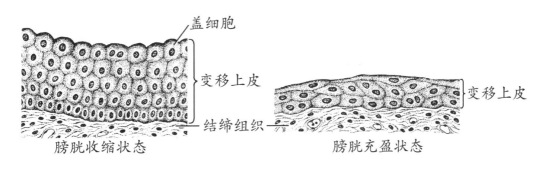

膀胱收缩状态　　　　膀胱充盈状态

图2-16 变移上皮模式图

（二）腺上皮和腺

以分泌功能为主的上皮称为腺上皮。以腺上皮为主构成的器官，称为腺。

腺分为内分泌腺和外分泌腺。无导管的腺，称为内分泌腺，其分泌物经血液和淋巴运输；有导管的腺，称为外分泌腺，由分泌部和导管两部分组成，其分泌物经导管排至体表或器官腔内。

（三）上皮组织的特殊结构

在上皮细胞的游离面、侧面和基底面可形成一些特殊的结构，主要有连接、保护、支持及信息传递等功能（图2-1）。

1. 游离面　上皮细胞的游离面有微绒毛、纤毛等特殊结构（图2-17）。

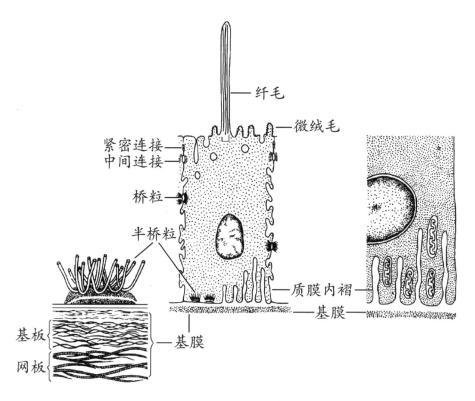

图2-17　上皮细胞特殊结构

（1）微绒毛：是上皮细胞游离面伸出的微细指状突起，电镜下清晰可见。光镜下呈整齐排列的纹状缘或刷状缘，可使细胞的表面积显著增大，有利于细胞的吸收功能。

（2）纤毛：是上皮细胞游离面伸出的粗而长的突起，有定向摆动的能力。

2. 侧面　相邻上皮细胞的侧面由浅入深主要有紧密连接、中间连接、桥粒和缝隙连接等细胞连接结构，其中紧密连接位于细胞的侧面顶端，可阻挡物质穿过细胞间隙，具有屏障作用（图2-18）。

3. 基底面　上皮细胞基底面有基膜、质膜内褶等结构（图2-17）。

（1）基膜：是位于上皮细胞基底面与其深部结缔组织之间的薄膜，除具有支持、连接和固着作用外，还有利于上皮细胞与深部结缔组织进行物质交换。

（2）质膜内褶：由上皮细胞基底面的细胞膜折向胞质内形成。扩大细胞基底部的表面积，有利于细胞对水和电解质的转运。

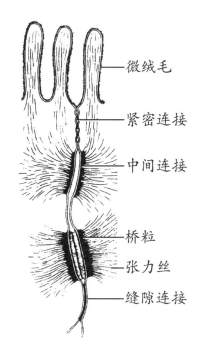

图2-18　细胞连接结构模式图

二、结缔组织

结缔组织由细胞和细胞外基质组成。细胞种类多，数量较少；细胞无极性；细胞外基质含量多，由纤维、基质和不断循环的组织液构成，因基质的状态不同，结缔组织可呈液态、胶体和固态等。

广义结缔组织包括固有结缔组织、血液、软骨组织和骨组织。**狭义结缔组织**一般指固有结缔组织即通常所称的结缔组织，分为疏松结缔组织、致密结缔组织、脂肪组织和网状组织。

结缔组织具有连接、支持、营养、保护、运输及防御等功能。

（一）固有结缔组织

1. 疏松结缔组织　疏松结缔组织广泛存在于细胞、组织和器官之间，其特点是细胞少，种类多，细胞外基质中的纤维排列散乱、疏松，呈蜂窝状，故又称蜂窝组织（图2-19）。临床外科常说的蜂窝织炎，就是皮下疏松结缔组织发生的炎症。

（1）细胞外基质：由基质和纤维构成。

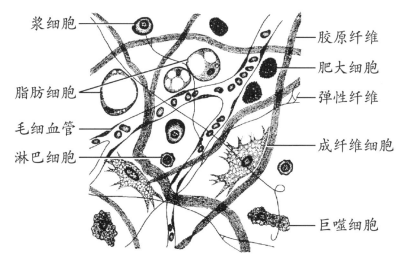

图2-19　疏松结缔组织铺片

基质是一种无色透明无定形的胶体，主要成分是蛋白多糖和水。蛋白多糖的分子排列成有许多微孔隙的分子筛，防止大分子物质（如细菌等）通过，使基质成为限制病原体扩散的防御屏障。但某些病原体能分泌透明质酸酶，溶解基质中的分子筛，这类病原体一旦侵入机体就容易蔓延扩散。基质中还有从毛细血管渗出的液体，称组织液。组织液是血液与组织细胞之间进行物质交换的媒介。

纤维主要有3种：①胶原纤维，新鲜时呈白色，又称为白纤维，数量最多，纤维较粗，使组织具有很强的韧性；②弹性纤维，新鲜时呈黄色，又称为黄纤维，纤维较细，使组织具有很强的弹性；③网状纤维，用硝酸银镀染，可被染成黑色，因此又称为嗜银纤维，主要存在于网状组织中。

（2）细胞：疏松结缔组织的细胞种类多，主要有以下5种。

1）成纤维细胞：细胞呈扁平形，多突起，胞质弱碱性，细胞核较大、椭圆形，位于细胞中央，成纤维细胞合成和分泌基质、纤维，在创伤愈合中起重要作用。

2）巨噬细胞：来自血液中的单核细胞，细胞呈圆形、椭圆形，形态多样，胞质丰富、细胞核小而圆，染色深。巨噬细胞有变形运动能力和很强的吞噬能力，可作为抗原提呈细胞，参与免疫应答。

3）脂肪细胞：细胞呈球形，体积大，胞质内充满脂滴，细胞核扁圆形，位于细胞的边缘。脂肪细胞主要功能是贮存脂肪。

4）肥大细胞：细胞呈圆形、椭圆形，胞质内充满粗大的异染性颗粒，颗粒内含组胺、白三烯、嗜酸性粒细胞趋化因子和肝素等。组胺和白三烯能引起过敏反应；嗜酸性粒细胞趋化因子可吸引嗜酸性粒细胞定向运动并聚集于病灶，从而减轻过敏反应；肝素有抗凝血作用。

5）浆细胞：细胞呈圆形、椭圆形，细胞核小而呈圆形，位于细胞的一侧，细胞核内染色质呈块状聚集在核膜的周围形成车轮状，核仁明显。浆细胞合成和分泌抗体，参与体液免疫。

2. 致密结缔组织　细胞种类少，主要有成纤维细胞。细胞外基质中的基质少而胶原纤维数量多，外形粗大，排列紧密。致密结缔组织主要分布于腱、韧带、皮肤的真皮及器官的被膜等处，具有支持、连接和保护功能（图2-20）。

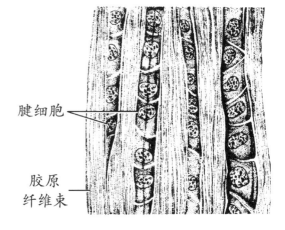

腱细胞

胶原
纤维束

图2-20　致密结缔组织

3. 脂肪组织　由大量脂肪细胞构成，被疏松结缔组织分隔成许多脂肪小叶。脂肪组织主要分布于浅筋膜、网膜和肠系膜等处，具有贮存脂肪、缓冲机械压力、阻止体内热量散发和参与脂肪代谢等功能（图2-21）。

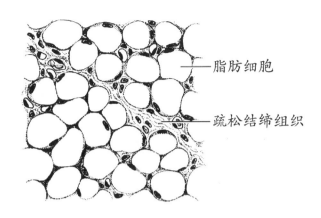

图2-21　脂肪组织

4. 网状组织　由网状细胞和网状纤维构成，主要分布于骨髓、淋巴结和脾等处，参与构成这些器官的支架（图2-22）。

（二）软骨组织及软骨

1. 软骨组织　软骨组织为固态的结缔组织，由软骨细胞、基质及纤维构成。软骨细胞的形态与其发育成熟度有关。靠近软骨周围部的软骨细胞比较幼稚，细胞扁而小，称幼稚细胞。靠近软骨中央部的软骨细胞圆而大，成群分布，称成熟细胞。软骨组织内无血管，其营养依靠软骨膜提供。

2. 软骨　软骨是一种器官，由软骨膜和软骨组织构成，软骨膜对软骨有营养、保护、生长、修复等作用。根据软骨组织中纤维含量和种类的不同，软骨可分为3类：①透明软骨（图2-23），纤维主要是胶原纤维，新鲜时成半透明状，主要分布于喉、气管、支气管、肋软骨和关节软骨等处；②弹性软骨，含大量弹性纤维，主要分布于耳郭、会厌等处；③纤维软骨，含大量胶原纤维束，主要分布于耻骨联合、椎间盘、关节盘等处。

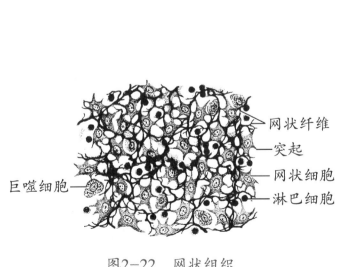

图2-22　网状组织

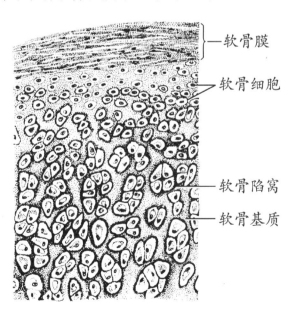

图2-23　透明软骨

（三）骨组织

骨组织是人体坚硬且具有一定韧性的结缔组织，由细胞和钙化的细胞外骨基质构成。

骨组织的细胞主要包括骨祖细胞、成骨细胞、骨细胞及破骨细胞四大类（图2-24）。骨祖细胞位于骨外膜及骨内膜贴近骨组织处，可增殖分化为成骨细胞。成骨细胞产生胶原纤维和无定型基质形成类骨质，类骨质钙化即形成**骨基质**。成骨细胞被埋于骨基质中，转变为骨细胞。骨细胞具有一定的溶骨和成骨作用，参与调节钙、磷平衡。破骨细胞有溶解和吸收骨基质的作用。

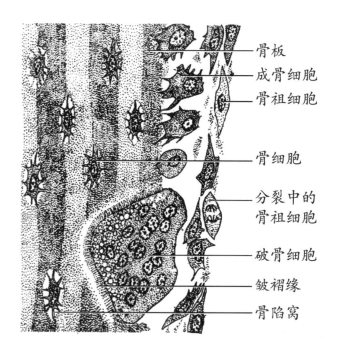

图2-24　骨组织中的各种骨细胞模式图

骨基质由有机成分和无机成分组成。有机成分约占骨组织重量的35%，含有大量胶原纤维和少量蛋白多糖及其复合物，使骨具有弹性和韧性。无机成分主要为碱性磷酸钙（骨盐），约占骨组织重量的65%，使骨坚硬。骨盐沉着于呈板层状排列的胶原纤维上，形成坚硬的板状结构，称骨板。

（四）血液

血液是由血浆和血细胞组成的液体组织，分布于心血管系统内，并在心血管系统内不断循环流动。血液的基本功能是运输物质（详见第四章）。

三、肌组织

肌组织主要由肌细胞构成。肌细胞细长，又称为**肌纤维**，细胞膜又称**肌膜**，细胞质又称**肌浆**，肌浆中含有大量与细胞长轴平行排列的肌原纤维（图2-25），它是肌纤维收缩和舒张的基础。肌组织根据结构和功能特点，分为骨骼肌、心肌和平滑肌3种。

（一）骨骼肌

骨骼肌主要附着于骨骼表面，收缩快速而有力，受意识控制，属随意肌（图2-26）。在光镜下骨骼肌纤维呈长圆柱形，细胞核呈扁椭圆形，位于细胞的周缘部，紧靠肌膜。每条肌纤维可有几十个甚至上百个细胞核。肌浆内有许多与细胞长轴平

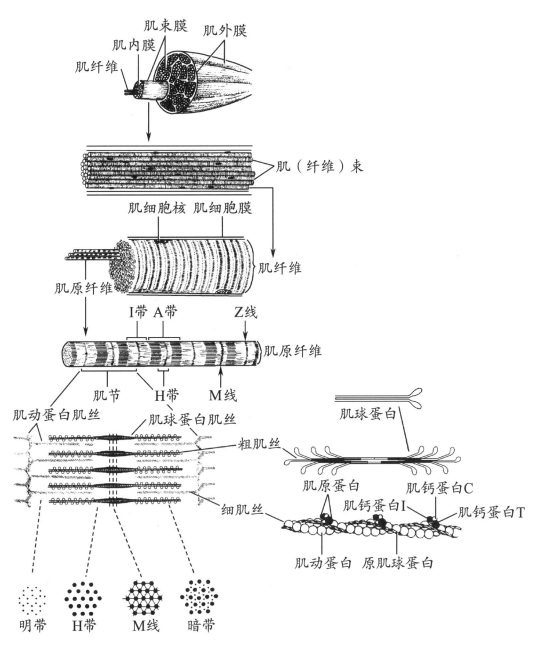

肌束膜　肌外膜
肌内膜
肌纤维

肌（纤维）束

肌细胞核　肌细胞膜

肌纤维

肌原纤维

I带　A带　Z线

肌原纤维

肌节　H带　M线

肌动蛋白肌丝　肌球蛋白肌丝

粗肌丝

肌球蛋白

细肌丝

肌原蛋白　　　肌钙蛋白C
　　　肌钙蛋白I　　肌钙蛋白T

肌动蛋白　原肌球蛋白

明带　H带　M线　暗带

图2-25　骨骼肌肌原纤维示意图

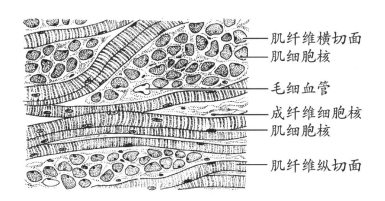

肌纤维横切面
肌细胞核

毛细血管

成纤维细胞核
肌细胞核

肌纤维纵切面

图2-26　骨骼肌纵切面及横切面

行，排列整齐的肌原纤维（图2-26）。每条肌原纤维内部有着色浅的明带和着色深的暗带交替排列，各条肌原纤维的明带和暗带又排列于同一水平上，因而，肌纤维显示出明暗交替的横纹，故又称**横纹肌**。

（二）心肌

心肌主要分布于心和邻近心的大血管根部，其收缩具有自动节律性，属不随意肌。光镜下心肌纤维为短圆柱状，有分支，相互连接成网；核呈卵圆形位于肌纤维中央；肌原纤维也有明带和暗带，因而也具有横纹，但不如骨骼肌明显。细胞连接处染色深，称**闰盘**（图2-27）。

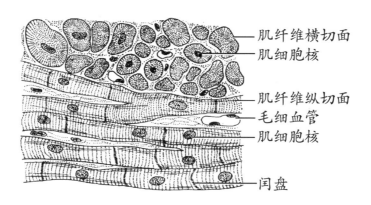

图2-27　心肌纵切面及横切面

（三）平滑肌

平滑肌广泛分布于血管、淋巴管的肌层、内脏器官，其收缩不受意识支配，属不随意肌。光镜下平滑肌纤维呈梭形，长短不一，无横纹，每条平滑肌肌纤维有一个细胞核，呈杆状或长椭圆形，位于细胞中央（图2-28）。平滑肌纤维常成层或成束排列。不同肌层的平滑肌纤维排列方向可不同，肌层间有少量结缔组织及血管、淋巴管和神经等。

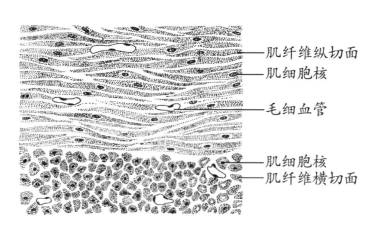

图2-28　平滑肌纵切面及横切面

四、神经组织

神经组织由神经细胞和神经胶质细胞组成。神经细胞又称为神经元，是神经系统结构和功能的基本单位，具有接受刺激、整合信息、传导冲动的功能。神经胶质细胞不能传导冲动，但对神经元有支持、营养、保护和绝缘等作用。

（一）神经元

1. 神经元的形态结构　神经元是有突起的细胞，形态多样，可分为胞体和突起两部分（图2-29）。

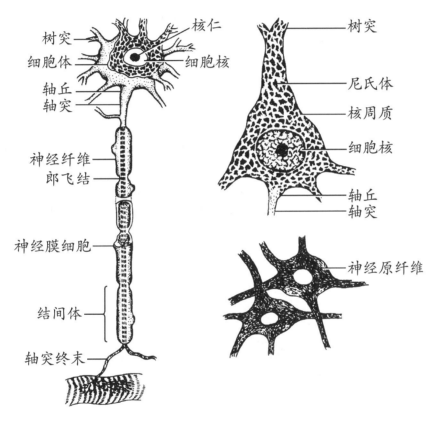

图2-29　神经元和神经纤维结构模式图

（1）胞体：为神经元含核的部分，是神经元的营养和代谢中心。胞体大小悬殊，形态各异，细胞膜具有接受刺激、处理信息、产生和传导神经冲动的功能。细胞核大而圆，位于胞体中央，核仁大而明显。细胞质在光镜下的特征性结构是尼氏体和神经原纤维。尼氏体，又称嗜染质，是细胞质内均匀分布的斑块状或细颗粒状物质。电镜下，尼氏体由发达的粗面内质网和游离核糖体构成，具有合成蛋白质和神经递质的功能；神经原纤维在镀银染色的标本中，呈棕黑色细丝，并相互交织成网。构成了神经元的细胞骨架，除具有支持作用外，还参与细胞内的物质运输。

（2）突起：由神经元的细胞膜和细胞质向表面突出而形成，分为树突和轴突两种。

①树突，每个神经元有一个至多个树突，形如树枝状而得名，在其分支上有许多树突棘。树突的功能主要是接受刺激。②轴突，每个神经元只有一个轴突，短者仅数微米，长者可达1m以上。轴突的起始处呈圆锥形，称为轴丘，轴丘和轴突内无尼氏体。轴突的末端分支较多，形成轴突末梢。轴突的主要功能是将神经冲动传递给其他神经元或效应器。

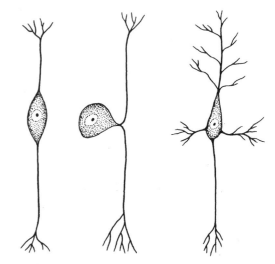

双极神经元　假单极神经元　多极神经元

图2-30　神经元（形态）的分类

2. 神经元的分类　神经元根据突起的多少分为多极神经元、双极神经元和假单极神经元（图2-30）。

神经元根据功能分为：①感觉神经元，又称传入神经元，可以将信息由感受器传递到中枢神经系统；②运动神经元，又称传出神经元，可以将信息由中枢神经系统传至效应器；③联络神经元，又称中间神经元，在神经元之间起联络作用（图2-31）。

神经元根据释放的神经递质分为胆碱能神经元、胺能神经元、肽能神经元和氨基酸能神经元等。

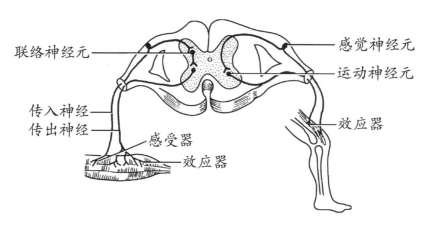

图2-31　神经元（功能）的分类

3. 突触　突触是神经元与神经元之间或神经元与效应器细胞（肌细胞、腺细胞等）之间相接触并传递信息的部位。只有通过突触，信息才能由一个神经元传至另一个神经元或效应器细胞。神经系统内突触最常发生于一个神经元的轴突末梢与另一个神经元的树突、胞体之间，分别构成轴-树突触、轴-体突触。当然两个神经元的轴突之间也可形成突触（图2-32）。

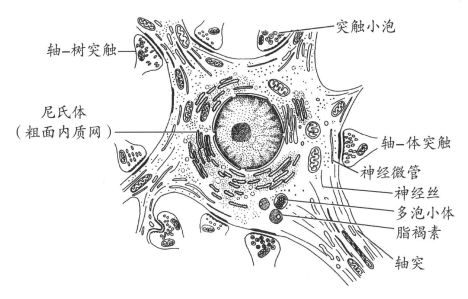

图2-32　多极神经元及部分突触超微结构模式图

根据传递信息的方式不同，可将突触分为电突触和化学突触两类。电突触实际上是神经元之间的缝隙连接，是以电流作为传递信息的载体。化学突触是以神经递质作为传递信息的媒介，即通常所说的突触。

电镜下，突触由突触前膜、突触间隙和突触后膜3部分构成（图2-33）。在突触前膜内侧面的胞质内有许多突触小泡和线粒体等。突触小泡中储存着能传递信息的神经递质。突触后膜上有与相应神经递质结合的特异性受体。当突触前神经元将信息传递至突触前膜时，突触小泡紧贴突触前膜，以胞吐方式释放神经递质至突触间隙。当释放至突触间隙内的神经递质与突触后膜上的特异受体结合时，突触后膜上离子通道开放，引起突触后膜的电位发生变化，从而将信息传给后一神经元或效应器细胞。

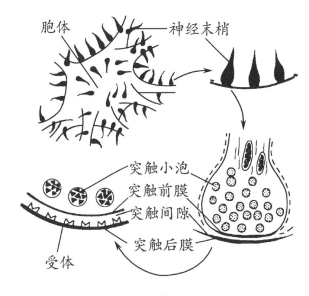

图2-33　化学突触模式图

（二）神经胶质细胞

神经胶质细胞散布于神经元之间，种类较多，无传导功能。

中枢神经系统的神经胶质细胞主要有4类（图2-34），即星形胶质细胞、少突胶质细胞、小胶质细胞和室管膜细胞。星形胶质细胞参与构成血-脑屏障，少突胶质细胞形成中枢神经系统有髓神经纤维的髓鞘，小胶质细胞具有吞噬功能，室管膜细胞主要分布在脑室和脊髓中央管的内表面。

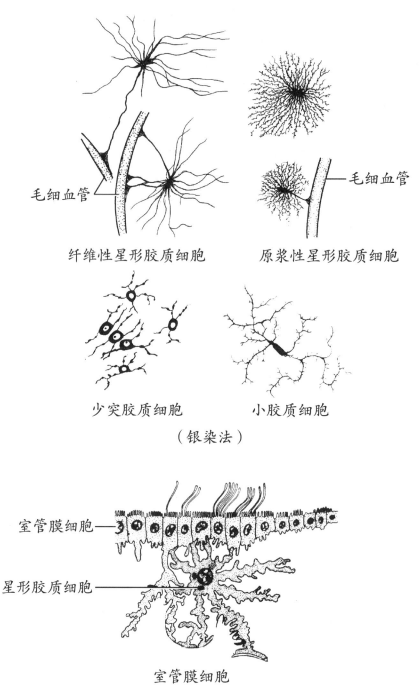

图2-34　中枢神经系统的神经胶质细胞

周围神经系统的胶质细胞主要有两类，即施万细胞和卫星细胞。施万细胞形成周围神经系统有髓神经纤维的髓鞘。卫星细胞又称为被囊细胞，包绕在神经节细胞的周围。

（三）神经纤维和神经

神经纤维由神经元的轴突外包神经胶质细胞构成，分有髓神经纤维和无髓神经纤维两种。

1. 有髓神经纤维 有髓神经纤维的中央为神经元的轴突，称为轴索，周围包有髓鞘。髓鞘呈节段性，各节段间的缩窄部，称为郎飞结，该处电阻低，有利于神经冲动的传导。相邻两个郎飞结之间为一个结间体。有髓神经纤维的神经冲动传导是从一个郎飞结跳跃到相邻的另一个郎飞结，传导速度快（图2-35、图2-36）。

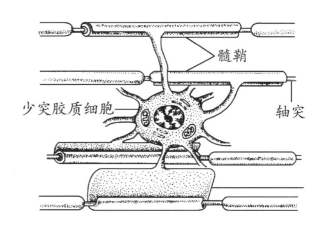

图2-35 中枢神经系统有髓神经纤维模式图

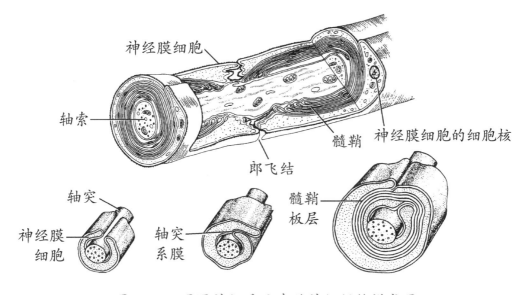

图2-36 周围神经系统有髓神经纤维模式图

2. 无髓神经纤维 无髓神经纤维只形成神经膜而无髓鞘，神经冲动的传导沿着轴索连续进行，故其传导速度明显慢于有髓神经纤维（图2-37）。

3. 神经 周围神经系统的许多神经纤维聚集成束，继而集合成为神经。大多数神经同时含有感觉神经纤维和运动神经纤维。在结构上，多数神经

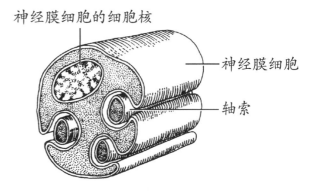

图2-37 周围神经系统无髓神经纤维

同时含有有髓神经纤维和无髓神经纤维。

（四）神经末梢

神经末梢是周围神经纤维的终末部分，分为感觉神经末梢和运动神经末梢。

1. 感觉神经末梢　是感觉神经元周围突的终末部分，它能感受人体内外的各种刺激，并将刺激转变为神经冲动传至中枢，按其结构又分为两类，即游离神经末梢和有被囊的神经末梢（图2-38）。

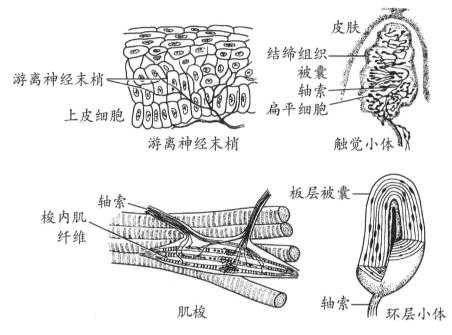

图2-38　各种感觉神经末梢

（1）游离神经末梢：是感觉神经纤维终末脱去髓鞘后，反复分支，分布于表皮、角膜、黏膜上皮、浆膜及结缔组织，感受冷热、疼痛和轻触等刺激。

（2）有被囊的神经末梢：①触觉小体，分布于真皮乳头层，在手指掌面和足趾底面分布最多，与触觉有关；②环层小体，分布于真皮深层和皮下组织等处，能感受压力和振动的刺激；③肌梭，分布于骨骼肌纤维，是感受肌肉运动和肢体位置变化的本体感受器，对骨骼肌的活动起调节作用。

2. 运动神经末梢　是运动神经元传出纤维的终末部分，终止于肌纤维和腺体，支配肌纤维的收缩和腺体的分泌。运动神经末梢与其邻近组织共同组成效应器。运动神经末梢与其支配的骨骼肌细胞之间的特化结构，称为运动终板，又称神经肌肉接头，是引发骨骼肌收缩的重要结构（图2-39）。

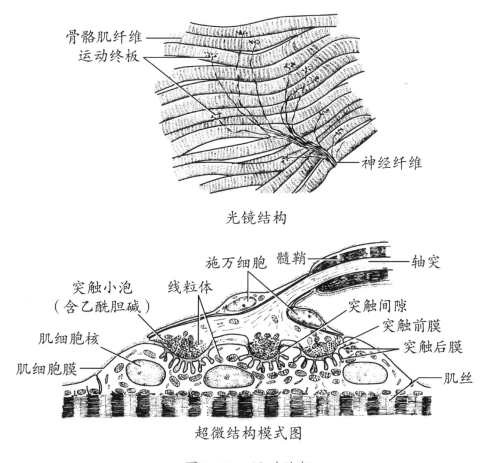

骨骼肌纤维

运动终板

神经纤维

光镜结构

突触小泡
（含乙酰胆碱）

施万细胞

线粒体

髓鞘

轴突

突触间隙

突触前膜

突触后膜

肌细胞核

肌细胞膜

肌丝

超微结构模式图

图2-39　运动终板

第三节　细胞的基本功能

一、细胞膜的物质转运功能

细胞在新陈代谢过程中，所需物质的摄入和代谢产物的排出，都依赖于细胞膜的物质转运功能。细胞膜的转运方式有单纯扩散、易化扩散、主动转运、入胞与出胞4种。

（一）单纯扩散

单纯扩散是指脂溶性小分子物质顺浓度差跨膜转运的过程。如O_2、CO_2等，转运的速度和方向取决于被转运物质在膜两侧的浓度差和膜对该物质的通透性。

（二）易化扩散

易化扩散是指非脂溶性小分子物质或带电荷的离子在膜蛋白的帮助下，顺浓度差或顺电位差跨膜转运的过程。根据参与的膜蛋白种类不同，将易化扩散分为2种类型：以载体为中介的易化扩散和以通道为中介的易化扩散。

1. 以载体为中介的易化扩散 是指水溶性小分子物质在载体蛋白的帮助下顺浓度差进行的跨膜转运，如葡萄糖、氨基酸等物质就是由相应载体转运的（图2-40）。这种转运具有结构特异性、饱和性和竞争性抑制的特点。

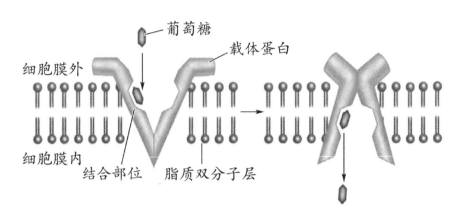

图2-40 以载体为中介的易化扩散示意图

2. 以通道为中介的易化扩散 是指各种带电荷的离子在通道蛋白的帮助下顺浓度差和/或电位差进行的跨膜转运（图2-41）。

单纯扩散和易化扩散（通道和载体）都是顺浓度差或顺电位差进行，细胞本身不消耗能量，属于被动转运。

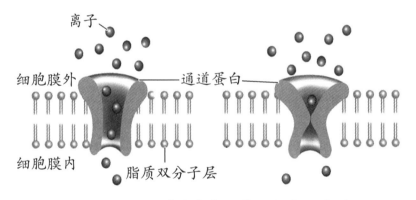

图2-41 以通道为中介的易化扩散示意图

（三）主动转运

主动转运是指离子或小分子物质在膜上"泵蛋白"的帮助下，逆浓度差和/或电位差进行的跨膜转运。主动转运需要消耗能量。在哺乳动物细胞膜中最普遍存在的是Na^+-K^+泵，简称钠泵。当细胞内Na^+浓度升高和/或细胞外K^+浓度升高时，钠泵就被激活，分解ATP，释放能量，利用此能量将细胞外K⁺转运至细胞内，同时将细胞内Na⁺转运至细胞外。在一般生理情况下，每分解一个ATP分子，可以使3个Na⁺移至膜外，同时有2个K⁺移至膜内。由此可见，Na⁺-K⁺泵造成了细胞膜内高钾和膜外高钠这种不均衡离子分布（图2-42）。而这种不均衡性正是维持细胞正常兴奋性的离子基础。

除了钠泵之外，尚有钙泵和质子泵等。钙泵主要存在于质膜及肌细胞的肌质网膜上，质膜上的钙泵能将Ca^{2+}由胞内移至胞外。肌质网上的钙泵将Ca^{2+}由胞内转运至肌质网中储存，需要时释放出来可触发肌肉收缩。质子泵存在于胃腺壁细胞和肾脏集合管的上皮细胞上，前者能将H⁺分泌到胃腔内，形成胃液。后者将H⁺分泌到小管液，参与酸碱平衡的调节。

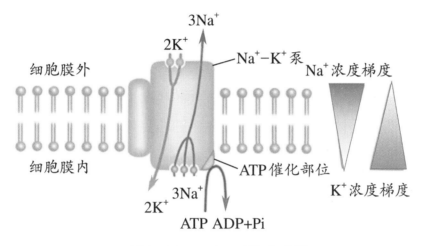

图2-42　Na⁺-K⁺泵示意图

（四）入胞与出胞

入胞与出胞是细胞膜转运大分子物质或团块物质如细菌、病毒、细胞碎片等的主要方式。这种转运过程需要消耗能量。

1. 入胞　是指大分子或团块物质以囊泡的形式从细胞外进入细胞内的过程，包括吞噬和吞饮两种形式。**吞噬**是指固体物质进入细胞内的过程，如中性粒细胞吞噬细菌的过程；**吞饮**是指液态物质进入细胞内的过程，如小肠上皮对营养物质的吸收。

2. 出胞　是指大分子或团块物质以囊泡的形式从细胞内排至细胞外的过程，主要见于细胞的分泌活动以及神经细胞轴突末梢的递质释放活动。

二、细胞的信号转导

（一）信号转导的概念

细胞的信号转导是指跨膜信号转导，即生物活性物质（激素、神经递质、细胞因子等）通过受体或离子通道的作用而激活或抑制细胞功能的过程。一般把参与完成细胞间信号通信或细胞内信号转导的化学物质称为**信号分子**，专门负责生物信息携带功能的小分子物质称为**信使分子**，完成细胞间或细胞内生物信息转换和传递的信号分子链称为**信号转导通路**。因此，细胞信号转导的核心在于通过特定信号转导通路进行生物信息的细胞内转换与传递过程，并可涉及对相关功能蛋白质的基因表达过程的调控。

（二）信号转导的生理意义

细胞的信号转导本质上就是细胞和分子水平的功能调节，是机体生命活动中生理功能调节的基础。信号转导中的信号指的是生物学信号，可以来自外环境的刺激，如电、声、光等，也可以来自体内细胞的产生和释放，如激素、神经递质等。信号转导的结果即生物效应，可以是对靶细胞功能的影响，或者是对靶细胞代谢、分化和生长发育的影响，甚至是对靶细胞形态结构和生存状态等方面的影响。

（三）主要的信号转导通路

在信号转导通路中，细胞中具有接受和转导信息功能的蛋白质称为受体。其中在细胞膜中的受体为**膜受体**，在胞质内的受体为**胞质受体**，在细胞核内的受体为**核受体**。能与受体发生特异性结合的活性物质称为配体。根据参与介导的配体和受体特性的不同，信号转导可分为两类。一类是水溶性的配体或物理信号，先作用于膜受体，再经跨膜和细胞内信号转导机制产生效应。另一类是脂溶性配体，先通过单纯扩散进入细胞内，再与胞质受体或核受体结合，通过影响基因表达而发挥作用，称为核受体介导的信号转导。

三、细胞的生物电现象

细胞在进行生命活动时都伴有电活动，称为**生物电现象**。细胞的生物电主要发生在细胞膜的两侧，也称为**跨膜电位**，简称膜电位，包括静息电位和动作电位。

（一）静息电位

1. 静息电位的概念　　静息电位是指在安静状态下，细胞膜两侧存在着内负外正的电位差。静息电位的记录方法如图2-43所示，将与示波器相连的两个测量电极置于安静状态下的蛙坐骨神经纤维表面任意两点时，示波器的扫描光点在零电位线上横向扫描，说明细胞膜表面任意两点的电位相等。如果将其中一个电极插入细胞内，则扫描光点立即从零电位开始下移，并在此水平上横向扫描，说明细胞膜内外存在电位差，且膜内电位低于膜外电位。如果把细胞外液电位（膜外电位）定于零电位，则各类细胞的膜内电位均为负值，通常把静息电位用膜内电位表示，所以静息电位是负值，范围为-10~-100mV。静息电位的数值因细胞的种类不同而有差异，如哺乳动物骨骼肌细胞的静息电位为-90mV，神经细胞的静息电位为-70mV，人类红细胞的静息电位为-10mV。

生理学上，通常将细胞在安静状态下，细胞膜两侧存在的内负外正的状态称为极化。静息电位减小（如膜内电位由-70mV变为-50mV）的过程或状态称为去极化；静息电位增大（如膜内电位由-70mV变为-90mV）的过程或状态称为超极化；静息电位去极化至零电位后，又进一步变为正值的过程或状态称为**反极化**；细胞去极化或反极化后，再向静息电位方向恢复的过程，称为**复极化**。

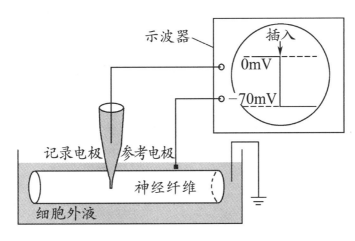

图2-43　神经纤维静息电位测定示意图

极化与静息电位是同一现象的两种表达方式，它们都标志着细胞处于静息状态。极化表达的是膜内外电荷分布的情况，静息电位表达的是膜两侧的电位差。

2. 静息电位的产生机制　生物电形成的根本原因是离子的跨膜转运，而离子的跨膜转运有两个重要条件，一是钠泵活动所造成的细胞膜两侧离子的浓度差（表2-2）；二是在不同状态下细胞膜对各种离子的通透性。

研究发现，当细胞膜处于安静状态时，细胞膜对K^+的通透性最高，对Na^+通透性较低，而对Cl^-、Ca^{2+}、带负电荷的蛋白质几乎没有通透性。因此，细胞膜在安静状态下，K^+顺浓度差由细胞内向细胞外扩散，由于带负电荷的蛋白质不能透过细胞膜，于是K^+的外流造成了细胞膜两侧内负外正的状态。但K^+并不能无限制地外流，外流的K^+所产生的内负外正的电位差，将阻碍K^+的外流，并随着K^+外流逐渐增大。当促使K^+外流的浓度差（动力）和阻止K^+外流的电位差（阻力）达到平衡时，K^+外流停止，此时膜两侧的电位差就保持在一个稳定的数值上，即静息电位。因此，静息电位的形成主要是K^+外流所形成的电-化学平衡电位，又称K^+平衡电位。

表2-2　哺乳动物骨骼肌细胞内外主要离子的分布

主要离子	离子浓度/（mmol/L）		细胞膜内外浓度比
	细胞内	细胞外	
Na^+	12	145	1：12
K^+	155	4	39：1
Cl^-	4	120	1：30
有机负离子	多	少	

（二）动作电位

1. 动作电位的概念　动作电位是指细胞受到有效刺激后产生兴奋，在静息电位的基础上发生的一次快速的、可扩布性的膜电位变化。在神经纤维上记录到的动作电位如图2-44所示，当细胞受刺激时，在静息电位的基础上膜内电位由 −70mV 迅速去极化至阈电位，此后迅速上升至 +30mV，形成动作电位的上升支（去极相），随后膜电位又由 +30mV 迅速下降至 −70mV，形成动作电位的下降支（复极相）。动作电位的上升支和下降支共同形成的尖峰状电位变化，称为**锋电位**。整个动作电位时程很短，不超过2毫秒。

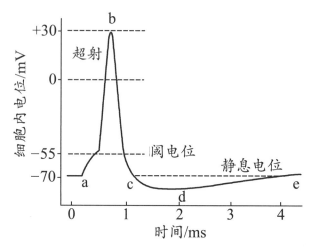

ab. 锋电位上升支；bc. 锋电位下降支；cde. 后电位。

图2-44　神经纤维动作电位示意图

2. 动作电位的产生机制　由表2-2可知，细胞在安静状态下，细胞外的 Na^+ 浓度约是细胞内的12倍，因此，Na^+ 具有很强的内向驱动力。当细胞受到一次有效刺激时，膜上的 Na^+ 通道少量开放，Na^+ 在内向驱动力下，由细胞外流入细胞内，造成膜内电位升高，达一定临界值（阈电位）时，可引起膜上Na⁺通道大量快速开放，大量Na⁺快速内流，使膜内电位急剧升高，膜内负电位因正电荷的增加而逐渐消失，进而使膜内出现正电位。此时，由Na⁺内流形成的电位差对Na⁺内流构成阻力，当促使Na⁺内流的浓度差（动力）与阻止Na⁺内流的电位差（阻力）达到平衡时，Na⁺内流停止，此时膜电位达到最大值（即Na⁺平衡电位），形成动作电位的上升支。随后，Na⁺通道关闭，Na⁺内流停止，与此同时，K⁺通道开放，K⁺借助于浓度差和电位差迅速外流，使膜内电位快速下降，直至降到静息电位水平，形成动作电位的下降支。

细胞膜对Na⁺和K⁺通透性的相继改变，是形成细胞膜动作电位的离子基础。动作电位的上升支是由Na⁺大量内流所形成的电–化学平衡电位，而下降支是K⁺快速外流的结果。

动作电位发生后，膜电位虽已恢复到静息电位水平，但膜内外的离子分布尚未恢复，膜内Na⁺浓度有所增加，而K⁺浓度有所减少。此时，细胞内增多的Na⁺激活了细胞膜上的Na⁺-K⁺泵，将细胞膜内Na⁺泵出，同时将细胞膜外K⁺泵入，恢复了细胞兴奋之前细胞外高Na⁺，细胞内高K⁺的离子分布状态，从而维持细胞的正常兴奋性，因而Na⁺-K⁺泵是维持细胞外高Na⁺、细胞内高K⁺的根本原因。

3. 动作电位的引起与传导

（1）动作电位的引起：刺激达到一定强度才能使细胞产生动作电位。实验证明，引起细胞产生动作电位的有效刺激强度必须能使膜发生去极化达到一个临界电位值，细胞膜上的Na⁺通道才能大量开放，Na⁺大量内流，从而触发动作电位。这个能够触发动作电位的临界膜电位值称为阈电位。静息电位去极化达到阈电位是产生动作电位的必要条件。

（2）动作电位的传导：动作电位一经发生，就能沿膜自动向邻近未兴奋部位不衰减性传播。这种在同一细胞上动作电位的传播称为**传导**。神经纤维上传导的动作电位称为**神经冲动**。动作电位的传导机制可用局部电流学说来解释。动作电位在无髓神经纤维上是按顺序传导的，而在有髓神经纤维呈现跳跃式传导，因此，有髓神经纤维传导速度比无髓神经纤维快得多。

动作电位是细胞产生兴奋的标志。动作电位具有下列特征：①"全或无"现象，若刺激强度不够，动作电位就不会产生（无）；若刺激强度达到，动作电位一旦产生立刻达到最大值，动作电位的幅度大小不随刺激强度大小而改变（全），这称为动作电位的"全或无"现象。②不衰减性传导，动作电位的幅度和波形不会因传导距离的增加而减小。③双向传导，动作电位可沿细胞膜同时向两端传导。

四、肌细胞的收缩功能

人体各种形式的运动，主要是靠肌纤维（肌细胞）的收缩来完成，由肌纤维构成的肌组织在结构和功能上虽有差异，但收缩的基本形式和原理是相似的。本部门主要以骨骼肌细胞的收缩为例来介绍肌细胞收缩的基本原理。

（一）骨骼肌的收缩原理

1. 骨骼肌细胞的超微结构　骨骼肌细胞又称骨骼肌纤维，其中含有大量的肌原纤维和丰富的肌管系统。

（1）肌原纤维：由平行排列的粗肌丝和细肌丝组成。显微镜下呈现规则的明暗交替的条纹，分别是明带（I带）和暗带（A带）。在明带正中间有条暗纹，称为Z线。暗带中间有一段相对较亮的区域，称为H带。H带正中有一条深色线，称为M线。肌节是相邻两条Z线之间的一段肌原纤维，是骨骼肌纤维结构和功能的基本单位。每个肌节由中间的暗带和两侧各1/2的明带组成（图2-45）。

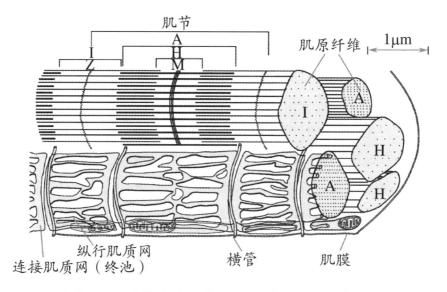

A. 暗带；H. 暗带中的H带；I. 明带；M. M线；Z. Z线。

图2-45　骨骼肌的肌原纤维和肌管系统

粗肌丝位于肌节的暗带，由肌球蛋白（肌凝蛋白）组成。肌球蛋白分子呈豆芽状，分头部和杆部，头部朝向粗肌丝的两端并突出于肌丝表面，称为**横桥**。横桥是一种ATP酶，可分解ATP以获得能量。

细肌丝位于肌节的明带，由肌动蛋白（肌纤蛋白）、原肌球蛋白（原肌凝蛋白）和肌钙蛋白3种分子组成。肌动蛋白为串珠状双螺旋链形结构，有与横桥结合的位点。原肌球蛋白为较短的双螺旋多肽链，镶嵌于肌动蛋白链的浅沟内，起位阻作用。肌钙蛋白由3个亚单位组成，能与Ca^{2+}结合，肌钙蛋白与Ca^{2+}结合时可被激活而启动肌丝滑行。

（2）肌管系统：由横管系统及纵管系统（肌质网）组成（图2-45）。①**横管**是由肌细胞膜凹陷形成垂直穿行并环绕在肌原纤维之间的管道。其功能是将肌细胞膜的电兴奋快速传至每个肌节。②**纵管**是与肌原纤维平行且相互吻合成网状的管道，也称**肌质网**。纵管在靠近横管处膨大称为**终池**，内含大量Ca^{2+}，是肌细胞内的Ca^{2+}库。终池膜上有钙泵，能通过对Ca^{2+}的释放、回收和贮存，触发和终止肌纤维收缩。每个横管与它两侧的终池合称为**三联管**。三联管能将横管传来的动作电位和终池释放的Ca^{2+}联系起来，完成信息传递。

2. 骨骼肌的收缩原理　目前公认的骨骼肌收缩机制是肌丝滑行学说。其主要内容是：肌细胞收缩时肌纤维长度的变化并非由于肌丝本身长度的缩短或卷曲，而是细肌丝向粗肌丝滑行的结果。

肌丝滑行过程：当肌细胞膜上的动作电位引起肌浆中Ca^{2+}浓度升高时，肌钙蛋白与Ca^{2+}结合，引起肌钙蛋白分子构象的改变，致使原肌球蛋白发生扭转、移位，肌球蛋白的横桥得以和肌动蛋白结合；进而横桥分解ATP获得能量拉动细肌丝向肌节中心方向滑行，肌节变短，肌细胞收缩。当肌浆中Ca^{2+}浓度降低时，肌钙蛋白与Ca^{2+}分离，原肌球蛋白又回归原位将肌动蛋白上的结合点掩盖起来。横桥停止扭动，与肌动蛋白脱离，细肌丝滑出，肌节恢复原长度，表现为肌细胞舒张（图2-46）。

（二）骨骼肌的兴奋－收缩耦联

从骨骼肌细胞兴奋到肌丝滑行之间，还存在着一个将肌细胞兴奋和肌细胞机械性收缩联系起来的中介机制或过程，称为**兴奋－收缩耦联**。兴奋－收缩耦联的过程由3个阶段组成：①电兴奋通过横管系统传向肌细胞内部；②三联管结构处的信息传递；③纵管系统对Ca^{2+}的释放和再聚集。三联管结构是骨骼肌兴奋－收缩耦联的结构基础，Ca^{2+}是兴奋－收缩耦联的耦联因子。

（三）骨骼肌的收缩形式

1. 等长收缩和等张收缩　**等长收缩**是指肌肉收缩时，长度保持不变而只有张力增加；**等张收缩**是指肌肉收缩时，张力保持不变而只发生长度缩短。人体骨骼肌的收缩大多为混合收缩。

2. 单收缩和强直收缩　骨骼肌受到一次刺激引起的一次收缩称为**单收缩**。骨骼肌受到连续刺激时，出现的持续收缩状态，称为**强直收缩**。由于刺激的频率不同，强直收缩表现为不完全强直收缩和完全强直收缩（图2-47）。在生理条件下，因为支配骨骼肌的传出神经发出的冲动频率总是连续的，所以人体内骨骼肌的收缩都属于完全强直收缩。

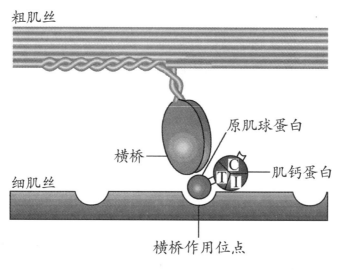

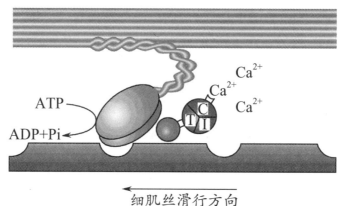

图2-46　肌丝滑行过程示意图

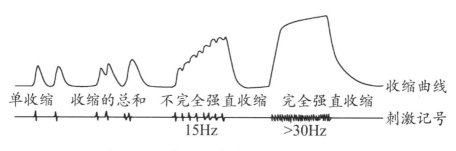

图2-47　骨骼肌的单收缩与强直收缩

本章小结

1. **细胞与组织**　细胞由细胞膜、细胞质、细胞核构成。人体的四大基本组织是上皮组织、结缔组织、肌组织和神经组织。

2. **物质跨膜转运方式**　单纯扩散、易化扩散、主动转运、入胞与出胞。

3. **细胞的信号转导**　细胞的信号转导是指跨膜信号转导，即生物活性物质（激素、神经递质、细胞因子等）通过受体或离子通道的作用而激活或抑制细胞功能的过程。

4. **细胞的生物电现象**　静息电位是指在安静状态下，细胞膜两侧存在着内负外正的电位差，由K^+外流引起；动作电位是细胞受到有效刺激产生兴奋，发生快速的、可扩布性的膜电位变化，上升支由Na^+内流、下降支由K^+外流引起；动作电位是细胞兴奋的标志。

5. **骨骼肌收缩功能**　肌浆中Ca^{2+}浓度变化可启动肌丝滑行，最终导致肌肉收缩或舒张，而兴奋－收缩耦联可将骨骼肌细胞的电变化转化为机械性收缩，其结构基础是三联管，关键的耦联因子是Ca^{2+}；人体骨骼肌收缩全部属于强直收缩。

思考题

1. 简述细胞的基本结构。
2. 简述细胞膜物质转运的方式及其特点。
3. 什么是动作电位？试述动作电位产生的机制。
4. 什么是兴奋－收缩耦联？说出兴奋－收缩耦联的3个阶段。

（张小燕　李金媛）

第三章
运动系统

学习目标

- 熟悉　运动系统的组成。
- 熟悉　骨的构造、关节的基本结构。
- 了解　骨的形态，全身主要骨、骨连结和骨骼肌的形态结构。
- 学会　在标本或模型上指出主要骨和骨骼肌的位置以及重要的体表标志。

情境导入

情境描述：

　　小亮是一名一年级的小学生。半个月前，他感觉全身酸痛，伴发热，轻度咳嗽。妈妈以为小亮感冒了，给他口服感冒药，但治疗效果不佳，近几日小亮刷牙时牙龈出血，于是妈妈带他去医院检查。医师查体发现小亮胸骨有压痛，前胸和下肢皮肤有少许出血点，查血常规，血红蛋白和血小板减少。最后经骨髓穿刺诊断为急性白血病。

学前导语：

　　什么是骨髓穿刺？骨髓位于何处？有何功能？通过本章内容的学习，同学们就能回答这些问题，而且会认识人体全身的骨、骨与骨的连结以及骨骼肌的分布。

运动系统由骨、骨连结和骨骼肌组成。全身骨通过骨连结构成**骨骼**（图3-1），支持人体，并保护脑、心、肺、肝、脾等器官。骨骼肌附着于骨的表面，是运动系统的动力器官，在神经支配下，以骨连结为枢纽，牵拉骨产生运动。在体表能看到或摸到的由骨或骨骼肌形成的隆起或凹陷，称为**体表标志**。体表标志可作为确定深部器官位置、血管和神经走行、手术切口和穿刺位置、中医穴位定位的依据。

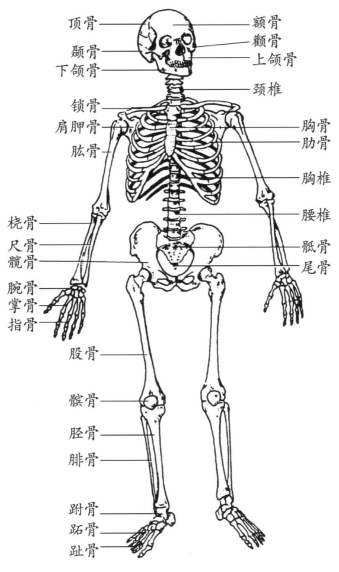

图3-1　人体骨骼

第一节　骨与骨连结

一、概述

（一）骨

骨是一种器官，主要由骨组织构成，能不断地进行新陈代谢，并有修复、再生和重塑能力。经常锻炼能促进骨的发育，长期废用则会出现骨质疏松。成人共有206块骨，按部位可分为躯干骨、颅骨和四肢骨。

1. 骨的形态　根据外形，骨分为长骨、短骨、扁骨和不规则骨。

（1）长骨：呈长管状，分为一体两端。体又称骨干，内有空腔称髓腔，容纳骨髓。两端膨大称骺，表面有光滑的关节面，与相邻关节面构成关节。长骨主要分布于四肢，如肱骨和股骨等。

（2）短骨：形似立方形，主要分布于手和足，如腕骨和跗骨。

（3）扁骨：呈板状，主要参与围成颅腔和胸腔，以保护腔内的脏器，如顶骨和肋骨等。

（4）不规则骨：形态不规则，主要分布于颅和脊柱等部位，如上颌骨和椎骨等。

2. 骨的构造　骨主要由骨膜、骨质和骨髓构成（图3-2）。

（1）骨膜：由致密结缔组织构成。除关节面外，骨的表面都覆有骨膜。骨膜含有丰富的血管、神经、骨祖细胞、成骨细胞等，对骨的营养、再生和感觉有重要作用。另外，在髓腔内面和松质间隙内也衬有结缔组织膜，称骨内膜，较薄，含有骨祖细胞、成骨细胞等。

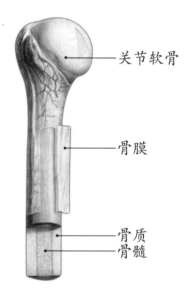

关节软骨

骨膜

骨质
骨髓

图3-2　骨的构造

（2）骨质：由骨组织构成，分为骨密质和骨松质。骨密质质地致密，抗压性强，配布于骨的表面。骨密质的骨板分为环骨板、间骨板和骨单位。环骨板呈环形，构成骨密质的内层和外层；骨单位又称为哈佛系统，位于骨密质的中层，是由骨板呈同心圆围成的圆柱状结构，中轴有中央管，内含血管和神经；间骨板是一类不规则的骨板，主要分布于骨单位之间。骨松质由骨小梁排列而成，呈海绵状，配布于骨的内部，骨小梁是细小的片状或针状平行排列的骨板。

（3）骨髓：充填于髓腔和骨松质间隙内，分为红骨髓和黄骨髓。红骨髓内含不同发育阶段的红细胞，呈红色，有造血功能。胎儿和幼儿的骨髓均为红骨髓，5岁以后，长骨髓腔内的红骨髓逐渐被脂肪组织代替，呈黄色，称黄骨髓，失去造血能力。但在重度贫血时，黄骨髓可转化为红骨髓，恢复造血功能。长骨两端及髂骨、椎骨等终生存在红骨髓及造血功能。临床上可通过骨髓穿刺抽取红骨髓，检查骨髓象。

🔗 **知识链接** ·····························

中华骨髓库

中国造血干细胞捐献者资料库，简称中华骨髓库。作为中国红十字工作的重要组成部分，中华骨髓库统一管理和开展志愿捐献者的宣传、组织、动员，为患者检索配型相合的捐献者及骨髓移植相关服务等。

中华骨髓库坚持人道、博爱、奉献的红十字精神，动员和呼唤全社会奉献爱心，截至2021年底，中华骨髓库库容超过303万人份，累计为临床提供造血干细胞12 582例，拯救了众多患者的生命。

3. 骨的化学成分和物理特性　骨的化学成分包括有机质和无机质，有机质使骨有弹性，无机质使骨有硬度。儿童骨的有机质和无机质各占一半，弹性较大，在外力作用下易变形，但不易出现完全骨折。成人骨有机质和无机质的比例约为3:7，最为合适，因而既具有很大硬度也具有一定的弹性。老年人的骨无机质所占比例更大，故柔韧性差、脆性大，易发生骨折。

（二）骨连结

骨与骨之间的连结装置称为**骨连结**，包括直接连结和间接连结两大类（图3-3）。

1. 直接连结　是骨与骨之间借纤维结缔组织或软骨相连，连结处无间隙，不能活动或可轻微活动。如前臂骨间膜、缝、椎间盘等。

2. 间接连结　是骨与骨之间借结缔组织囊相连，内有腔隙，一般有较大的活动度，又称滑膜关节，简称为关节。

（1）关节的基本结构：包括关节面、关节囊和关节腔。关节面是构成关节各骨的接触面，表面覆盖光滑有弹性的关节软骨，可减少运动时的摩擦，缓冲震荡和冲击。关节囊为结缔组织构成的膜性囊，附着于关节面周缘的骨面上，分为内、外两层，外层为纤维膜，厚而坚韧，内层为滑膜，滑膜可分泌滑液，有营养和润滑关节的作用。关节腔是滑膜与关节软骨围成的密闭腔隙，内有少量滑液，腔内为负压，能增强关节的稳固性。

（2）关节的辅助结构：除上述基本结构外，部分关节还有韧带、关节盘和关节唇等辅助结构，可增强关节的稳固性或灵活性。

（3）关节的运动形式：沿冠状轴使相关节的两骨夹角变小称为屈，反之为伸。沿矢状轴使骨向正中矢状面靠拢称为内收，反之为外展。沿垂直轴使骨的前面转向内侧称为旋内，反之为旋外。骨的近端在原位转动，远端做圆周运动称为环转。

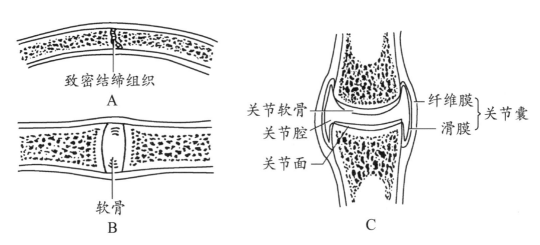

图3-3 骨连结模式图

A.纤维连结；B.软骨连结；C.滑膜关节

二、躯干骨及其连结

躯干骨包括24块椎骨、1块骶骨、1块尾骨、1块胸骨和12对肋，它们借骨连结构成脊柱和胸廓。

（一）脊柱

脊柱位于躯干后部的正中，由24块椎骨、1块骶骨和1块尾骨连结而成。脊柱具有支持、运动和保护脊髓等功能，并参与围成胸腔、腹腔和盆腔。

1. 椎骨的一般形态　椎骨由前方的**椎体**和后方的**椎弓**组成，二者围成**椎孔**，各椎孔贯通，构成**椎管**，容纳脊髓。椎体呈短圆柱状，是椎骨负重的主要部分。椎弓呈弓形，由椎弓根和椎弓板构成。椎弓与椎体相连的缩窄部分称椎弓根，相邻椎弓根围成椎间孔，有脊神经和血管通过。两侧椎弓根向后内扩展变宽称椎弓板。椎弓向后的突起称**棘突**，向两侧的突起称**横突**，向上、下各发出1对上关节突和下关节突。

2. 各部椎骨的主要特征

（1）颈椎：共7块，椎体较小。横突根部有横突孔，内有椎动脉和椎静脉穿过。棘突较短，第2—6颈椎的棘突末端分叉（图3-4）。第1颈椎又称**寰椎**，呈环形；第2

颈椎又称**枢椎**，椎体上方有齿突；第7颈椎又称**隆椎**，棘突长，末端不分叉，在体表能摸到，是计数椎骨序数的标志。

（2）胸椎：共12块，椎体两侧有上肋凹和下肋凹，横突末端有横突肋凹，肋凹与肋骨相连结。棘突细长，斜向后下（图3-5）。

（3）腰椎：共5块，椎体最大，棘突呈板状，水平伸向后方（图3-6）。各棘突的间隙较宽，临床上可于此作腰椎穿刺术。

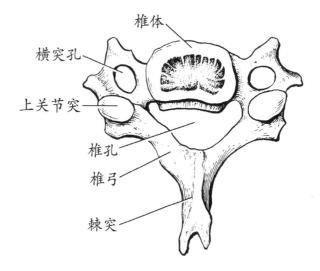

图3-4　颈椎（上面）

（4）骶骨：由5块骶椎融合而成，呈三角形，底朝上，尖向下。上缘中部向前突出，称岬。前面光滑凹陷，有4对骶前孔，后面粗糙隆凸，有4对骶后孔。两侧上部各有一个关节面，称耳状面。骶骨内的纵行管道，称**骶管**，下端开口于骶管裂孔，裂孔两侧向下的突起称骶角，体表可摸到。

（5）尾骨：由3~4块尾椎融合而成。

3. 椎骨间的连结　椎骨之间借椎间盘、韧带和关节等相连（图3-7）。

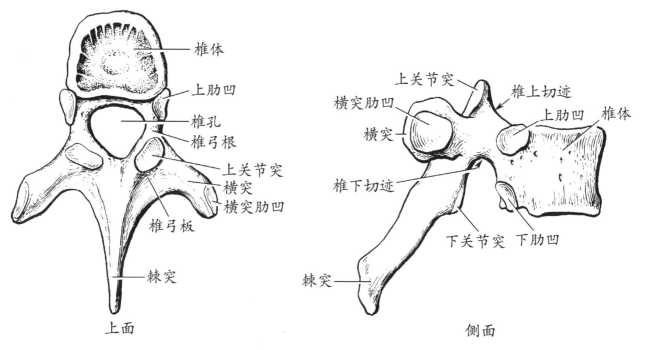

图3-5　胸椎

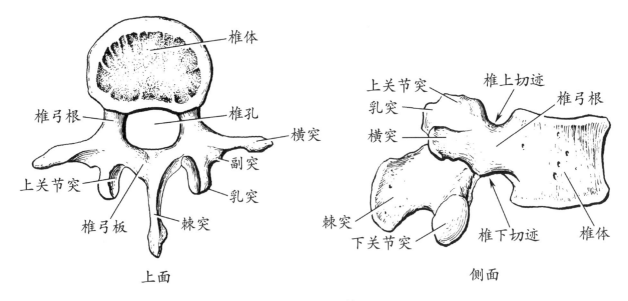

上面

椎体

椎弓根　椎孔
横突
副突
上关节突　乳突
椎弓板　棘突

上关节突　椎上切迹
乳突　椎弓根
横突
棘突
下关节突　椎下切迹　椎体

侧面

图3-6　腰椎

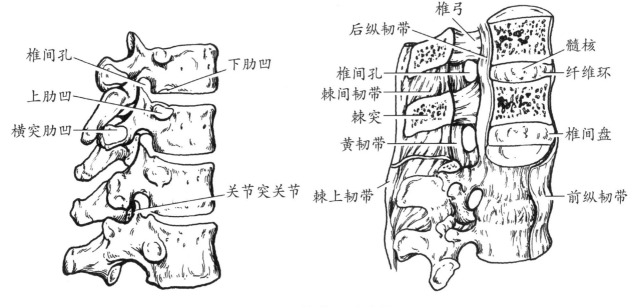

椎间孔
上肋凹
横突肋凹
下肋凹
关节突关节

椎弓
后纵韧带　髓核
椎间孔　纤维环
棘间韧带
棘突
黄韧带　椎间盘
棘上韧带　前纵韧带

图3-7　椎骨间的连结

（1）椎间盘：是连结相邻两个椎体的纤维软骨盘。**椎间盘**由两部分构成，中央部为柔软而富有弹性的髓核，周围部为同心圆排列的纤维环。椎间盘既能承受压力缓冲震荡，还参与脊柱的运动。当纤维环破裂时，髓核可向后外侧突出，压迫脊髓或脊神经引起相应的症状，临床称为椎间盘突出症。

（2）韧带：包括长韧带和短韧带两类。长韧带有3条，即前纵韧带、后纵韧带和棘上韧带。前纵韧带附着于所有椎体和椎间盘的前面，限制脊柱的过度后伸。后纵韧带附着于所有椎体和椎间盘的后面，棘上韧带连于各棘突的尖端，二者都有限制脊柱过度前屈的作用。短韧带连于相邻的两个椎骨之间，其中连结相邻两个椎弓板的称黄韧带，连于相邻棘突之间的称棘间韧带。

（3）关节：主要有寰枕关节、寰枢关节和关节突关节。

4. 脊柱的整体观　从前面观察，椎体自上而下逐渐增大，至骶骨耳状面以下又迅速缩小（图3-8），这种变化与脊柱的负重有关。从侧面观察，脊柱有4个生理性弯曲，即颈曲、胸曲、腰曲和骶曲。其中颈曲、腰曲凸向前，胸曲、骶曲凸向后。这些弯曲增大了脊柱的弹性，对维持人体的重心稳定和减轻震荡有重要意义。

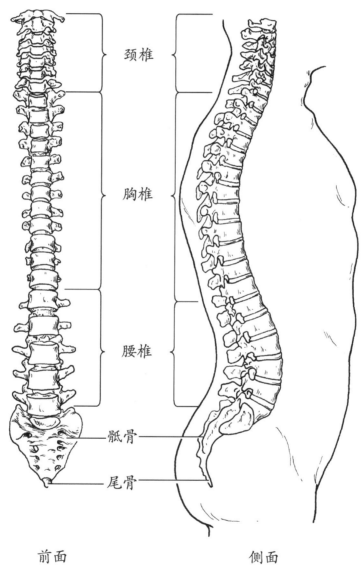

颈椎

胸椎

腰椎

骶骨

尾骨

前面　　　　　侧面

图3-8　脊柱

5. 脊柱的运动　脊柱可做前屈、后伸、侧屈、旋转和环转运动。其中颈部和腰部的运动幅度较大，脊柱损伤也以这两处多见。

（二）胸廓

胸廓由12块胸椎、12对肋和1块胸骨连结而成，有支持和保护胸、腹腔内器官等功能。

1. 胸骨　位于胸前壁正中，自上而下分为胸骨柄、胸骨体和剑突三部分。胸骨柄与胸骨体的连接处略向前凸，在体表可摸到，称胸骨角，其两侧平对第2肋，是计数肋的重要标志。剑突扁而薄，下端游离。

2. 肋　共12对，由后部的肋骨和前部的肋软骨构成。第1—7对肋借前端肋软骨与胸骨的侧缘相连，称为真肋。第8—10对肋借肋软骨与上位肋软骨相连，形成**肋弓**，称假肋。第11、第12对肋前端游离于腹肌内，称为浮肋。

3. 胸廓的整体观　胸廓呈前后略扁的圆锥形（图3-9）。胸廓有上、下两口，上口小，下口大。相邻两肋之间的间隙，称肋间隙。

4. 胸廓的运动　主要参与呼吸运动。吸气时，在呼吸肌的作用下肋上提，使胸腔容积增大。呼气时，肋下降，胸腔容积随之减小。

躯干骨的骨性标志有胸骨角、肋弓、剑突、第7颈椎棘突、全部胸椎棘突和全部腰椎棘突等。

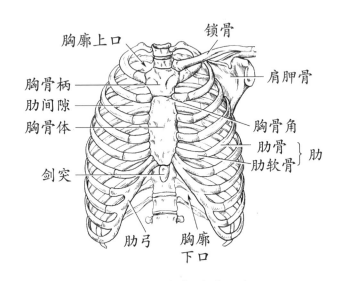

图3-9　胸廓（前面）

三、颅骨及其连结

（一）颅的组成

颅由23块颅骨组成（不包括3对听小骨），分为脑颅骨和面颅骨。**脑颅骨**位于颅的后上部，围成颅腔，容纳脑。脑颅骨共8块，包括额骨、筛骨、蝶骨和枕骨各1块，顶骨和颞骨各2块。**面颅骨**位于颅的前下部，构成面部的骨性基础。面颅骨共15块，包括犁骨、下颌骨和舌骨各1块，鼻骨、泪骨、上颌骨、颧骨、下鼻甲和腭骨各2块。

（二）颅的整体观

1. 颅顶面观　颅顶可见3条缝。额骨与两顶骨连结构成冠状缝，两侧顶骨连结构成矢状缝，两顶骨与枕骨连结构成人字缝。新生儿颅顶各骨尚未完全发育，其间连有结缔组织膜，称为囟。位于矢状缝与冠状缝交汇处的称前囟，呈菱形，于1~2岁时闭合；位于矢状缝与人字缝交汇处的称后囟，呈三角形，于出生后不久即闭合。

2. 颅底内面观　颅底内面凹凸不平，由前向后可分为颅前窝、颅中窝和颅后窝（图3-10）。窝内有许多孔裂，有血管神经通过。

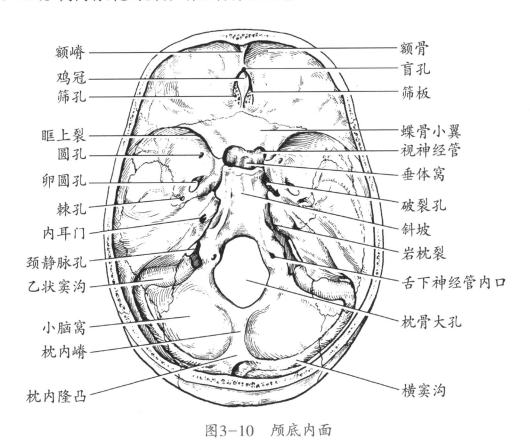

图3-10　颅底内面

（1）颅前窝：正中线上有向上突起的鸡冠，两侧的筛板上有许多筛孔，通鼻腔。

（2）颅中窝：中部有垂体窝，窝的前外侧有视神经管，通眼眶。

（3）颅后窝：中央有枕骨大孔，孔的后上方有十字形隆起，其交会处称枕内隆凸。颅后窝前外侧壁上有内耳门，通入内耳道。

3. 颅底外面观　前部中央的水平骨板，称骨腭。后部正中可见枕骨大孔，孔后上方的粗糙隆起，称枕外隆凸（图3-11）。

4. 颅侧面观　颅侧面的中部有外耳门，其后方向下的突起称乳突，可触及。外耳门前方的横行骨梁称颧弓，颧弓上方的凹陷称颞窝。在颞窝内，额骨、顶骨、颞骨和蝶骨4骨的会合处称翼点，呈"H"形，此处骨质较薄弱，受暴力作用易发生骨折，伤及其内面的血管，可引起颅内出血（图3-12）。

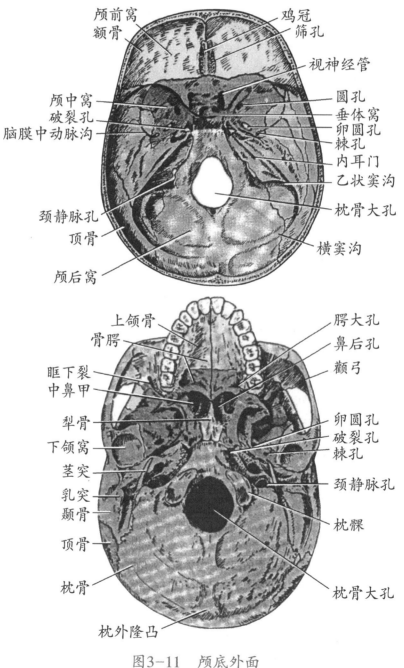

图3-11　颅底外面

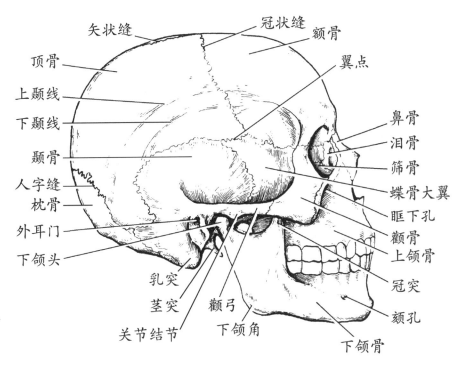

图3-12 颅侧面

5. 颅前面观

（1）眼眶：为额骨下方一对四面锥体形的深窝，容纳眼球。尖向后内，有视神经管通颅中窝（图3-13）。

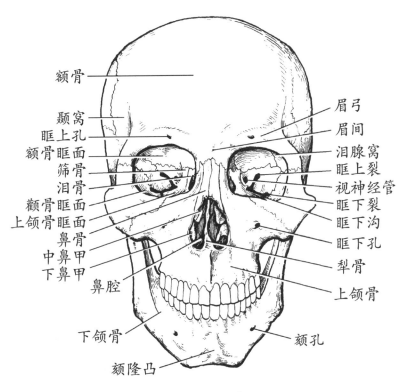

图3-13 颅前面

（2）骨性鼻腔：位于面颅中央，被骨性鼻中隔分为左右两部分。鼻腔前方的开口称梨状孔，后方的1对开口称鼻后孔，通鼻咽。

（3）骨性口腔：由上颌骨和下颌骨围成。

颅骨的骨性标志有下颌角、枕外隆凸、乳突和颧弓等。

（三）颅骨的连结

颅骨之间多数以缝或软骨连结，结合牢固。只有颞下颌关节能活动。颞下颌关节由下颌骨与颞骨连结而成，其关节囊松弛。

四、四肢骨及其连结

四肢骨包括上肢骨和下肢骨。人类由于直立，上肢成为劳动器官，故上肢骨纤细轻巧，关节灵活。下肢主要完成支持、负重和行走功能，故下肢骨粗大坚固，关节稳固。

（一）上肢骨及其连结

1. 上肢骨　每侧各有32块（图3-14）。

（1）肩胛骨：位于胸廓后面的外上方，呈三角形，有两面、三角和三缘。后面有一横嵴，称肩胛冈，其外侧端扁平称肩峰，是肩部的最高点。上缘的外侧向前形成指状的喙突。肩胛骨下角平对第7肋、上角平对第2肋，外侧角朝外侧的浅窝，称关节盂。

（2）锁骨：位于颈、胸交界处，呈"~"形。锁骨的内侧端粗大，与胸骨相连，外侧端扁平，与肩峰相连。

（3）肱骨：位于臂部，是典型的长骨。上端膨大，有半球形的肱

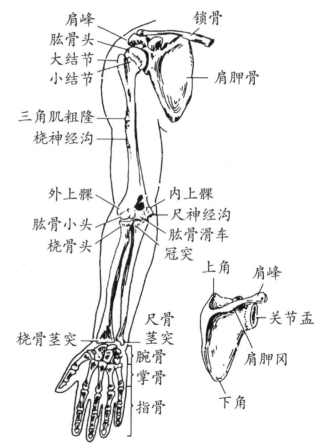

图3-14　上肢骨（右）

骨头，头周围的环形浅沟称解剖颈。肱骨头外侧有一隆起，称大结节。肱骨体中部外侧面有粗糙的三角肌粗隆。下端外侧部为半球形的肱骨小头，内侧部为滑车状的肱骨

滑车。下端两侧各有一突起，分别称内上髁和外上髁。

（4）桡骨和尺骨：桡骨位于前臂的外侧，上端膨大称桡骨头，下端向下外的突起称桡骨茎突，体表可摸到。尺骨位于前臂的内侧，上端前面有滑车切迹，切迹后上方的突起称鹰嘴，下端有尺骨头，尺骨头后内侧的突起称尺骨茎突，体表可摸到。

（5）手骨：由近及远，包括8块腕骨、5块掌骨和14块指骨。

上肢的骨性标志有肩峰、肩胛冈、肩胛下角、锁骨、肱骨大结节、肱骨内上髁、肱骨外上髁、桡骨茎突、尺骨茎突和尺骨鹰嘴等。

2. 上肢骨的连结

（1）肩关节：由肩胛骨的关节盂和肱骨头组成。关节盂浅而小，肱骨头大，关节囊薄而松弛，其上、前、后部有肌肉和肌腱等加强，增加了关节的稳固性，而囊的下壁较薄弱，故肩关节易发生前下方脱位。肩关节是全身最灵活的关节，可做前屈、后伸、内收、外展、旋内、旋外和环转运动。

（2）肘关节：由肱骨下端与尺、桡骨上端组成。包括肱尺关节、肱桡关节和桡尺近侧关节。三个关节包在一个关节囊内。肘关节可做屈、伸运动。

（3）前臂骨的连结：桡、尺骨的两端分别以桡尺近侧关节和桡尺远侧关节相连结，可使前臂做旋前和旋后运动。桡、尺骨体借骨间膜相连结。

（4）手关节：包括桡腕关节（腕关节）、腕骨间关节、腕掌关节、掌指关节和指骨间关节。

（二）下肢骨及其连结

1. 下肢骨 每侧各有31块（图3-15）。

（1）髋骨：位于盆部，由髂骨、坐骨和耻骨融合而成。其外侧面中部的深窝，称髋臼。髂骨上缘称髂嵴，其前、后端的突出部，分别称为髂前上棘和髂后上棘，

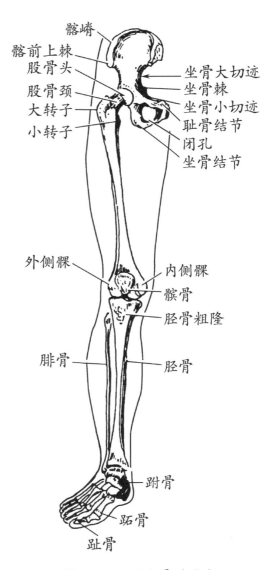

图3-15 下肢骨（右）

是临床骨髓穿刺的常选部位。髂骨内面有髂窝，窝的后下方有耳状面。髂窝下方有一骨嵴，称为弓状线，弓状线向内下延续为锐利的耻骨梳，耻骨梳前端有一隆起，称耻骨结节。耻骨上、下支相互移行处有耻骨联合面。坐骨后下方最低部为粗糙的坐骨结节。

（2）股骨：位于大腿，是人体最大、最长的骨。上端有朝向内上方球形的股骨头，股骨头外下方较细的部分，称股骨颈。股骨颈与体交界处的上方，有一较大的突起，称大转子。股骨下端突向后下方的两个膨大，分别称为内侧髁和外侧髁。

（3）髌骨：位于膝关节的前方，是全身最大的籽骨。

（4）胫骨和腓骨：胫骨位于小腿的内侧，上端膨大，向后方和两侧突出，形成内侧髁和外侧髁。胫骨上端前面的突起，称胫骨粗隆，下端内侧向下的突起，称内踝。腓骨位于小腿的外侧，上端膨大称腓骨头，下端膨大形成外踝。

（5）足骨：由近及远，包括7块跗骨、5块跖骨和14块趾骨。

下肢的骨性标志有髂嵴、髂前上棘、髂后上棘、坐骨结节、大转子、胫骨粗隆、内踝和外踝等。

2. 下肢骨的连结

（1）髋骨的连结：两侧髋骨的前下部借耻骨联合相连结，后部借骶髂关节和韧带与骶骨相连结（图3-16）。

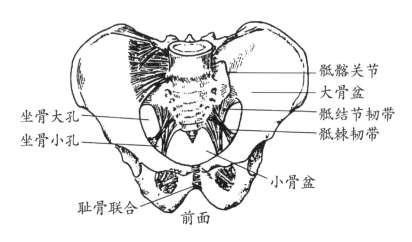

图3-16 髋骨的连结及骨盆

骨盆由骶骨、尾骨和左、右髋骨连结而成，具有保护盆腔器官和传递重力等功能，女性的骨盆腔还是胎儿娩出的产道。由骶骨岬、弓状线、耻骨梳、耻骨结节和耻骨联合上缘构成环形的**界线**。骨盆以界线为界，分为上方的大骨盆和下方的小骨盆。小骨盆有上、下两口，其内腔称为骨盆腔。

（2）髋关节：由髋臼与股骨头组成。髋臼大而深，基本把股骨头包裹住。关节囊厚而坚韧，周围有韧带加强。关节囊内有股骨头韧带，内含营养股骨头的血管。髋关节可做屈、伸、内收、外展、旋内、旋外和环转运动。

（3）膝关节：是人体最大、最复杂的关节，由股骨下端、胫骨上端和髌骨组成。关节囊内有前、后交叉韧带和内、外侧半月板，有利于膝关节的稳固和运动。膝关节可做屈、伸运动，当处于半屈位时，可做轻度的旋内和旋外运动。

（4）小腿骨的连结：胫、腓骨的上端构成胫腓关节，体和下端分别以骨间膜和韧带相连结。活动度极小。

（5）足关节：包括距小腿关节、跗骨间关节、跗跖关节、跖趾关节和趾骨间关节。

（6）足弓：是足骨借其连结形成向上凸起的弓。足弓富有弹性，可缓冲震荡，并保护足底的血管、神经免受压迫。

第二节 骨骼肌

运动系统的肌大多数附着于骨，为骨骼肌，受人的意志支配，又称随意肌。骨骼肌数量众多，每块肌都有其形态结构，并有丰富的血管和神经分布，因此每块肌都是一个器官。若肌的血液供应障碍，可引起肌萎缩，甚至坏死；若支配肌的神经受损，可引起肌萎缩、肌无力，甚至瘫痪。

一、概述

（一）骨骼肌的构造和分类

骨骼肌由肌腹和肌腱构成。**肌腹**由肌纤维构成，色红柔软，具有收缩与舒张的功能。**肌腱**由致密结缔组织构成，色白坚韧，无收缩功能。

骨骼肌的形态多样，按外形可分为长肌、短肌、扁肌和轮匝肌。按所在的部位可分为躯干肌、头颈肌和四肢肌。

（二）骨骼肌的起止

骨骼肌通常跨越一个或多个关节，两端借肌腱附着于骨的表面。通常把肌在接近正中矢状面或四肢近侧端的附着点，称为**起点**（图3-17）。而把肌在远离正中矢状面或四肢远侧端的附着点，称为**止点**。根据肌的起止点及肌束的排列方向，大致可推断一块肌的作用。

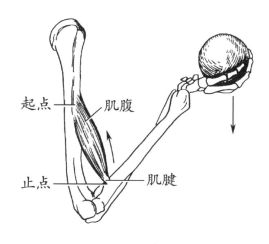

图3-17　肌的起点和止点

（三）肌的辅助结构

1. 筋膜　遍布全身，分浅筋膜和深筋膜两种。

（1）浅筋膜：又称皮下筋膜，位于真皮之下。由疏松结缔组织构成，内含血管、神经、淋巴管和脂肪等，具有维持体温和保护深部结构的作用。临床上皮下注射即将药液注入浅筋膜内。

（2）深筋膜：又称固有筋膜，位于浅筋膜的深面。由致密结缔组织构成，深筋膜伸入肌群之间，形成肌间隔；包被血管、神经形成血管神经鞘。

2. 滑膜囊　是密闭的结缔组织扁囊，壁薄，内含滑液，多位于肌或肌腱与骨面之间，可减少两者之间的摩擦。

3. 腱鞘　为包裹在长肌腱外面的结缔组织鞘管，分布于手、足等活动性较大的部位，有约束肌腱、减少肌腱与骨之间摩擦的作用。

二、躯干肌

躯干肌按位置可分为背肌、胸肌、膈肌、腹肌和会阴肌。

（一）背肌

背肌（图3-18）位于躯干后面，包括浅层的斜方肌、背阔肌和深层的竖脊肌等。

1. 斜方肌　位于项部和背上部浅层，为三角形扁肌，两侧合并呈斜方形。起自枕骨和颈、胸椎棘突，止于肩胛骨和锁骨。收缩时可使肩胛骨向脊柱靠拢；上部肌束可上提肩胛骨，下部肌束使肩胛骨下降；当肩胛骨固定时，双侧收缩

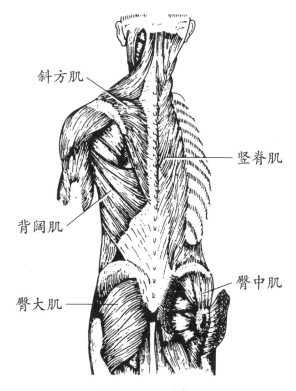

图3-18　背肌

使头后仰。该肌瘫痪出现"塌肩"。

2. 背阔肌　位于背下部和胸侧部，为全身最大的扁肌。起自下部胸椎棘突、全部腰椎棘突和髂嵴后部，止于肱骨小结节下方。收缩时可使臂内收、后伸和旋内；当上肢上举固定时，可引体向上。

3. 竖脊肌　纵列于棘突两侧的沟内，两侧同时收缩使脊柱后伸和头后仰，一侧收缩使脊柱侧屈。

（二）胸肌

胸肌（图3-19）可分为胸上肢肌和胸固有肌。胸上肢肌主要有胸大肌、胸小肌和前锯肌；胸固有肌，即肋间肌，参与胸壁构成。

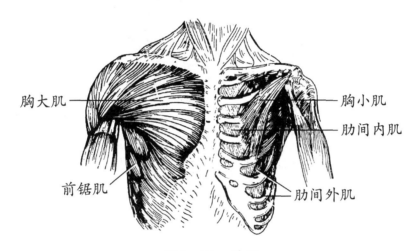

图3-19　胸肌

1. 胸大肌　位于胸廓前上部，宽而厚，呈扇形。起自锁骨、胸骨和上部肋软骨，止于肱骨大结节的下方。收缩时可使臂内收、前屈和旋内；当上肢上举固定时，可上提躯干，也可提肋以助吸气。

2. 肋间肌　位于肋间隙，是重要的呼吸肌。肋间外肌居浅层，收缩时可上提肋，以助吸气，功能上属于吸气肌；肋间内肌居深层，收缩时可降肋，以助呼气，功能上属于呼气肌。

（三）膈肌

膈肌封闭胸廓下口，向上膨隆，呈穹窿状，分隔了胸腔和腹腔。膈的周围部由肌腹构成，中央部为腱膜，称为中心腱。膈上有3个裂孔，主动脉裂孔有降主动脉和胸导管通过，食管裂孔有食管和迷走神经通过，腔静脉孔有下腔静脉通过。

膈肌也是重要的呼吸肌。收缩时，膈穹窿下降，胸腔容积增大，助吸气；舒张时，膈穹窿上升恢复原位，胸腔容积减小，助呼气。膈与腹肌同时收缩，则能增加腹压，协助排便、呕吐及分娩等活动。

（四）腹肌

位于胸廓和骨盆之间，参与腹壁的构成，可保护腹腔器官和活动脊柱。按部位可分为前外侧群和后群两部分。前外侧群主要有腹外斜肌、腹内斜肌、腹横肌和腹直肌（图3-20）；后群有腰大肌和腰方肌。

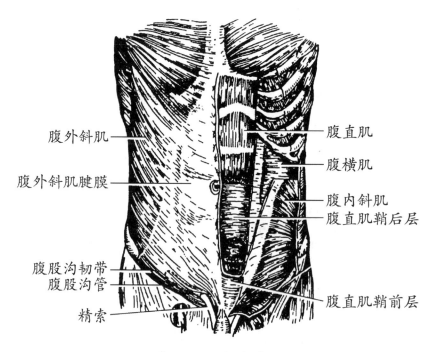

图3-20　腹前壁肌

1. 腹外斜肌　位于腹前外侧壁的最浅层。肌束斜向前内下，于腹直肌外侧缘移行为腹外斜肌腱膜。腹外斜肌腱膜的下缘卷曲增厚形成**腹股沟韧带**，连于髂前上棘和耻骨结节之间。

2. 腹内斜肌　位于腹外斜肌的深面，大部分肌束向前内上，并移行为腱膜与对侧交织。

3. 腹横肌　位于腹内斜肌的深面，肌束横行向前内移行为腱膜，与对侧交织。

4. 腹直肌　位于腹前壁正中线的两侧，呈带状，全长有3~4条横行的腱划。

5. 腰方肌　位于腹后壁、腰椎两侧，呈长方形。

6. 腹股沟管　位于腹股沟韧带内侧半的上方，是腹肌和肌腱之间的斜行裂隙，长4~5cm，男性有精索通过，女性有子宫圆韧带通过。腹股沟管是腹壁的薄弱部位，是疝的好发部位。

（五）会阴肌

会阴肌是封闭小骨盆下口的肌群。有肛提肌、会阴深横肌和尿道括约肌等。它们形成尿生殖膈和盆膈，具有支持和承托盆腔脏器等作用。

三、头颈肌

（一）头肌

头肌分为面肌和咀嚼肌。

1. 面肌　为扁而薄的皮肌，起自颅骨，止于皮肤，收缩时牵拉面部皮肤，产生喜怒哀乐各种表情，又称表情肌。主要有枕额肌、眼轮匝肌和口轮匝肌等（图3-21）。

2. 咀嚼肌　配布于颞下颌关节周围，参与咀嚼运动。包括咬肌、颞肌、翼内肌和翼外肌。

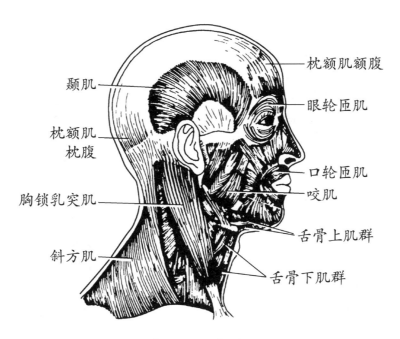

图3-21　头颈肌

（二）颈肌

位于颈部。浅层主要有胸锁乳突肌、舌骨上肌群和舌骨下肌群，深层主要有前、中、后斜角肌。

1. 胸锁乳突肌　位于颈部两侧的浅层。起自胸骨柄前面和锁骨内侧端，斜向后上，止于颞骨乳突。两侧同时收缩可仰头；一侧收缩，使头向同侧屈、面转向对侧。若出现胸锁乳突肌一侧功能障碍可引起斜颈。经常低头的人，因胸锁乳突肌紧张会导致头颈部不适，应多做一些放松动作。

2. 舌骨上肌群与舌骨下肌群　收缩时分别使舌骨上提与下降。

四、四肢肌

四肢肌包括上肢肌和下肢肌。上肢肌细小、数目较多，可完成复杂灵活的活动；下肢肌粗大有力、数目较少，用以支持身体和行走。

（一）上肢肌

按部位，分为肩肌、臂肌、前臂肌和手肌（图3-22）。

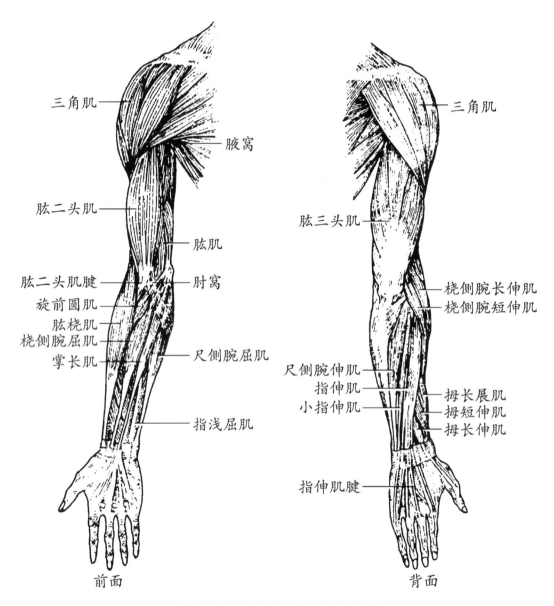

图3-22　上肢浅层肌（右侧）

1. 肩肌　分布在肩关节周围，主要运动肩关节。**三角肌**位于肩部外侧，起自肩胛骨和锁骨，肌束从前、后和外侧三面覆盖肩关节，向下止于肱骨的三角肌粗隆，收缩时可外展肩关节。该肌是临床上肌内注射的常选部位之一。

2. 臂肌　分为前、后两群。

（1）前群：位于肱骨前方。其中的**肱二头肌**居浅层，起自肩胛骨，向下止于桡骨上端，收缩时可屈肘关节和使前臂旋后。

（2）后群：**肱三头肌**位于肱骨后方，起自肩胛骨和肱骨，止于尺骨鹰嘴，收缩时可伸肘关节。

3. 前臂肌　位于尺、桡骨的周围，分前、后两群。前群收缩时可屈腕、屈掌、屈指和使前臂旋前。后群收缩时完成与前群肌相反的运动。

4. 手肌　配布于手掌，分为外侧群、中间群和内侧群。外侧群在拇指侧形成一隆起，称**大鱼际**，主要运动拇指。内侧群在小指侧形成一隆起，称**小鱼际**，主要运动小指。中间群位于掌心，主要与除拇指外的其他四指的掌指关节及指骨间关节的运动有关。

（二）下肢肌

按部位，分为髋肌、大腿肌、小腿肌和足肌（图3-23）。

1. 髋肌　分为前、后两群。前群有髂腰肌、阔筋膜张肌。后群有臀大肌、臀中肌、臀小肌和梨状肌等。**臀大肌**位于臀部浅层，收缩时使髋关节后伸和旋外。当下肢固定时能伸直躯干，防止躯干前倾，是维持人体直立的重要肌。该肌外上部是肌内注射的常选部位。

2. 大腿肌　分布在股骨周围，分为前群、内侧群和后群。

（1）前群：位于大腿前面，包括缝匠肌和股四头肌。**缝匠肌**是全身最长的肌，主要是屈髋关节和膝关节。**股四头肌**是全身最大的肌，起自髂骨和股骨，肌束向下形成股四头肌腱，包绕髌骨后延续为髌韧带，止于胫骨粗隆。收缩时可屈髋关节和伸膝关节。

（2）内侧群：位于大腿内侧，可使髋关节内收。包括股薄肌、耻骨肌、长收肌、短收肌和大收肌。

（3）后群：位于大腿后面，均起自坐骨，跨越髋关节和膝关节，止于胫骨或腓骨，主要伸髋关节和屈膝关节。包括股二头肌、半腱肌和半膜肌。

3. 小腿肌　分布于胫、腓骨周围，分为前群、外侧群和后群。

（1）前群：位于小腿前外侧，起自胫、腓骨的上端，止于足骨，可使足背屈、足内翻和伸趾。

（2）外侧群：位于小腿外侧，包括腓骨长肌和腓骨短肌，可使足外翻和跖屈。

（3）后群：位于小腿后面，主要为**小腿三头肌**，包括腓肠肌与比目鱼肌，肌的3头会合后向下移行为粗大的**跟腱**，止于跟骨，收缩时可屈膝关节和使足跖屈，是维持人体直立的重要肌。

4. 足肌　分布于足背和足底，主要运动足趾和维持足弓。

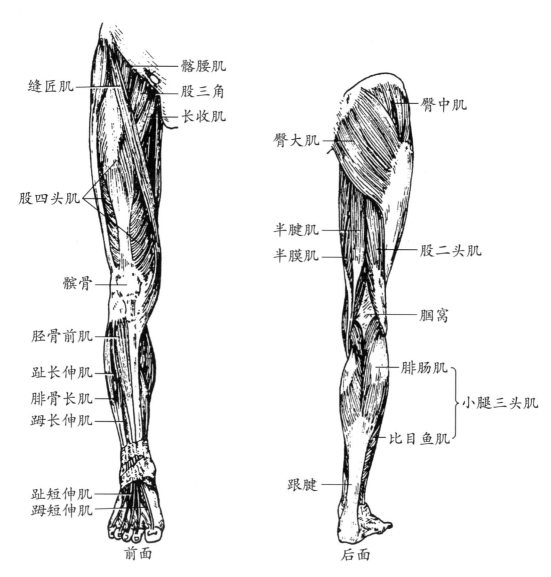

图3-23　下肢浅层肌（右侧）

本章小结

1. 运动系统由骨、骨连结和骨骼肌组成，具有支持、保护和运动等功能。
2. 成人全身共有206块骨，按部位分为躯干骨、颅骨和四肢骨。
3. 骨连结分为直接连结和间接连结。
4. 骨骼肌按部位分为躯干肌、头颈肌和四肢肌。

（赵建福）

第四章
血 液

学习目标

- 掌握 红细胞、白细胞、血小板的数量及功能。
- 熟悉 血浆的主要成分及其作用；血浆渗透压的形成及其生理意义；血液凝固的概念及过程；红细胞血型、血量与输血原则。
- 了解 血液的组成及理化特性；生理性止血的过程；纤维蛋白溶解的过程；血型概念与红细胞凝集。

情境导入

情境描述：

你可能有过这样的经历：当生病去医院，医师会开一些口服药或注射药物，用药后病情会逐渐好转。那么药物是怎么到达并作用于病变部位的呢？

学前导语：

药物之所以能到达全身各处，依赖于身体里的运输工具——血液。血液的基本功能是运输物质。血液不仅能将O_2、营养物质及激素等运送到组织细胞，还能将机体的代谢产物运送到排泄器官并排出体外。血液有重要的免疫防御和保护功能，如参与机体的生理性止血；防御细菌、病毒等引起的感染。另外，血液能缓冲进入体内的酸、碱物质以维持酸碱平衡。

足够的血量对维持动脉血压，保证组织、器官的血流量极为重要。一个人失血过多就会危及生命。临床上，输血是抢救大失血患者以及保证一些手术得以顺利进行的重要手段。作为医药专业的学生，应铭记誓言，主动参与并向社会宣传无偿献血，除人类之病痛，助健康之完美。

第一节　概述

一、血液的组成

血液由血浆和悬浮于其中的血细胞组成。血细胞包括红细胞、白细胞和血小板，其中红细胞数量最多。将新采集的血液加入抗凝剂处理后，装入比容管中进行离心，因血浆与血细胞的比重不同，离心后的血液被分为3层（图4-1）：上层淡黄色透明的液体是血浆，中间薄层灰白色不透明的是白细胞和血小板，下层深红色不透明的是红细胞。

血细胞在全血中所占的容积百分比，称为血细胞比容。由于血液中的有形成分主要是红细胞，故也称**红细胞比容**。正常成年男性为40%~50%，女性为37%~48%。血细胞

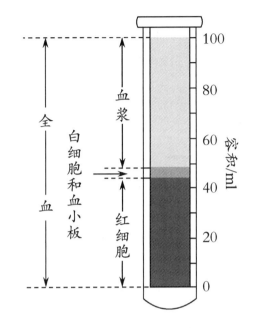

图4-1　血液的组成示意图

比容反映了全血中血细胞数量的相对值，如贫血患者红细胞数量减少可使血细胞比容减小，严重呕吐、腹泻的患者失水较多可使血细胞比容增大。

二、血液的理化特性

1. 血液的颜色　正常血液呈红色，且与血红蛋白结合的氧量有关。动脉血中的血红蛋白含氧丰富，呈鲜红色；静脉血中的血红蛋白含氧较少，呈暗红色。血浆因含有微量的胆色素，呈淡黄色。

2. 血液的比重　正常人全血的比重为1.050~1.060，血浆的比重为1.025~1.030。

3. 血液的黏滞性　全血的相对黏滞性为水的4~5倍，血浆的相对黏滞性为水的1.6~2.4倍。黏滞性主要取决于液体内部分子或颗粒之间的摩擦力。若机体温度不变，全血的黏滞性主要取决于红细胞的数量，血浆的黏滞性主要取决于血浆蛋白的含量。高血脂、高血糖也会增加血液的黏滞性。血液的黏滞性是形成血流阻力的重要因素之一。

4. 血浆的pH　正常人血浆的pH为7.35~7.45。血浆pH的相对恒定，取决于血浆中能对酸或碱起缓冲作用的缓冲对以及正常的肺、肾功能。血浆和红细胞中各

含有多对缓冲对，其中以血浆中$NaHCO_3/H_2CO_3$这一缓冲对最为重要。当血浆pH低于7.35时为酸中毒，高于7.45时为碱中毒。血浆pH低于6.9或高于7.8，将危及生命。

5. 血浆渗透压　渗透压是溶液中溶质颗粒产生的吸引水通过半透膜的力量。正常人体血浆渗透压约为300mmol/L（5 790mmHg），其大小与血浆中溶质颗粒的数目成正比。根据产生渗透压的物质不同，可将渗透压分为晶体渗透压和胶体渗透压。

第二节　血浆

一、血浆的主要成分及其作用

血浆是血细胞的细胞外液，由水与溶质组成，其中水占91%~92%，溶质占8%~9%。溶质主要由小分子晶体物质及大分子胶体物质组成。小分子晶体物质包括Na^+、K^+、Mg^{2+}、Ca^{2+}、Cl^-、HCO_3^-、HPO_4^{2-}等，主要参与血浆晶体渗透压的形成及维持细胞的正常生理功能。大分子胶体物质即血浆蛋白。血浆蛋白是血浆中各种蛋白质的总称，正常含量为60~80g/L。血浆蛋白分为3类，即白蛋白（清蛋白）、球蛋白和纤维蛋白原。其中，白蛋白为40~50g/L，球蛋白为20~30g/L，纤维蛋白原为2~4g/L。白蛋白与球蛋白含量的比值，称为白/球比值（A/G比值），正常值为1.5:1~2.5:1。白蛋白主要在肝合成，故肝功能异常时，白蛋白合成减少，导致白/球比值下降，甚至倒置。

血浆蛋白的主要功能：①形成血浆胶体渗透压；②参与血液凝固、抗凝和纤维蛋白溶解过程；③参与某些物质及药物的运输；④参与体液免疫；⑤参与组织生长、创伤修复等营养功能。

二、血浆渗透压

血浆渗透压是指血浆中溶质颗粒所产生的渗透压，包括血浆晶体渗透压和血浆胶体渗透压。临床工作中，用于稀释或溶解药物以及用于利尿脱水的各种注射液，其中渗透压与血浆渗透压相等的溶液，称为等渗溶液，如0.9%氯化钠注射液、5%葡萄糖注射液；若渗透压高于血浆渗透压的溶液，称为高渗溶液，如20%甘露醇注射液；若渗透压低于血浆渗透压的溶液，称为低渗溶液，如0.45%氯化钠注射液。

（一）血浆晶体渗透压

血浆晶体渗透压是由晶体物质所形成的渗透压，主要来自Na^+和Cl^-，晶体物质不易通过细胞膜，而水分子可以自由通过。当细胞内液与细胞外液渗透压相等时，通过细胞膜进出细胞的水分子数量相等而达到动态平衡。若细胞膜任何一侧晶体渗透压增大，水分子将从晶体渗透压低的一侧向渗透压高的一侧渗透（图4-2）。以红细胞为例，在等渗溶液中红细胞可保持正常大小和形态；在高渗溶液中，红细胞内的水分子由细胞内渗出至细胞外，使红细胞发生皱缩，进一步影响其运送O_2和CO_2的能力；在低渗溶液中，水分子由细胞外渗入细胞内，使红细胞逐步胀大甚至破裂而发生溶血，最后失去运送O_2和CO_2的能力。由于血浆晶体物质可以自由通过毛细血管壁，所以血浆晶体渗透压与组织液的晶体渗透压基本相同，血浆渗透压高低对全身各组织细胞均有影响。因此，血浆晶体渗透压具有调节细胞内、外水平衡及维持细胞正常形态的作用。

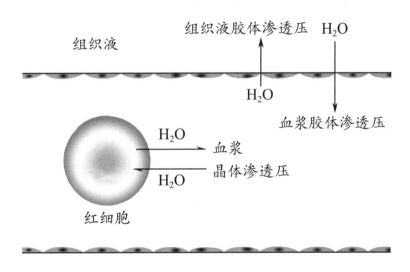

图4-2 血浆晶体渗透压与胶体渗透压作用示意图

（二）血浆胶体渗透压

血浆胶体渗透压是由蛋白质所形成的渗透压，主要来自白蛋白。血浆蛋白分子量较大，不易通过毛细血管壁，且血浆中蛋白质较组织液中蛋白质多，故血浆的胶体渗透压高于组织液的胶体渗透压，可吸引组织液中的水分子进入毛细血管（图4-2）。如肝、肾功能异常或营养不良等原因导致血浆白蛋白含量减少，血浆胶体渗透压降低，将引起组织液回流减少而滞留于组织间隙，形成水肿。因此，血浆胶体渗透压对调节血管内外的水平衡和维持正常血容量具有重要的作用。

第三节 血细胞

血细胞包括红细胞、白细胞和血小板三类，不同的血细胞具有不同的生理特性及功能。

一、红细胞

（一）红细胞的数量及功能

红细胞（red blood cell，RBC）是血液中数量最多的血细胞。正常成熟的红细胞无核，呈双凹圆盘状，内含有大量的血红蛋白（hemoglobin，Hb）。我国成年男性红细胞的正常值为（4.0~5.5）×10^{12}/L，成年女性为（3.5~5.0）×10^{12}/L。红细胞内血红蛋白的正常值：成年男性为120~160g/L，成年女性为110~150g/L。血液中红细胞数量和/或血红蛋白含量低于正常值，称为贫血。

红细胞的主要生理功能是运输O_2和CO_2，该功能是依赖红细胞内的血红蛋白实现的。若红细胞膜破裂，血红蛋白逸出，称为**溶血**，此时红细胞则失去运输能力。此外，红细胞对血液中的酸碱物质具有缓冲作用。

（二）红细胞的生理特性

红细胞的生理特性包括可塑变形性、渗透脆性和悬浮稳定性。

1. 可塑变形性　可塑变形性是指红细胞在外力作用下能发生变形的能力和特性。外力去除后，变形的红细胞又恢复其正常形态。红细胞在血管中循环运行时，须变形后才能通过口径比它小的毛细血管和血窦孔隙（图4-3）。可塑变形性是红细胞赖以生存的最重要的特性。

2. 渗透脆性　红细胞在低渗溶液中发生膨胀破裂的特性称为红细胞渗透脆性。实验中，红细胞在等渗的（0.9%）NaCl溶液中可保持其正常形态和大小；若在0.42%~0.46%的NaCl溶液中，有部分红细胞发生破裂溶血；若在0.28%~0.32%的NaCl溶液中，红细胞则全部发生破裂溶血。这表明，红细胞膜对低渗溶液具有一定的抵抗力。抵抗力

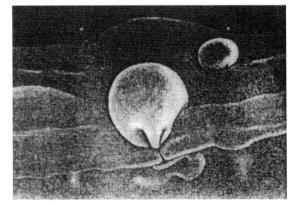

图4-3　红细胞挤过脾窦的内皮细胞裂隙（大鼠）

越大，脆性越小；反之，脆性越大。

3. 悬浮稳定性　红细胞相对稳定地悬浮于血浆中不易下沉的特性称为悬浮稳定性。其大小通常用**红细胞沉降率**（erythrocyte sedimentation rate，ESR）来衡量。红细胞沉降率简称**血沉**，是指红细胞下沉的速度，一般以红细胞在第1小时末下沉的距离来表示。正常成年男性为0~15mm/h，成年女性为0~20mm/h。血沉越快，表示红细胞悬浮稳定性越小。

红细胞能相对稳定地悬浮于血浆中，是由于红细胞与血浆之间的摩擦力阻碍了红细胞的下沉。若红细胞彼此以凹面相贴称为红细胞叠连。发生叠连后摩擦力相对减小而使血沉加快。决定红细胞叠连的因素主要在于血浆成分的改变，而不在于红细胞本身。如血浆中球蛋白、纤维蛋白原及胆固醇含量增高时，可加速红细胞叠连使血沉加快。患风湿热、结核等疾病血沉明显加快。

（三）红细胞的生成与破坏

1. 红细胞的生成

（1）生成部位：红骨髓是成人生成红细胞的唯一场所。红骨髓内的造血干细胞首先分化为红系定向祖细胞，再经过原红细胞、早幼红细胞、中幼红细胞、晚幼红细胞、网织红细胞的阶段，最终发育为成熟红细胞。发育过程中细胞核从有到无，而血红蛋白从无到有。

当骨髓受到放射线、某些药物（如抗癌药物、氯霉素）等因素的影响时，其造血功能受到抑制，出现全血细胞减少，这种由骨髓造血功能障碍而引起的贫血，称为**再生障碍性贫血**。

（2）生成原料：红细胞的主要成分是血红蛋白，铁和蛋白质是合成血红蛋白的主要原料。成人每天需要20~30mg铁用于生成红细胞，其来源主要由红细胞的破坏、血红蛋白的分解释放而来；也可从食物中摄取，但这种铁多为Fe^{3+}，须在胃酸的作用下转变为Fe^{2+}才能被吸收。当铁摄入不足或吸收障碍，或长期慢性失血导致自身可利用的铁减少时，可使血红蛋白减少，引起**缺铁性贫血**。由于红细胞可优先利用体内的氨基酸合成血红蛋白，所以单纯因蛋白质缺乏而引起的贫血较少见。

（3）成熟因子：在幼红细胞的分裂和成熟过程中，细胞核的DNA合成对细胞分裂有重要作用，需要叶酸和维生素B_{12}参与。当机体缺乏叶酸和维生素B_{12}时，红细胞分裂增殖减慢，导致**巨幼细胞贫血**。

维生素B_{12}的吸收需要内因子的参与，内因子是由胃腺壁细胞分泌的，它与维生素B_{12}结合形成复合物，能保护维生素B_{12}免受肠道内消化酶的破坏。当胃大部切除、胃黏膜萎缩，甚至服用某些药物（二甲双胍、秋水仙碱等）时，均可因内因子缺乏导致维生素B_{12}吸收障碍，而发生巨幼细胞贫血。

2. 红细胞生成的调节　红细胞的生成主要受促红细胞生成素和雄激素的调节。

（1）促红细胞生成素（erythropoietin，EPO）：肾脏是合成EPO的主要部位。EPO可以刺激骨髓造血，使红细胞增多。组织缺氧是肾脏合成和分泌EPO的主要刺激因素。高原居民及肺心病患者，因组织缺氧，EPO的合成增加，故其红细胞数量较多。某些肾脏疾病患者，因EPO合成减少而发生**肾性贫血**。

（2）雄激素：雄激素既可促进EPO的合成，又可直接刺激骨髓，促进红细胞的生成。这可能是成年男性的红细胞数量高于女性的原因之一。临床上可采用雄激素治疗因骨髓造血功能降低所导致的再生障碍性贫血。

3. 红细胞的破坏　正常人红细胞的平均寿命为120天。衰老的红细胞变形能力减退，脆性增加，难以通过微小的孔隙，因而易滞留于脾和骨髓中被巨噬细胞吞噬。脾脏是衰老红细胞破坏的重要场所。当脾功能亢进时，红细胞破坏增加，将引起**脾性贫血**。

二、白细胞

（一）白细胞的分类和正常值

白细胞（white blood cell，WBC）为无色、有核的细胞，在血液中一般呈球形。白细胞分为中性粒细胞、嗜酸性粒细胞、嗜碱性粒细胞、单核细胞和淋巴细胞五种。正常成人血液中白细胞总数为（4.0~10.0）×10^9/L，其中中性粒细胞占50%~70%，嗜酸性粒细胞占0.5%~5%，嗜碱性粒细胞占0%~1%，单核细胞占3%~8%，淋巴细胞占20%~40%。

（二）白细胞的功能

白细胞的主要功能是参与机体的防御和免疫功能。白细胞所具有的变形、游走、趋化、吞噬和分泌等特性，是执行防御功能的生理基础。

1. 中性粒细胞　中性粒细胞是血液中主要的吞噬细胞。当细菌侵入机体时，中性粒细胞在趋化因子作用下，自毛细血管渗出迁移到炎症区域吞噬细菌，中性粒细胞是急性细菌性（尤其是化脓性细菌）炎症的主要反应细胞。中性粒细胞吞噬一定数量细菌后自身解体，释放的溶酶体酶溶解周围组织而形成脓液。炎症发生时，骨髓内贮存的中性粒细胞大量释放入血液，使血液中的中性粒细胞数目显著增高。当血液中的中性粒细胞数量减少到$1.0×10^9$/L时，机体的抵抗力会明显降低，容易发生感染。

2. 嗜酸性粒细胞　嗜酸性粒细胞的功能主要是限制过敏反应，参与对蠕虫的免疫。当机体发生过敏反应和寄生虫感染时，常伴有嗜酸性粒细胞增多。

3. 嗜碱性粒细胞　嗜碱性粒细胞的颗粒内含有肝素、组胺、过敏性慢反应物质等。当嗜碱性粒细胞被激活时，颗粒内的物质就被释放出来，其中肝素具有抗凝血作用；组胺、过敏性慢反应物质可使毛细血管壁通透性增加，引起局部组织充血水肿，可使支气管平滑肌收缩，引起荨麻疹、哮喘等过敏反应。嗜碱性粒细胞是参与过敏反应的重要效应细胞。

4. 单核细胞　从骨髓进入血液后，单核细胞在血液中停留约1天后，迁移至组织中发育成巨噬细胞，两者构成单核-巨噬细胞系统。巨噬细胞具有比中性粒细胞更强的吞噬能力，可吞噬各种病原微生物以及衰老死亡的细胞，杀伤肿瘤细胞，在特异性免疫应答的诱导和调节中起关键作用。

5. 淋巴细胞　淋巴细胞分成T淋巴细胞（简称T细胞）、B淋巴细胞简称B细胞和自然杀伤细胞3类。T细胞主要与细胞免疫有关，B细胞主要与体液免疫有关，而自然杀伤细胞能杀伤被病毒感染的自身细胞或肿瘤细胞，是机体固有免疫的重要执行者。

三、血小板

（一）血小板的数量

血小板是由骨髓中成熟的巨核细胞脱落下来的小块胞质，无核。血小板的寿命为7~14天。正常成人血小板的数量为（100~300）$\times 10^9$/L。

（二）血小板的主要功能

1. 参与生理性止血　小血管受损后引起的出血在数分钟内自行停止的现象，称为**生理性止血**。血小板具有黏附、聚集、释放、收缩和吸附的生理特性。

2. 维持血管内皮的完整性　血小板可以刺激血管内皮细胞增殖，并能与血管内皮细胞互相粘连、融合，修复受损血管。因此，血小板对维持血管内皮的完整性具有重要意义。当血小板降至50×10^9/L时，患者毛细血管壁的通透性和脆性都增加，微小的创伤就会引起毛细血管破裂，皮肤和黏膜下出现出血点、瘀点、瘀斑。

3. 促进血液凝固　血小板能释放多种血小板因子，使凝血酶原活化加速；血小板能吸附血浆中多种凝血因子，有利于血液凝固和生理性止血。

第四节 生理性止血

一、生理性止血的基本过程

生理性止血是机体重要的保护机制之一。主要包括血管收缩、血小板止血栓形成和血液凝固三个过程。

（一）血管收缩

生理性止血首先表现为受损血管局部和附近的小血管收缩，使局部血流减少。小血管收缩是血管损伤最早发生的生理反应，可以封闭小血管的破口，能减轻或阻止出血。

（二）血小板止血栓的形成

血管损伤后，内皮下胶原暴露，1~2秒内即有少量的血小板黏附于内皮下的胶原上，黏附的血小板进一步激活血小板内信号通路导致血小板活化并释放内源性二磷酸腺苷（ADP）、血栓素A2（TXA2），进而激活和募集更多血小板，形成血小板止血栓堵塞伤口，达到初步止血，也称一期止血。

（三）血液凝固

血管受损也可启动凝血系统，使血浆中可溶性的纤维蛋白原转变成不溶性的纤维蛋白，并交织成网，以加固止血栓，称二期止血（图4-4）。最后，局部纤维组织增生并长入血凝块，达到永久性止血。

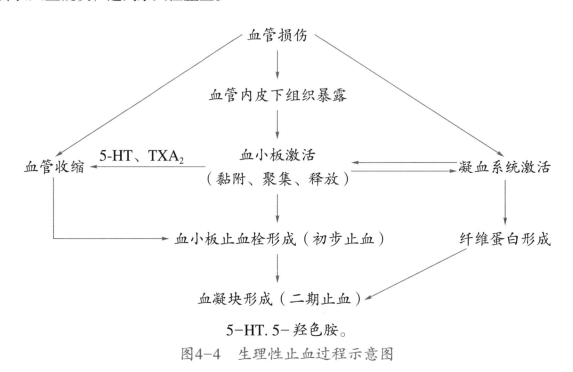

5-HT.5-羟色胺。

图4-4 生理性止血过程示意图

生理性止血的三个过程相继发生并相互重叠，彼此密切相关，相互促进，使生理性止血及时而快速地进行。血小板与生理性止血过程的三个环节均有密切关系，在生理性止血过程中居于中心地位。当血小板减少或功能降低时，出血时间就会延长。

二、血液凝固

血液凝固是指血液由流动的液体状态转变为不能流动的凝胶状态的过程。其实质是血浆中可溶性纤维蛋白原转变为不溶性纤维蛋白的过程。血液凝固是一系列复杂的酶促反应过程，需要多种凝血因子参与。

（一）凝血因子

血浆与组织中直接参与血液凝固的物质，称为凝血因子。目前已知的凝血因子主要有14种，其中按国际命名法以发现的先后顺序用罗马数字进行编号的凝血因子有12种（表4-1）。凝血因子Ⅵ是凝血因子Ⅴ转变而来，现已取消。在这些凝血因子中，除凝血因子Ⅳ是Ca^{2+}外，其余凝血因子均为蛋白质；多数凝血因子都以无活性的酶原形式存在，必须激活后才有酶活性，通常在凝血因子代号的右下角加"a"表示"活化型"，如Ⅱa、Ⅹa；除凝血因子Ⅲ外，其他凝血因子均存在于血浆中，且多数在肝合成，其中凝血因子Ⅱ、Ⅶ、Ⅸ、Ⅹ的合成需要维生素K参与。

表4-1　按国际命名法编号的凝血因子

编号	命名	编号	命名
Ⅰ	纤维蛋白原	Ⅷ	抗血友病因子
Ⅱ	凝血酶原	Ⅸ	血浆凝血激酶
Ⅲ	组织因子	Ⅹ	斯图亚特因子
Ⅳ	钙离子（Ca^{2+}）	Ⅺ	血浆凝血活酶前质
Ⅴ	前加速素	Ⅻ	接触因子
Ⅶ	前转变素	ⅩⅢ	纤维蛋白稳定因子

（二）血液凝固的过程

血液凝固的过程分为凝血酶原激活物的形成、凝血酶的形成和纤维蛋白的形成三个基本步骤（图4-5）。

1. 凝血酶原激活物的形成　凝血酶原激活物是由Ⅹa、Ⅴ、Ca^{2+}、PF_3构成的，根据凝血因子Ⅹ的激活途径不同，分为内源性凝血途径和外源性凝血途径。两条途径的主要区别在于启动方式和参与的凝血因子不同。但两条途径中的某些凝血因子可以相互激活，密切联系。

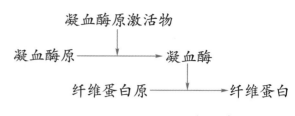

图4-5 凝血过程的基本步骤

（1）内源性凝血途径：当血液与带负电荷的异物表面，特别是血管内皮细胞损伤后暴露的胶原纤维接触时，Ⅻ被激活。然后，相继激活Ⅺ及Ⅸ，最后激活Ⅹ。此过程完全由血浆中的凝血因子来完成，故称为**内源性凝血途径**（图4-6）。

Ⅷa是一种非常重要的辅助因子，可使Ⅹ被Ⅸa激活的速度加快20万倍。血友病A即Ⅷ缺乏症，是临床上最常见的遗传性出血性疾病，患者凝血速度减慢，轻微外伤可引起出血不止。

🔗 知识链接 ....

血友病

血友病是由于遗传性凝血因子缺乏所引起的出血性疾病。根据凝血因子缺乏的不同将其分为三种类型，即血友病A、B和C型，分别缺乏凝血因子Ⅷ、Ⅸ和Ⅺ。血友病A和B型为性染色体隐性遗传，血友病C型为常染色体隐性遗传。出血倾向是血友病最典型的表现之一，诊断依靠实验室检查，以证实相应凝血因子缺乏。

（2）外源性凝血途径：当组织、血管损伤时，受损组织释放Ⅲ，并随组织液进入血液，与Ca^{2+}和Ⅶa形成复合物，激活Ⅹ生成Ⅹa。此过程由Ⅲ启动，Ⅲ不存在于血浆中，故称为**外源性凝血途径**（图4-6）。

2. 凝血酶的形成　在凝血酶原激活物的作用下，凝血酶原（Ⅱ）被激活成为凝血酶（Ⅱa）。

3. 纤维蛋白的形成　凝血酶能迅速将纤维蛋白原转变为纤维蛋白单体。在Ca^{2+}和活化的Ⅷ的参与下，纤维蛋白单体聚合形成不溶性的纤维蛋白多聚体，把血细胞网罗其中形成血凝块，完成凝血过程（图4-6）。血液凝固后析出的淡黄色液体，称为血清。血清与血浆的区别在于血清中不含纤维蛋白原及被消耗的某些凝血因子。

（三）抗凝机制

机体内存在多种抗凝机制，这是血液中虽然含有大量凝血因子，但一般不会发生血液凝固的重要原因之一。

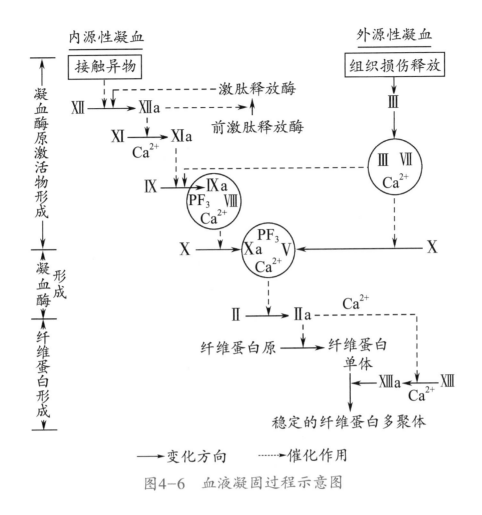

图4-6　血液凝固过程示意图

1. 血管内皮细胞的抗凝作用　血管内皮细胞在防止血液凝固反应的蔓延中起着重要作用。

2. 抗凝血酶　由肝细胞和血管内皮细胞分泌。能与凝血酶、IXa、Xa、XIa、$XIIa$结合使其失活，起到抗凝作用。在缺乏肝素的情况下，抗凝血酶的抗凝作用慢而弱，与肝素结合后其抗凝作用可增强2 000倍。

3. 组织因子途径抑制物　组织因子途径抑制物是一种糖蛋白，目前认为是体内主要的生理性抗凝物质。

4. 蛋白质C系统、肝素等　蛋白质C系统能阻止凝血过程向周围正常组织蔓延。肝素主要由肥大细胞和嗜碱性粒细胞产生，通过增强抗凝血酶的活性而发挥间接抗凝作用，但体内含量极微。此外，肝素还能阻止血小板黏附、聚集和释放反应，肝素在体外有很强的抗凝作用。

（四）血液凝固的加速与延缓

临床工作中常需要采取各种措施加速或延缓血液凝固。

1. 促凝措施　外科手术时常用温热盐水纱布进行压迫止血，这是因为纱布是异物，可激活因子Ⅻ和血小板，且适当加温可使凝血反应加速。此外，维生素K及凝血酶能促进血液凝固，因而临床上常用于出血性疾病的治疗。

2. 抗凝措施　增加异物表面光滑度和降低温度可延缓凝血过程。由于血液凝固的多个环节均需要Ca^{2+}参与，故采集血液标本时常用草酸盐或枸橼酸（又称柠檬酸）盐来去除血浆中的Ca^{2+}，以发挥抗凝作用。肝素在体外有强大的抗凝作用，已广泛应用于临床防治血栓的形成。

三、纤维蛋白溶解

纤维蛋白或纤维蛋白原被分解液化的过程称为纤维蛋白溶解，简称纤溶。其意义是组织损伤后形成的止血栓，完成止血使命后逐步溶解，以保证血管通畅。纤溶系统主要包括纤维蛋白溶解酶原（纤溶酶原）、纤溶酶、纤溶酶原激活物与纤溶抑制物。纤溶可分为纤溶酶原的激活、纤维蛋白（或纤维蛋白原）的降解两个基本阶段（图4-7）。

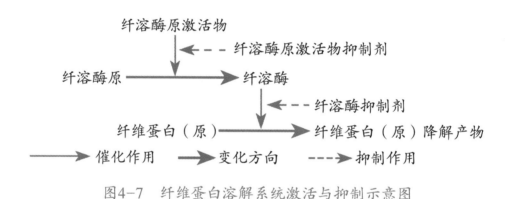

图4-7　纤维蛋白溶解系统激活与抑制示意图

（一）纤溶酶原的激活

纤溶酶原主要由肝产生，在纤溶酶原激活物的作用下，纤溶酶原被激活成纤溶酶。纤溶酶原激活物主要有两类：①组织型的纤溶酶原激活物，大多数组织的内皮细胞均可合成；②尿激酶型的纤溶酶原激活物，临床上用的尿激酶就是通过激活纤溶酶原，起到溶栓作用。

（二）纤维蛋白与纤维蛋白原的降解

在纤溶酶的作用下，纤维蛋白或纤维蛋白原被降解为可溶性的纤维蛋白降解产物，血液不再发生凝固或者已经形成的止血栓逐步溶解。当纤溶亢进时，可因凝血因子的大量分解和纤维蛋白降解产物的抗凝作用而有出血倾向。

抗纤溶酶主要在肝合成，可直接抑制纤溶酶的活性而阻止纤维蛋白或纤维蛋白原的降解。

第五节 血型与输血

一、血型与红细胞凝集

血型通常是指红细胞膜上特异性抗原的类型。若将血型不相容的两个人的血液滴加在玻片上并使之混合，则红细胞可凝集成簇，这一现象称为**红细胞凝集**。在补体的作用下，可引起凝集的红细胞破裂，发生溶血。当给人体输入血型不相容的血液时，在血管内可发生红细胞凝集和溶血反应，甚至危及生命。

红细胞凝集的本质是抗原－抗体反应。红细胞膜上抗原的特异性取决于其抗原决定簇，这些抗原在凝集反应中被称为**凝集原**。能与红细胞膜上的凝集原起反应的特异抗体则称为**凝集素**。

二、红细胞血型

红细胞血型系统有多个，与临床关系密切的有ABO血型系统和Rh血型系统。

（一）ABO血型系统

1. 分型依据　红细胞膜表面抗原包括A凝集原和B凝集原两种。根据红细胞膜上所含凝集原的有无和种类，将ABO血型系统分为四种血型。红细胞膜上只有A凝集原者为A型，其血清中含抗B凝集素；红细胞膜上只有B凝集原者为B型，其血清中含抗A凝集素；红细胞膜上既有A凝集原又有B凝集原者为AB型，其血清中无抗A凝集素和抗B凝集素；红细胞膜上既无A凝集原，也无B凝集原者为O型，其血清中既含抗A凝集素又含抗B凝集素（表4-2）。

表4-2　ABO血型系统的分型

血型	红细胞膜上的凝集原	血清中的凝集素
A型	A	抗B凝集素
B型	B	抗A凝集素
AB型	A和B	无
O型	O	抗A凝集素和抗B凝集素

2. 血型鉴定　红细胞膜上凝集原与相应凝集素（A凝集原与抗A凝集素或B凝集原与抗B凝集素）相遇时，将通过特异性抗原抗体反应使红细胞聚集成团，即发生红

细胞凝集反应。因此，可用已知的凝集素来检测未知的凝集原，根据红细胞膜血型抗原的不同和有无确定血型。

（二）Rh血型系统

1. 分型依据　现已发现的Rh抗原有40多种，而与临床关系密切的有C、c、D、E、e五种，其中D抗原的抗原性最强。通常将红细胞膜上含D抗原的称为Rh阳性血型；红细胞膜上不含D抗原的称为Rh阴性血型。在汉族人群中，Rh阳性者约占99%，Rh阴性者只占1%左右。在某些少数民族人群中Rh阴性比例较多，如塔塔尔族约15.8%，苗族约12.3%。

2. Rh血型的特点及其临床意义　Rh血型系统的特点是血清中不含天然的抗Rh抗体。其临床意义为：①Rh阴性者第一次接受Rh阳性供血者的血液时，不会发生凝集反应，但随红细胞进入血液中的D抗原可刺激免疫系统产生抗D抗体。若再次接受Rh阳性血液时将会发生凝集反应，而引起溶血。②Rh阴性的女性第一次妊娠Rh阳性的胎儿时，胎儿少量的红细胞或D抗原可进入母体内，使母体产生抗D抗体。若第二次妊娠又孕育Rh阳性的胎儿，母体内的抗D抗体可通过胎盘屏障进入胎儿血液，使胎儿红细胞发生凝集反应，造成新生儿溶血症，严重者可导致胎儿死亡。

三、血量与输血原则

（一）血量

血量是指全身血液的总量。正常成人的血量约占体重的7%~8%，相当于70~80ml/kg。大部分血液在心血管系统中快速循环流动，称为**循环血量**；小部分滞留在肝、脾、肺及静脉内，流动缓慢，称为**储存血量**。剧烈运动、急性大失血等情况下，储存血量可释放出来补充循环血量。血量的相对恒定是维持正常血压，保证各组织、器官得到充足血液供应的必要条件。创伤、手术、分娩及消化道出血等均可导致失血，若失血量不超过总血量的10%，机体可无明显临床症状；若失血量达总血量的20%时，机体将会出现血压下降、四肢冰冷、眩晕等一系列症状；若失血量超过总血量的30%时，可能危及生命。

（二）输血原则

输血已成为治疗某些疾病、抢救伤员生命和保证一些手术得以顺利进行的重要手段。但若输血不当或发生差错，就会给患者造成严重的损害，甚至引起死亡。为了保证输血的安全和提高输血的效果，必须遵守输血的原则。

输血前，首先必须鉴定血型，保证供血者与受血者的ABO血型相合。对于生育年龄的妇女和需要反复输血的患者，还必须使供血者与受血者的Rh血型相合，特别要注意Rh阴性受血者产生抗Rh抗体的情况。

其次，为了避免血型鉴定有误或者亚型不合引起的输血凝集反应，还必须进行交叉配血试验（图4-8）。即将供血者的红细胞与受血者的血清进行配合试验，作为交叉配血的主侧；将受血者的红细胞与供血者的血清混合，作为交叉配血的次侧。若主侧、次侧均不发生凝集反应，即为配血相合，可以输血；若主侧不发生凝集反应，而次侧发生凝集反应，则为配血基本相合，紧急情况下可少量、缓慢输血；若主侧发生凝集反应，则为配血不合，不能输血。

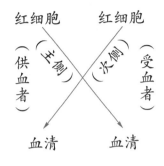

图4-8 交叉配血试验

总之，输血的根本原则是避免在输血过程中发生红细胞凝集反应，首选同型输血。在紧急情况下，遇到必须输血而无同型血时，至少要保证供血者的红细胞不被受血者的血清所凝集，且必须少量（<200ml）、缓慢输血，同时密切观察受血者的情况。如发生输血反应，应立即停止输血。

知识链接 ···

自体输血

自体输血是采用患者自身血液成分，以满足本人手术或紧急情况下需要的一种输血疗法。采用自体输血时可于手术前若干日内定期反复采血储存以备手术之需；也可临手术前自体采血，并在使用血浆代用品维持患者正常血容量的条件下开展手术，然后在需要时输还患者。此外，还可在手术过程中无菌收集出血，经适当处理后回输患者。自体输血不仅可以防止异体输血的并发症，减少血源传播的疾病，多次取血也可以刺激骨髓造血，是一种值得推广的安全输血方式。

·········· **本章小结** ··········

1. 血细胞在血液中所占的容积百分比，称为血细胞比容。正常成年男性为40%～50%，女性为37%～48%。

2. 血浆蛋白的主要功能：①形成血浆胶体渗透压；②参与血液凝固；③参与物质的运输；④延长某些药物的半衰期；⑤参与体液免疫；⑥营养功能。

3. 血浆晶体渗透压主要由Na^+和Cl^-产生，具有调节细胞内外水的平衡及维持细胞正常形态的作用；血浆胶体渗透压主要由白蛋白产生，对调节血管内外水的平衡和维持血容量具有重要的作用。

4. 正常成人的红细胞数量，男性为（$4.0\sim5.5$）$\times10^{12}$/L，女性为（$3.5\sim5.0$）$\times10^{12}$/L；血红蛋白含量男性为120~160g/L，女性为110~150g/L。红细胞通过血红蛋白运输O_2和CO_2，且可缓冲酸碱度；正常成人白细胞总数为（$4.0\sim10.0$）$\times10^9$/L，白细胞的主要功能是通过吞噬及免疫反应，实现对机体的保护防御功能；正常成人血小板数量为（$100\sim300$）$\times10^9$/L，血小板参与生理性止血与凝血。

5. 生理性止血过程主要包括血管收缩、血小板止血栓形成和血液凝固三个过程。

6. 血液凝固是血浆中的可溶性纤维蛋白原转变为不溶性纤维蛋白的过程，其基本步骤为凝血酶原激活物的形成、凝血酶的形成及纤维蛋白的形成。纤维蛋白溶解是纤维蛋白或纤维蛋白原被分解液化的过程。

7. ABO血型系统的分型：依据红细胞膜上凝集原的有无和不同将其分为A型、B型、AB型和O型四种血型。根据红细胞膜上是否含有D抗原，将Rh血型分为Rh阳性和Rh阴性。为避免亚型和血型不同等原因引起的输血反应，在输血前必须进行交叉配血试验。

思考题

1. 为什么输液时要输等渗溶液？

2. 白细胞的种类与功能是什么？机体出现细菌感染时，哪种细胞会增多？为什么？

3. 红细胞的生成需要哪些条件？这些条件异常会导致什么问题？

4. 新生儿出血症为什么要注射维生素K？

（李金媛）

第五章
循环系统

学习目标

- **掌握** 心的位置、外形、心腔结构；心动周期和心率的概念、心脏泵血过程、心音；心肌的生理特性；动脉血压的概念、形成机制及影响因素；心血管的神经支配、心血管中枢、颈动脉窦和主动脉弓压力感受性反射；肾上腺素、去甲肾上腺素和肾素-血管紧张素系统对心血管活动的调节。
- **熟悉** 循环系统的组成和功能、血液循环的概念；心壁的结构、心的血管、心包；肺循环和体循环系统中动脉系统、静脉系统主要血管的分支与分布；心室肌细胞的生物电现象；静脉血压与静脉回心血量；微循环。
- **了解** 血液循环的途径；心传导系统；淋巴系统；心电图；血流量与血流阻力；脉搏。

情境导入

情境描述：

患者，男，52岁，因突发心前区绞窄性疼痛半小时紧急入院。

患者与人争论过程中突然起病，心前区持续性绞窄性疼痛，胸闷，呼吸急促，濒死感明显，舌下含服硝酸甘油不能缓解，半小时后被家人紧急送来医院。查体：呼吸36次/min，心率45次/min，血压200/100mmHg，口唇发绀，心电图显示T波高耸、ST段轻度抬高。

医生检查后诊断为"急性心肌梗死"，经过医护人员争分夺秒、长达数小时的奋力抢救，患者最终脱离危险，转入ICU进一步治疗。

学前导语：

心脏每时每刻都在跳动，为血液循环提供动力，是机体赖以生存的重要脏器之一。心脏的结构是什么样的呢？它为什么可以永不停歇地跳动？血液在体内是怎样流动的？日常生活中为什么要控制血压？案例中的患者为什么会出现急性心肌梗死？医护人员为何又要争分夺秒地紧急抢救？通过本章的学习，同学们会得到答案。

第一节　概述

一、循环系统的组成和功能

循环系统是分布于全身的连续而相对封闭的管道系统，包括起主要作用的心血管系统和起辅助作用的淋巴系统，实现运输物质、防御保护及维持内环境稳态等作用。

（一）心血管系统

心血管系统由心脏和血管组成，血管分为动脉、静脉和毛细血管。血液在心血管系统中按照一定的方向周而复始流动的过程称为**血液循环**。

1. 心　为血液循环提供动力。心脏节律性的收缩和舒张引起心腔内压力变化，在心房、心室和血管之间建立压力梯度，由于心脏瓣膜的结构特点和开闭活动，使得血液在心血管中只能沿一个方向流动。

2. 动脉　是指引导血液离开心室的血管。起于心室，在行程中不断分支变细，最后移行为毛细血管。

3. 毛细血管　是指连接动脉和静脉之间的管道。除了毛发、软骨、牙釉质等，全身各处几乎都有毛细血管的分布，彼此吻合成网。毛细血管数量最多、管径最细、通透性大、血流缓慢，有利于血液与组织进行物质交换。

4. 静脉　是指引导血液回心的血管。起于毛细血管，在向心回流过程中，不断接受属支，最后注入心房。

（二）淋巴系统

淋巴系统由淋巴管道、淋巴器官和淋巴组织构成。淋巴液沿各级淋巴管道向心流动，最后注入静脉，汇入血液循环。因此淋巴系统通常被看作是血液循环的辅助部分。

二、血液循环的途径

心室收缩将血液射入动脉，经毛细血管汇集到静脉，最终回到心房。心室舒张，将心房及相连大静脉内的血液抽吸到心室。血液循环可分为体循环和肺循环，两个循环同时进行，互相连通（图5-1）。

（一）体循环

体循环又称大循环。左心室收缩，将富含营养物质和O_2的鲜红色动脉血射入主动脉，经主动脉的各级分支流向全身毛细血管网，在毛细血管与组织细胞进行物质交换，血液变成CO_2含量高而O_2含量低的暗红色静脉血，经各级静脉汇集，最后通过上、下腔静脉和冠状窦注入右心房。该循环路径长，阻力大，血压高。

（二）肺循环

肺循环又称小循环。右心室收缩，将经体循环回心的静脉血射出，经肺动脉干及各级分支到达肺泡毛细血管，与肺泡内气体进行交换，静脉血变为动脉血，经肺静脉汇合注入左心房。该循环路径短，阻力小，血压低。血液由左心房进入左心室，开始下一次的体循环。

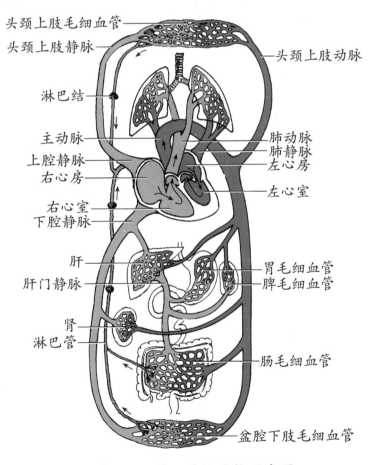

图5-1 循环系统结构示意图

第二节 循环系统的结构

一、心

（一）心的位置

心位于胸腔的中纵隔内，外裹心包，约2/3位于身体正中线左侧，1/3位于正中线右侧。心的上方连有出入心的大血管；下方紧邻膈肌；两侧借纵隔胸膜与肺相邻；心的前面大部分被肺和胸膜覆盖，只有一小部分借心包与胸骨下部和肋软骨相邻；后面与左主支气管、食管、胸主动脉相邻（图5-2）。

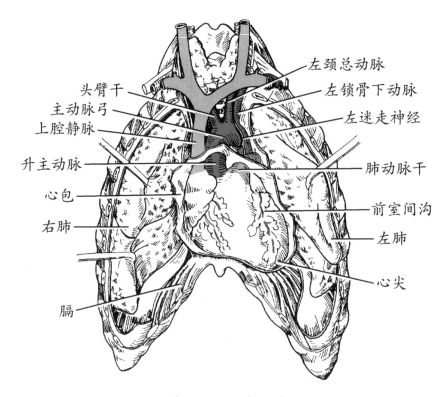

图5-2　心的位置

（二）心的外形

心形似倒置的圆锥体，前后略扁，纵轴斜向左前下方，体积稍大于本人拳头。可分为一尖、一底、两面、三缘和三条沟（图5-3、图5-4）。

心尖钝而圆，朝向左前下方，其体表投影在左侧第5肋间隙和锁骨中线交汇处内侧1~2cm，在此处可清晰触及心尖搏动，亦称心尖搏动点。

心底朝向右后上方，与出入心的大血管相连。

心的下面（膈面）隔着心包与膈相邻；心的前面（胸肋面）与胸骨和肋软骨相邻。

心右缘由右心房构成；心左缘主要由左心室构成；下缘由右心室和心尖构成。

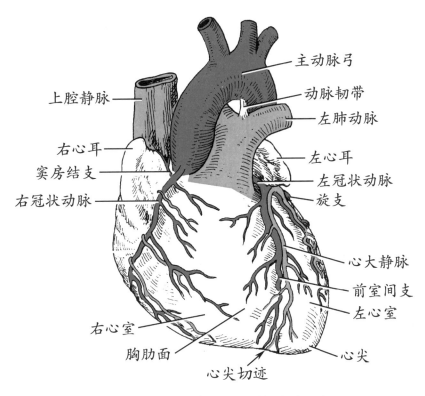

图5-3 心的外形和血管（前面）

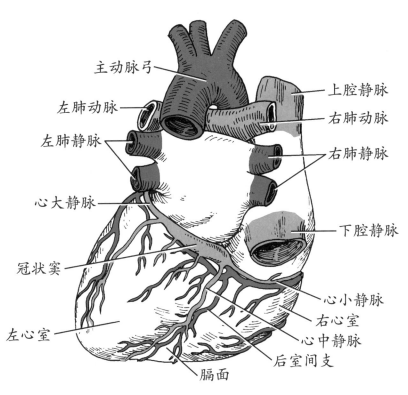

图5-4 心的外形和血管（后下面）

冠状沟是靠近心底处的环行沟，是心房与心室的表面分界标志；前室间沟和后室间沟分别是在胸肋面和膈面自冠状沟向心尖稍右侧延伸的沟，是左、右心室的表面分界标志。

⊘ **课堂问答**

心尖搏动点在什么地方？如何正确寻找定位？

（三）心腔结构

心是由心肌构成的中空器官，被房间隔和室间隔分为左半心和右半心，左、右半心均分为心房和心室。左、右半心不相通，而同侧的心房和心室借房室口相通。静脉连于心房，心室发出动脉。

1. 右心房　腔大壁薄，构成心的右上部。有3个入口和1个出口，入口有上腔静脉口、下腔静脉口和冠状窦口，分别收集上半身、下半身和心壁回流的静脉血；出口是右房室口，通向右心室。右心房前部的内表面不光滑，有许多平行排列的肌束，当心内血流瘀滞时，在此处易形成血栓（图5-5左）。

2. 右心室　位于右心房左前下方，构成胸肋面的大部分。有1个入口和1个出口。入口即右房室口，周缘有3片三角形的瓣膜，称为三尖瓣（右房室瓣）；瓣膜的游离缘借腱索与乳头肌相连，乳头肌是心室壁突向腔内的肌性隆起，腱索和乳头肌可以牵拉三尖瓣，防止右心室收缩时，因压力增高使三尖瓣翻入心房内。当心室收缩时，三尖瓣闭合，右房室口封闭，防止血液逆流回右心房。出口是肺动脉口，连接于肺动脉干。肺动脉口周缘有3个袋口朝向肺动脉干的半月形瓣膜，称为肺动脉瓣。当心室舒张时，肺动脉瓣相互贴紧，肺动脉口封闭，防止肺动脉的血液逆流回右心室（图5-5右）。

3. 左心房　位于右心房左后方，构成心底的主要部分。有4个入口和1个出口。其后壁两侧各有一对肺静脉口为入口，收集经肺循环形成的动脉血；出口是左房室口，通向左心室（图5-6）。

4. 左心室　位于右心室的左后方，其左前下部构成心尖。入口是左房室口，口周缘有2片三角形瓣膜，称为二尖瓣（左房室瓣），瓣膜的游离缘借腱索附着于乳头肌上，可防止左心室收缩时血液逆流回左心房。出口是主动脉口，口周围有3个袋口朝向主动脉的半月形瓣膜，称为主动脉瓣，可防止心室舒张时主动脉内血液向左心室逆流（图5-6）。

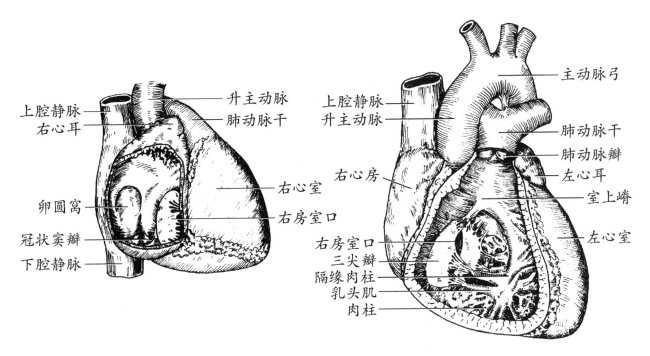

图5-5　右心房（左）与右心室（右）

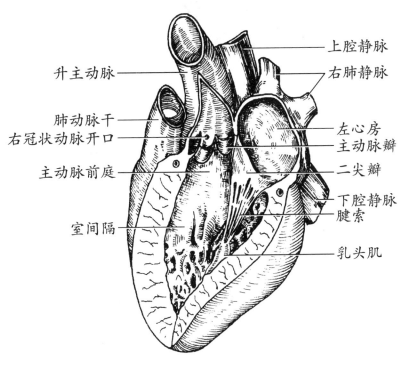

图5-6　左心房与左心室

（四）心壁的结构

由内向外，心壁依次分为心内膜、心肌层和心外膜（图5-7）。

1. 心内膜　是覆盖在心腔内表面的一层光滑的薄膜，分为内皮、内皮下层和心内膜下层，内皮与血管内皮相延续，内膜下层内含有心传导系统的分支等。二尖瓣、三尖瓣等心瓣膜由心内膜向心腔内折叠形成。

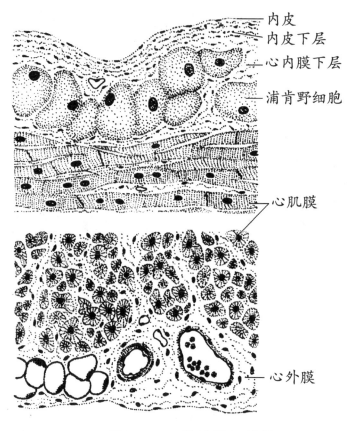

内皮
内皮下层
心内膜下层

浦肯野细胞

心肌膜

心外膜

图5-7　心壁的微细结构

2. 心肌层　是心壁的主体，主要由心肌细胞构成。心房肌较心室肌薄，左心室肌层最为发达，其厚度约为右心室的3倍。在房室口和动脉口周围有致密结缔组织形成的纤维环，心房肌和心室肌分别附着于纤维环上，两者互不连续，故心房和心室收缩分别进行。

3. 心外膜　是被覆于心肌层外面一层光滑透明的浆膜，实为浆膜心包的脏层。

房间隔分隔左、右心房，在右心房房间隔的下部有一卵圆形浅窝，称为卵圆窝，为胚胎时期卵圆孔闭锁的遗迹，是房间隔缺损的好发部位；室间隔分隔左、右心室，大部分由心肌构成，称为肌部，在室间隔的上部有一缺乏心肌的区域，称为膜部，是室间隔缺损的好发部位（图5-8）。

（五）心传导系统

心传导系统由特殊分化的心肌细胞构成，包括窦房结、房室结、房室束及其左、右束支和浦肯野（purkinje）纤维网（图5-9）。其主要功能是产生兴奋、传导兴奋，维持心正常的节律性活动。

1. 窦房结　位于上腔静脉与右心房交界处的心外膜深面，呈长椭圆形，自律性最高，是心的正常起搏点。

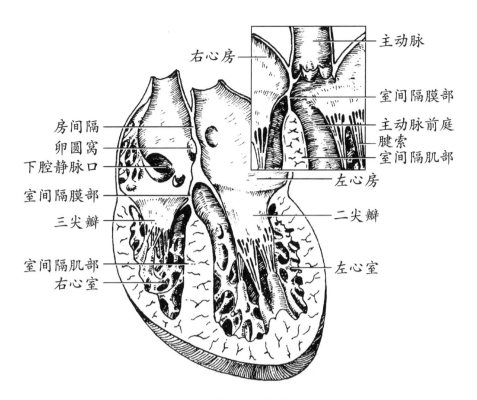

图5-8　房间隔与室间隔

2. 房室结　位于冠状窦口与右房室口之间的心内膜深面，呈扁椭圆形。其主要功能是将窦房结的兴奋传到房室束，兴奋在此传导速度最慢。

3. 房室束　起于房室结，在室间隔膜部后下缘内下降，至肌部的上缘分为左、右束支。

4. 浦肯野纤维网　左、右束支的分支交织而成，最终与心肌细胞相连。兴奋传导速度最快，短时间内能将兴奋快速传遍心室肌，使心室肌同步收缩。

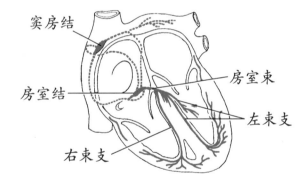

图5-9　心传导系统模式图

（六）心的血管

心的动脉从升主动脉的根部发出，分为左、右冠状动脉。冠状动脉主干走行于心脏表面，其分支以垂直方式穿入心肌吻合成网。冠状动脉容易在心肌收缩时受到挤压，血流量明显减少；在心肌舒张时，冠状动脉受到的压迫减弱或者消失，血流量明显增多，因而心脏的血流量主要取决于舒张压的高低和心室舒张期的长短。左冠状动脉粗而短，其分支主要分布于左心室、室间隔前上部、左心房等。右冠状动脉及其分支主要分布于右心室、左心室后壁、室间隔后下部、右心房、窦房结和房室结（图5-3）。

心的静脉多与动脉伴行，最终汇成冠状窦，经冠状窦口注入右心房（图5-3、图5-4）。

（七）心包

心包是包裹心和出入心的大血管根部的纤维浆膜囊，分为外层的纤维心包和内层的浆膜心包。纤维心包厚而坚韧，上方与大血管外膜相续，下方附着于膈。内层的浆膜心包分脏、壁两层，薄而光滑。脏层即心外膜，壁层衬于纤维心包内面。脏、壁两层之间潜在的腔隙称为心包腔，内含少量浆液，有润滑作用，可减少心搏动时的摩擦；同时心包还能限制心的过度扩张，维持循环血量相对恒定。

二、血管

（一）血管的分类及结构特点

1. 血管的分类　分布于全身的血管分为动脉、毛细血管和静脉三类，根据血管管径大小，将动脉和静脉又分为大、中、小三级。

大动脉是指由心室发出的血管主干，如主动脉和肺动脉，管腔大、管壁厚；管径小于1.0mm的动脉称为**小动脉**；介于大、小动脉之间的动脉血管称为**中动脉**，如肱动脉、股动脉等；小动脉的末端称为**微动脉**，移行为毛细血管。管径小于2.0mm的静脉称为**小静脉**；其中与毛细血管相连接的部分称为**微静脉**；小静脉在向心回流过程中不断接受属支，逐渐汇合成**中静脉**和**大静脉**；最后注入心房。常见的中静脉有大隐静脉、肘正中静脉等，上、下腔静脉和肺静脉属于大静脉。

2. 血管的微细结构　动脉管腔横截面呈圆形，管壁较厚且随着心脏的舒缩活动出现明显的搏动。由内向外，动脉管壁分为内膜、中膜和外膜三层（图5-10）。动脉管壁的内膜由内皮和内皮下层组成。内膜游离面光滑，可减小血流阻力；中膜最厚，由平滑肌、弹性纤维和胶原纤维构成，大动脉的中膜以弹性纤维为主，故具有较大弹性，又称为弹性动脉，中动脉和小动脉的中膜以平滑肌为主，故称为肌性动脉；动脉外膜主要由疏松结缔组织组成。

毛细血管分布最为广泛，管腔最小，管壁最

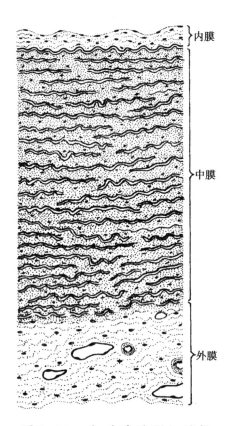

图5-10　大动脉的微细结构

薄，主要由单层内皮细胞和基膜构成，有的毛细血管的内皮有孔或基膜不完整甚至缺如，这些结构特点使得毛细血管壁的通透性特别大，有利于血液与组织进行物质交换。分布在肝、脾、骨髓等处的毛细血管，壁薄腔大，粗细不等，又称为**血窦**。

静脉管壁也分为内膜、中膜和外膜三层。内膜主要由内皮和少量结缔组织构成；中膜分布数层稀疏的环形平滑肌；外膜最厚，由结缔组织构成，大静脉的外膜还含有大量的纵行平滑肌。静脉内可容纳60%~70%的血量，因此又将静脉称为**容量血管**。

（二）肺循环的血管

1. 肺动脉　肺动脉干起于右心室，粗而短，在主动脉弓下方，分为左、右肺动脉，分别于左、右肺门处入肺，多次分支后吻合成肺泡毛细血管网。在主动脉弓下缘和肺动脉干分叉处，有一结缔组织索，称为动脉韧带，是胚胎时期动脉导管闭合后的遗迹。出生后，动脉导管已功能性闭合，大约出生后3个月闭合成动脉韧带；如果出生后6个月，动脉导管仍未闭合，称为**动脉导管未闭**，是先天性心脏病的一种。

2. 肺静脉　肺静脉起自肺泡毛细血管网，每侧两条，即左上肺静脉、左下肺静脉、右上肺静脉、右下肺静脉，经肺门出肺，注入左心房。

（三）体循环的血管

1. 体循环的动脉　体循环的动脉由主动脉及其分支组成。全长分为升主动脉、主动脉弓、降主动脉（图5-11）。

升主动脉发自左心室，斜向右前上方走行，在第2胸肋关节后方移行为主动脉弓。

主动脉弓是主动脉在胸骨角平面上方弓形弯向左后上方的部分。在主动脉弓凸侧从右到左有3个分支，分别为头臂干、左颈总动脉、左锁骨下动脉，头臂干向右后上方走行至右侧胸锁关节分为右锁骨下动脉和右颈总

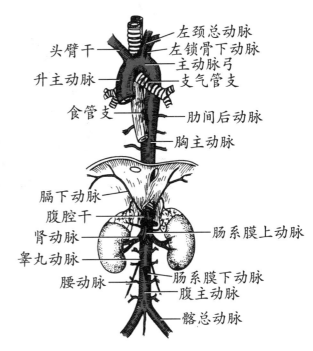

图5-11　主动脉走行及分布概况

动脉。主动脉弓血管壁内有压力感受器，可感受血压变化时血管壁的牵张程度；主动脉弓稍下方靠近主动脉韧带处有2~3个粟粒状小体，称为主动脉小体或主动脉小球，是一种化学感受器，能感受动脉血中O_2、CO_2和H^+浓度的变化，进而参与呼吸运动

和心血管活动的调节。

降主动脉是主动脉弓下降走行的部分，以膈肌为界限分为胸主动脉和腹主动脉，腹主动脉走行至第4腰椎体的下缘分为左、右髂总动脉，髂总动脉下行至骶髂关节处分为髂内动脉和髂外动脉。

（1）头面部动脉主干：颈总动脉和锁骨下动脉。

1）**颈总动脉**：左颈总动脉起自主动脉弓，右颈总动脉起自头臂干。两侧颈总动脉沿着气管、食管和喉的外侧走行，在甲状软骨上缘水平分为**颈内动脉**和**颈外动脉**（图5-12）。颈总动脉末端和颈内动脉起始处管腔膨大，形成颈动脉窦，其血管壁内有压力感受器；颈总动脉分叉处的后方有一扁椭圆形小体，称为颈动脉小球或颈动脉小体，属于化学感受器。颈内动脉进入颅内，主要分布于脑和视器等处；颈外动脉的分支有甲状腺上动脉、舌动脉、面动脉、颞浅动脉和上颌动脉等，分布于甲状腺、喉、颈、面部及颅顶等。当头面部大出血时，在喉结旁开两横指处摸到颈总动脉，可将其压迫到第6颈椎横突前结节进行紧急止血。

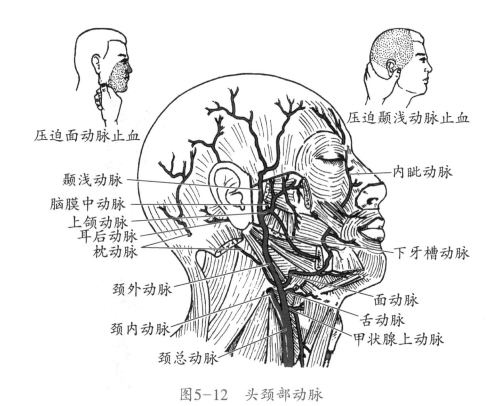

图5-12 头颈部动脉

2）**锁骨下动脉**：左锁骨下动脉起自主动脉弓，右锁骨下动脉起自头臂干。锁骨下动脉在第1肋外缘，移行为腋动脉，主要分支有椎动脉、胸廓内动脉和甲状颈干，**椎动脉**穿过颈椎横突孔，经枕骨大孔进入颅腔，分布于脑和脊髓。

（2）上肢动脉的主干：**腋动脉**，其分支主要分布于肩部、背部、胸壁和乳房等处。腋动脉向下走行，移行为**肱动脉**，分支分布于上臂和肘关节；肱动脉在肘关节前方分为**尺动脉**和**桡动脉**，营养前臂；尺动脉和桡动脉的末端吻合成掌浅弓和掌深弓，分支分布于手掌和手指（图5-13）。如果上肢发生大出血时，可在锁骨中点将锁骨下动脉压向第1肋骨进行紧急止血。

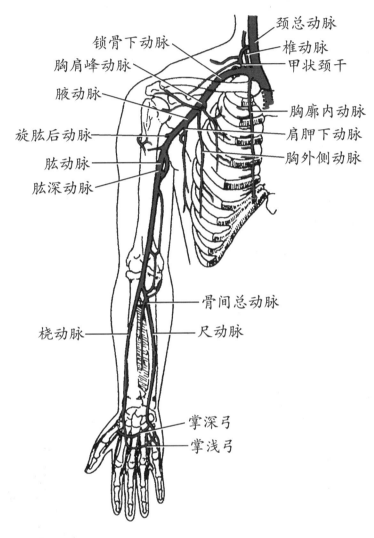

图5-13　上肢的动脉

（3）胸部动脉的主干：**胸主动脉**，其壁支分布于胸壁和腹壁上部，如肋下动脉和肋间后动脉等；其脏支有支气管支、食管支和心包支，主要分布在各级支气管、食管和心包处。

（4）腹部动脉主干：**腹主动脉**，其壁支主要是腰动脉，分布于脊髓、腹后壁和腹前外侧壁；其脏支中有成对的肾上腺中动脉、肾动脉、睾丸动脉（或卵巢动脉）和不成对的腹腔干、肠系膜上动脉、肠系膜下动脉，分布在相对应的腹腔脏器。

（5）盆腔动脉的主干：主干是髂总动脉，在骶髂关节前方分为髂内动脉和髂外动脉。**髂内动脉**，分支分布于盆腔壁和盆腔脏器；髂外动脉在腹股沟韧带中点深面移行为股动脉。

（6）下肢动脉的主干：**股动脉**，分支分布于大腿和髋关节。股动脉向后内下方走行，在腘窝处移行为**腘动脉**，营养膝关节及其邻近肌肉；腘动脉在腘窝下方分为**胫前动脉**和**胫后动脉**，分支分布于小腿和足。当下肢出现大出血时，可在腹股沟韧带中点处向后压迫股动脉进行紧急止血。

2. 体循环的静脉　由上腔静脉系、下腔静脉系和心静脉系组成（表5-1，图5-14）。心静脉系统已在前面介绍，在此不再赘述。

与动脉血管不同，静脉血管具有以下特点：①数量多、管壁薄、管腔大、弹性小；②静脉之间吻合成网或丛等；③有静脉瓣，防止血液逆流，保证静脉血回流入心（图5-15）。

静脉有深、浅之分。深静脉位于深筋膜深面，与同名动脉相伴行。浅静脉位于皮下，不与动脉相伴行，又称皮下静脉。

（1）上腔静脉系：由**上腔静脉**及其属支构成，主要收集头部、上肢、胸部（心和肺除外）等上半身的静脉血。

上腔静脉汇集左、右头臂静脉血液，最终注入右心房。

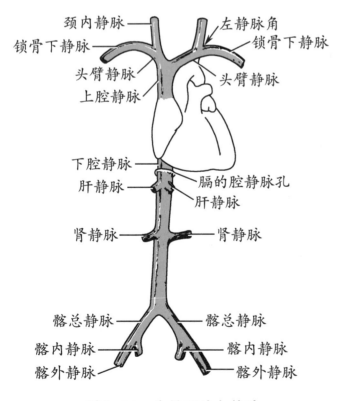

图5-14　体循环的大静脉

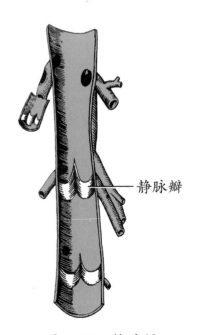

图5-15　静脉瓣

表 5-1　上、下腔静脉系统回流简表

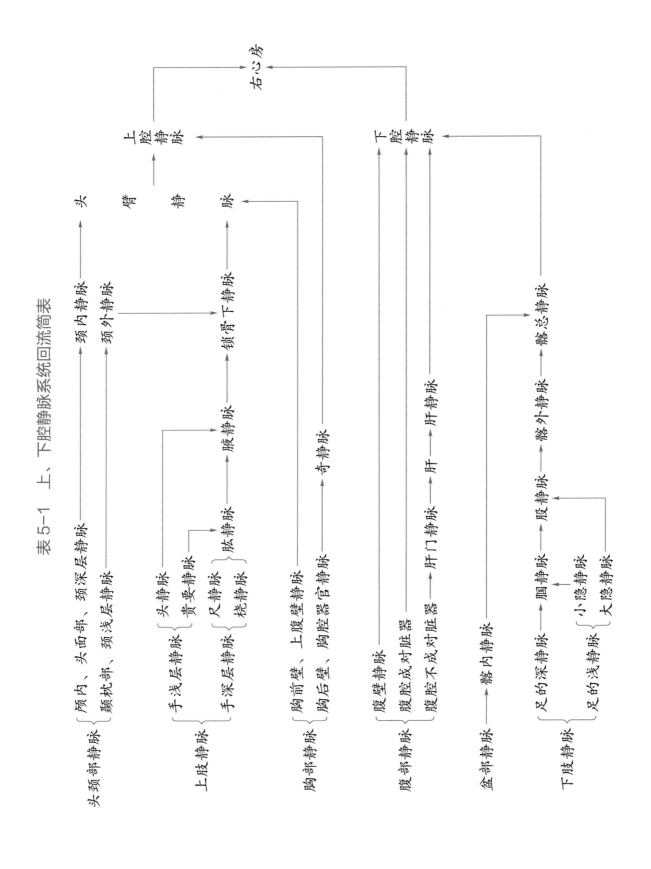

头臂静脉左、右各一条，又称无名静脉，由同侧的颈内静脉和锁骨下静脉汇合而成，汇合处形成的夹角称为**静脉角**，同时也是胸导管和右淋巴导管的注入部位。

1）头颈部静脉：主要有颈内静脉、颈外静脉和锁骨下静脉。

颈内静脉延续于颅内的乙状窦，向下走行，在静脉角处与锁骨下静脉相汇合成头臂静脉。颈内静脉有颅内属支和颅外属支，脑膜、脑、视器等处的静脉血通过颅内静脉和硬脑膜窦汇合到颅内属支；面部和颈部等处的静脉血主要通过面静脉汇合到颅外属支，最终注入颈内静脉。

危险三角

面静脉位置表浅，无静脉瓣，通过内眦静脉、眼静脉、面深静脉与颅内海绵窦交通。面部尤其是鼻根至两侧口角的三角区发生化脓性感染时，如果处理不当，带有细菌的静脉血会逆流到颅内海绵窦，导致颅内感染，因此将此区域称为"危险三角"。若面部尤其是危险三角区出现痤疮，一定不要擅自挤压，以免出现颅内感染。

颈外静脉是颈部最大的浅静脉，沿胸锁乳突肌表面下行，最后注入锁骨下静脉，在临床上常用于静脉穿刺和插管。

锁骨下静脉是腋静脉的延续。

2）上肢的静脉：深静脉与同名动脉伴行，最后汇合成**腋静脉**。上肢静脉血主要通过浅静脉回流，上肢浅静脉主要包括头静脉、贵要静脉和肘正中静脉（图5-16），是临床上输血、采血、注射药物最常用的血管。

（2）下腔静脉系：由**下腔静脉**及其属支构成，主要收集腹部、盆腔和下肢等下半身静脉血。下腔静脉由左、右髂总静脉汇合而成，是全身最大的静脉干，最终注入右心房。

1）下肢静脉：分为深静脉和浅静脉。深静脉收集伴行动脉分布区的静脉血；浅静脉主

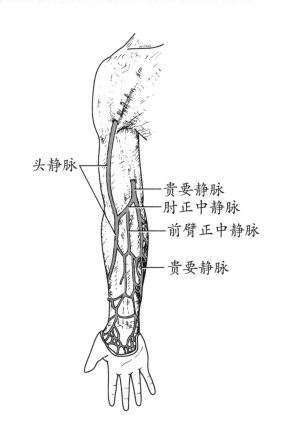

头静脉

贵要静脉

肘正中静脉

前臂正中静脉

贵要静脉

图5-16　上肢的浅静脉

要包括小隐静脉、大隐静脉和足背静脉弓（图5-17）。

小隐静脉起于足外侧的足背静脉弓，注入腘静脉。收集足外侧和小腿后部浅层结构的静脉血。

大隐静脉是全身最长的浅静脉，在足内侧起于足背静脉弓，注入股静脉。收集足、小腿、大腿内侧和前部浅层结构的静脉血，大隐静脉在内踝的前方段，位置表浅且固定，是临床上输液和注射的常用部位。

与上肢静脉相比，下肢静脉的静脉瓣多，而且深、浅静脉之间的血管网更为丰富。故当深静脉回流受阻时，血液可反流到大、小隐静脉，引起下肢浅静脉曲张。

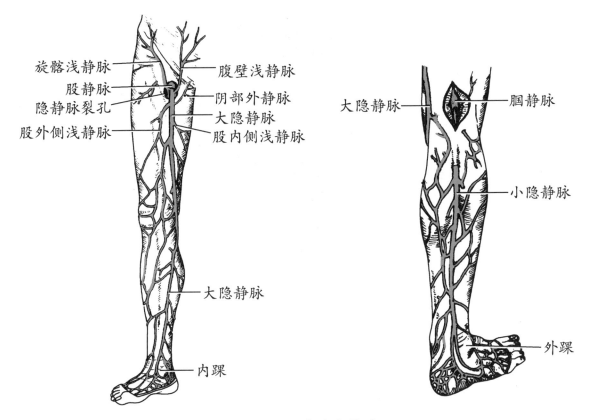

图5-17　下肢的浅静脉

2）腹盆部静脉：主要有髂外静脉、髂内静脉、下腔静脉和肝门静脉及属支。

肝门静脉是下腔静脉系的重要组成部分，收集腹腔内除肝以外的不成对脏器的静脉血，如胃、脾、小肠、大肠（直肠下段及肛管除外）、胆囊、胰及食管腹段。其属支有脾静脉、肠系膜上静脉、胃左静脉、胃右静脉和附脐静脉等（图5-18），肝门静脉经肝门进入肝，与肝血窦相连，经多级汇合形成肝静脉，汇入到下腔静脉。

肝门静脉与上、下腔静脉间形成3处吻合支：经食管静脉丛与上腔静脉相吻合；经直肠静脉丛与下腔静脉相吻合；经脐周静脉网分别与上、下腔静脉相吻合。正常情况时，这些吻合支非常细小，血流较少。因为肝门静脉系统没有静脉瓣，当肝门静脉回流受阻（如肝硬化）而造成压力升高时，血液可以逆流，经上述吻合支形成侧支循环，汇入到上、下腔静脉。这些吻合支会变得弯曲粗大，出现静脉曲张，一旦破裂，容易出现呕血、便血等现象。

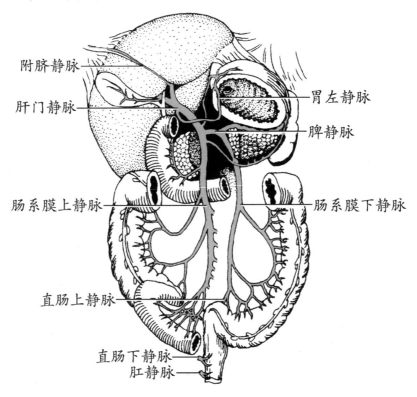

图5-18　肝门静脉及其属支

三、淋巴系统

淋巴管道、淋巴器官和淋巴组织共同构成淋巴系统（图5-19）。淋巴管道和淋巴结内含有淋巴液，简称为淋巴。淋巴器官和淋巴组织具有产生淋巴细胞、过滤淋巴和参与免疫应答的功能。

（一）淋巴管道

淋巴管道分为毛细淋巴管、淋巴管、淋巴干和淋巴导管。

1. 毛细淋巴管　是淋巴管道的起始部分，在组织间隙内毛细淋巴管以膨大的盲端起始，彼此吻合成毛细淋巴管网。毛细淋巴管由很薄的内皮细胞构成，基膜不完整；内皮细胞呈叠瓦状分布，类似静脉瓣的作用，使淋巴液只能向心方向流动（图5-20）。毛细淋巴管通透性大于毛细血管，一些大分子物质如蛋白质和脂肪、细菌、异物、癌细胞等容易进入。淋巴转移是恶性肿瘤转移的主要途径之一。

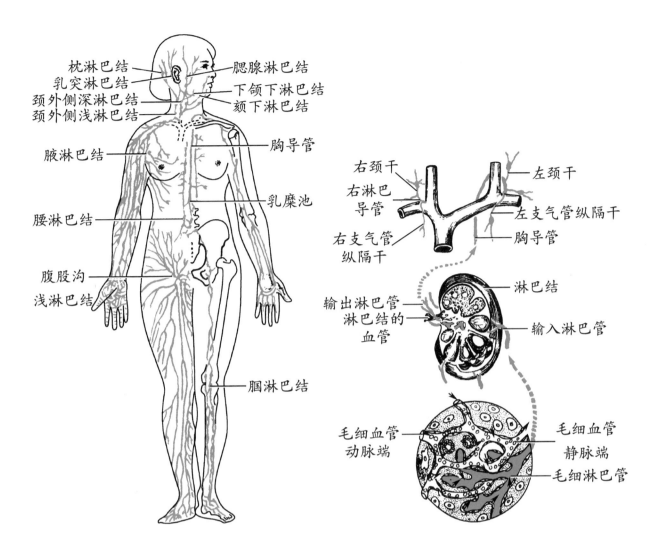

图5-19 淋巴系统模式图

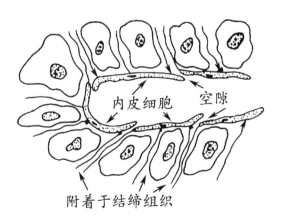

图5-20 毛细淋巴管起始端结构示意图

2. 淋巴管　毛细淋巴管汇合成淋巴管，淋巴管管壁结构与静脉相似，但具有更多的瓣膜，具有防止淋巴逆流的作用。淋巴管在向心走行过程中要经过一个或多个淋巴结。

3. 淋巴干　由最后一群淋巴结的输出淋巴管汇合形成，共有9条，分别是左、右颈干，左、右锁骨下干，左、右支气管纵隔干，左、右腰干，肠干（图5-21）。

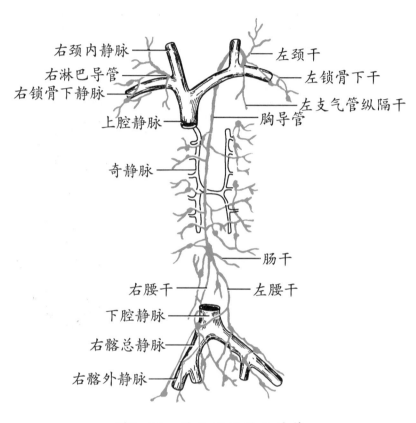

图5-21　淋巴干及淋巴导管

4. 淋巴导管　由9条淋巴干汇合而成，共有两条，分别是胸导管和右淋巴导管（图5-21）。

胸导管是全身最大的淋巴管道，左、右腰干和肠干于第1腰椎前方汇合形成**乳糜池**，是胸导管的起点，收集左支气管纵隔干、左颈干和左锁骨下干，最后注入**左静脉角**。胸导管收集全身3/4的淋巴，包括下肢、盆腔、腹部、左半胸部、左上肢和左半头颈部的淋巴。

右淋巴导管由右颈干、右锁骨下干和右支气管纵隔干汇合而成，注入**右静脉角**，收集包括右上肢、右半胸部和右半头颈部的全身1/4淋巴。

（二）淋巴组织

淋巴组织分为弥散淋巴组织和淋巴小结两类，起防御屏障作用。

（三）淋巴器官

1. 淋巴结　为大小不一的圆形或者椭圆形小体，灰红色，质地柔软，常成群分布。淋巴结的凸侧有数条淋巴管进入；凹侧称为淋巴结门，有输出淋巴管、神经和血管出入。淋巴结可产生淋巴细胞、参与机体免疫及过滤淋巴的作用，是机体防御屏障的重要组成部分。当某器官或组织发生感染或肿瘤时，病原体或者肿瘤细胞可沿淋巴管道进入相应淋巴结，引起淋巴结肿大。淋巴结能阻止病变进一步扩散，如果阻止不了可向远处传播。

2. 脾　人体最大的淋巴器官。位于左季肋区，被左肋弓所掩盖，正常情况下不能触及（图5-22）。脾血供丰富、质软而脆，当左季肋区受到暴力冲击时容易发生脾破裂，导致腹腔内出血。脾门是血管和神经出入脾的部位。脾的上缘前部有2~3个脾切迹，是临床上触诊脾的重要标志。胚胎时期，脾能产生各种血细胞，出生后脾只能产生淋巴细胞；脾内的巨噬细胞能吞噬血液里的细菌、异物及衰老的红细胞；脾尚有贮存血液的功能。

3. 胸腺　位于胸骨柄后方，上纵隔的前部，分为左右不对称的两叶，质软（图5-23）。随着年龄增长，胸腺有明显的变化，新生儿和幼儿胸腺较大，性成熟后最大，以后慢慢萎缩，成人的胸腺被结缔组织取代。胸腺是中枢淋巴器官；同时胸腺还具有内分泌的功能，可分泌胸腺素、胸腺生成素和胸腺刺激素。这些激素可促使T淋巴细胞的成熟，参与细胞免疫，同时还可以增强人体的排异能力。一般认为，胸腺的内分泌功能低下可导致免疫缺陷，老年人则易患感染性疾病。

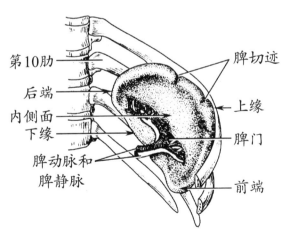

图5-22　脾的形态和位置

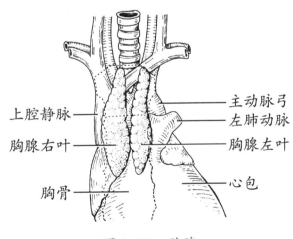

图5-23　胸腺

第三节　心脏生理

一、心的泵血功能

（一）心动周期与心率

1. 心动周期　心房或心室每收缩和舒张一次所构成的机械活动周期，称为心动周期。心室在心脏的泵血活动中发挥重要作用，故心动周期通常指心室的活动周期。

2. 心率　心脏每分钟搏动的次数称为心率。安静状态下，正常成人心率为60~100次/min，平均75次/min。心率因年龄、生理状态、体质不同会有差异。新生儿心率较快，随着年龄增长则逐渐减慢；安静时心率较慢，情绪激动或运动时心率加快；经常进行体力劳动和运动锻炼者的心率在安静时较慢，可低至50~60次/min。

心动周期和心率成反比关系，即心动周期=60/心率。以健康成人平均心率75次/min计算，则一个心动周期为0.8秒（图5-24）。在一个心动周期中，因兴奋先传入心房，故心房先收缩，心室后收缩。心房收缩时间约为0.1秒，舒张约0.7秒。当心房进入舒张期，心室开始收缩，持续时间约为0.3秒，继而心室舒张，历时约0.5秒。在心室舒张的前0.4秒内，心房也处于舒张期，把这一时期称为全心舒张期。在心室舒张的最后0.1秒，心房开始收缩，进入下一个心动周期。

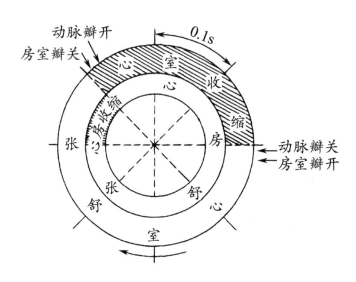

图5-24　心动周期示意图

在一个心动周期中，心房和心室的舒张期均明显长于收缩期，其意义在于：①有利于心室有足够血液充盈，为下一次收缩射血做好准备；②有利于心脏得到充分休息，从而保证心脏长期工作不发生疲劳；③有利于心肌的血液供应。当心率增快时，心动周期缩短，收缩期和舒张期均缩短，但舒张期缩短更为明显（表5-2），以上3个方面均对心脏产生不利影响。

表 5-2　不同心率对心动周期时程的变化

心率 /（次 /min）	心动周期 /s	收缩期 /s	舒张期 /s
75	0.8	0.3	0.5
120	0.5	0.25	0.25
200	0.3	0.16	0.14

（二）心脏的泵血过程

在一个心动周期中，左、右心室的泵血活动几乎同步进行，原理基本相同，现以左心室为例，说明在一个心动周期中心室的泵血过程（图5-25）。

1. 心室收缩与射血过程　在上一个心动周期末，心房收缩将血液挤入心室，使心室得到进一步充盈。随后心房舒张，心室进入收缩期，室内压立即升高，当室内压高于房内压时，房室瓣关闭；此时室内压仍低于动脉压，动脉瓣处于关闭状态，心室暂时处于密闭状态。由于血液的不可压缩性，在此期间，心室持续性收缩，压力急剧上升，但容积不变，称为**等容收缩期**，历时约0.05秒。在心动周期中，等容收缩期是室内压上升速度最快的时期。心室继续强烈收缩而使室内压急剧升高，当室内压超过动脉压时，动脉瓣开放，血液由心室迅速射入动脉内，称为**射血期**，历时约0.25秒，射血速度先快后慢。随着大量血液由心室射入动脉，心室容积明显缩小。

2. 心室舒张与充盈过程　射血结束后，心室开始舒张，室内压迅速下降，动脉内血液向心室方向反流，推动动脉瓣关闭，防止血液倒流回心室。此时室内压仍高于房内压，房室瓣处于关闭状态，心室又暂时处于密闭状态。在此期间，心室持续性舒张，室内压迅速下降，但容积不变，称为**等容舒张期**，历时约0.06~0.08秒。等容舒张期是室内压下降速度最快的时期。心室继续舒张，室内压急剧下降到低于房内压时，房室瓣开放，聚集在心房及大静脉内的血液快速进入心室，心室容积增大，称为**充盈期**，历时约0.42秒。在心室舒张的最后0.1秒，进入**心房收缩期**，房内压升高，将心房内血液挤入心室，增加心室充盈量。心室充盈量约70%依靠心室舒张、室内压下降产生的抽吸作用，约30%依靠心房收缩挤压而进一步充盈。充盈期末，心室容积达到最大。随后心室进入下一个心动周期。

心室的收缩和舒张是心脏射血和充盈的原动力。心室舒缩引起室内压的变化，进而在大静脉、心房、心室、大动脉间形成压力梯度，压力梯度是推动血液流动的根本

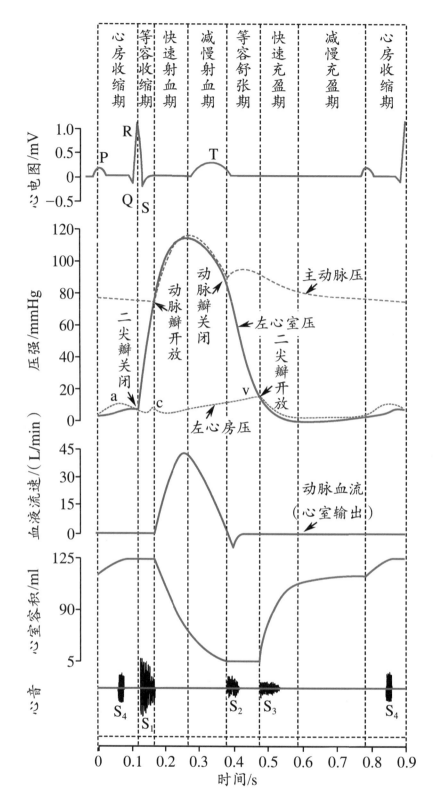

P、Q、R、S、T. 心电图基本波形；

a、c、v. 心动周期中三个向上的心房波；

S₁、S₂、S₃、S₄. 第一、二、三、四心音。

图5-25 心动周期各时相中左心室压力、容积和瓣膜等变化示意图

原因，同时由于瓣膜的结构特点和启闭活动，保证了血液从心房流向心室、再从心室流向动脉的单向流动特点。心房在心脏的射血和充盈过程中发挥作用很小。临床上发生心房纤颤时，尚不能引起严重后果；而发生心室纤颤时，则会严重影响心脏的泵血功能，如不及时抢救，将危及生命。

（三）心音

在心动周期中，心肌舒缩、瓣膜开闭、血流形式改变和血液撞击心室壁及大动脉壁等因素引起的振动，通过周围组织传导到胸壁，用听诊器在胸壁某些部位可听到相应的声音，称为**心音**。在一个心动周期中，正常人可产生第一、第二、第三、第四心音共4个心音，通常用听诊器只能听到第一和第二心音。

1. 第一心音　主要由于房室瓣突然关闭引起心室内血液和心室壁的振动以及心室射血冲击动脉壁、血液湍流引起振动而产生。特点是：音调低、持续时间长，在心尖搏动点（二尖瓣听诊区）听诊最为清楚。第一心音的产生标志着心室收缩期的开始，主要反映心室收缩能力和房室瓣的功能状态。

2. 第二心音　主要是由于动脉瓣突然关闭、血液撞击大动脉根部引起血液、血管和心室壁振动而产生。特点是：音调高、持续时间短，在主、肺动脉瓣听诊区（胸骨右、左旁第2肋间隙）听诊最为清楚。第二心音的产生标志着心室舒张期的开始，主要反映动脉瓣的功能和动脉血压的高低。

（四）心脏泵血功能的评价及影响因素

1. 搏出量和射血分数　一侧心室每搏动一次射出的血量称为每搏输出量，简称搏出量。正常成人在安静状态下搏出量为60~80ml，相当于心室舒张末期容积与收缩末期容积之差。心室在每次收缩时并不能将心室内充盈的血液全部射出，搏出量占心室舒张末期容积的百分比称为射血分数。安静状态下，健康成人射血分数为55%~65%。心功能减退的患者射血分数会下降。射血分数比搏出量更能准确反映心脏的泵血功能。

2. 心输出量　一侧心室每分钟射出的血量称为每分输出量，又称心输出量。心输出量等于搏出量乘以心率。心输出量与性别、年龄及机体代谢水平密切相关。安静状态下，健康成人心输出量约为4.5~6.0L/min。

3. 影响心输出量的因素　凡是能影响搏出量与心率的因素均可影响心输出量。而搏出量又受前负荷、后负荷和心肌收缩能力的影响。

（1）前负荷：心室舒张末期的血液充盈量，由静脉回心血量和心室射血后的剩余血量组成。正常情况下，心室射血后的剩余血量基本不变。心室的前负荷主要由静脉回心血量决定。在一定范围内，静脉回心血量增多，心室舒张末期容积增大，心肌初长度增长，心肌收缩力增强，搏出量增大。临床上给患者尤其是老年患者输液速度过快，或者输液量太多，会使静脉回心血量过多，心脏被过度扩张，超过心肌最适初长度，导致心肌收缩力减弱，搏出量减少，严重者引起心力衰竭。

（2）后负荷：动脉血压。在其他因素不变的情况下，如果动脉血压升高，等容收缩期延长，动脉瓣开放延迟，射血期缩短，搏出量减少。此时机体通过调节，增加心肌收缩力，可使搏出量有所恢复。但当血压升高超过一定范围并持续较长时间，则心室肌一直需高强度收缩，会逐渐引起心肌肥厚、心腔扩大，最终导致泵血功能减退，出现心力衰竭。因而高血压患者一定要有效降压。

（3）心肌收缩能力：是指心肌不依赖前、后负荷而改变其力学活动的一种内在特性（包括收缩强度和速度）。心肌收缩能力强，搏出量增加；反之，搏出量减少。

（4）心率：在一定范围内，心输出量随着心率的加快而增加。当心率超过 160~180 次/min，心动周期缩短，心室舒张期缩短更明显，心室血液充盈量显著减少，搏出量急剧下降，导致心输出量减少；当心率低于 40 次/min，心室舒张过长，心室血液充盈已达到最大限度，过长的心室舒张期不能进一步增加心室充盈量和搏出量，但由于心率过慢，故心输出量减少。

4. **心力储备**　心输出量随着机体代谢需要而增加的能力称为心泵功能储备或心力储备。正常健康成人安静时心输出量为 4.5~6.0L/min，剧烈运动时可达 25~30L/min，是安静时的 5~6 倍。心力储备包括搏出量储备和心率储备。一般情况下，最先动用心率储备。体育锻炼可提高心力储备；而心力衰竭患者在安静时已动用心力储备，当情绪激动或剧烈活动时，心输出量不能满足机体代谢需要而进一步增加。

二、心肌细胞的生物电现象

心脏泵血功能的实现依赖心肌节律性的收缩和舒张，而心肌节律性舒缩是在心肌细胞生物电活动的基础上产生的。

心肌细胞分为工作细胞和自律细胞两大类。**工作细胞**是指普通的心肌细胞，包括心房肌和心室肌细胞，这类细胞具有收缩能力但不具备自动去极化的能力；**自律细胞**是指特殊分化的心肌细胞，存在于心传导系统，这类细胞可自动去极化产生节律性兴奋，但没有收缩能力。正常情况下，自律细胞产生节律性兴奋，传导到心房和心室并引起工作细胞节律性收缩，共同完成心脏的泵血功能。

（一）工作细胞的生物电现象

心房肌细胞和心室肌细胞的生物电现象和产生机制类似，现以心室肌细胞为例阐述工作细胞的生物电产生机制（图5-26）。

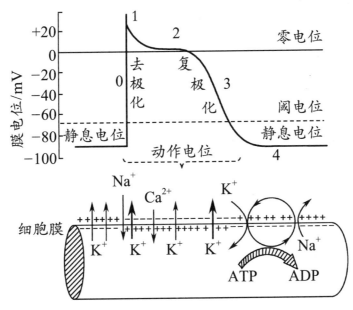

图5-26　心室肌细胞的动作电位及主要离子流示意图

1. 静息电位　人类心室肌细胞静息电位约为 −90mV，其形成机制与神经细胞、骨骼肌细胞类似，主要是 K^+ 外流形成的 K^+ 平衡电位。

2. 动作电位　心室肌细胞动作电位持续时间长且复极化过程复杂，通常将动作电位分为 0、1、2、3、4 五个时期。

（1）0期：**快速去极化期**。心室肌细胞接受有效刺激时，细胞膜上少量 Na^+ 通道开放，Na^+ 顺电-化学梯度内流，膜内电位升高，当细胞膜去极化达到阈电位水平（−70mV），大量 Na^+ 通道迅速开放，Na^+ 快速大量内流，使细胞膜进一步去极化，达到 Na^+ 平衡电位（+30mV）。该 Na^+ 通道激活和失活速度非常快，称为快钠通道。此期膜电位从 −90mV 去极化到 +30mV，持续时间仅 1~2 毫秒，形成动作电位的上升支。

（2）1期：**快速复极化初期**。此时，Na^+ 通道已完全失活，Na^+ 内流停止；而 K^+ 通道开放，K^+ 在浓度差和电位差的驱动下迅速内流，使细胞膜发生快速复极化。1期复极化速度非常快，持续时间约 10 毫秒，膜电位从 +30mV 复极化到 0mV。0期快速去极化和 1期快速复极化共同形成锋电位。

（3）2期：**平台期**。当膜电位复极化到 0mV 时，Ca^{2+} 通道开放，在浓度差的驱动下 Ca^{2+} 缓慢内流；而此时 K^+ 通道依然开放，K^+ 持续外流。Ca^{2+} 内流和 K^+ 外流所形成的电流方向正好相反且处于平衡状态，故此期膜电位维持在 0mV 左右，称为**平台期**。2期持续时间特别长，大约 100~150 毫秒，2期平台是心室肌细胞区别于神经细胞和骨骼肌细胞动作电位的最显著特征，也是心室肌细胞动作电位时程长且在兴奋后有效不应期特别长的主要原因。

2期Ca^{2+}通道激活和失活速度均较慢，又称为慢钙通道，可被多种钙离子通道阻断剂如维拉帕米等阻断，阻断后Ca^{2+}内流减少，进一步影响心肌收缩力。

（4）3期：**快速复极化末期**。此期Ca^{2+}通道已经失活，Ca^{2+}内流停止；而细胞膜对K^+依然保持较高通透性，K^+大量外流，使细胞膜进一步复极化。此期，持续时间约100~150毫秒，膜电位从0mV恢复到-90mV。

（5）4期：**静息期**。3期末膜电位虽然恢复到静息电位水平，但膜两侧离子尚未恢复。4期开始，依靠细胞膜上Na^+-K^+泵、Na^+-Ca^{2+}交换体和Ca^{2+}泵，排出Na^+和Ca^{2+}，摄回K^+，使细胞内外离子分布恢复正常。

临床上，洋地黄类药物通过抑制Na^+-K^+泵活动，进而减少Na^+-Ca^{2+}交换，Ca^{2+}泵出量减少，维持胞内高Ca^{2+}浓度，从而增加心肌收缩能力。

（二）自律细胞的生物电现象

自律细胞没有稳定的静息电位，在动作电位4期具有自动去极化的能力，这是自律细胞与工作细胞的最主要区别。窦房结、浦肯野纤维等自律细胞在动作电位3期末膜电位恢复到最大极化状态时的膜电位称为**最大复极电位**，4期时膜电位并不能稳定在此水平，而发生自动缓慢去极化，称为**4期自动去极化**。当去极化达到阈电位水平就可爆发新的动作电位。不同类型自律细胞自动去极化的速度和机制不同，其自律性有高低之分。

三、心肌的生理特性

心肌的生理特性有自律性、兴奋性、传导性和收缩性。前三种生理特性均以心肌细胞的生物电活动为基础，又称为电生理特性；收缩性以心肌细胞的收缩功能活动为基础，是心肌细胞的机械特性，主要在心泵血功能中体现。

（一）自律性

自动节律性是指心肌在没有外来刺激的情况下能自动产生节律性兴奋的能力或特性，简称自律性。正常情况下，具有自律性的细胞来源于心脏特殊传导系统，如窦房结、房室结、房室束及其左右束支、浦肯野纤维网等。自律性形成的基础是4期自动去极化，而自动去极化的速度决定其自律性的高低。其中以窦房结P细胞的自律性最高，约100次/min。安静情况下，由于受迷走神经影响，表现为约70次/min；房室结自律性次之，约50次/min；房室束自律性较低，约40次/min；浦肯野纤维网的自律性最低，仅为25次/min。心脏的节律性活动受自律性最高的组织控制。在生理情况下，窦房结的自律性最高，因此，窦房结是心脏的正常起搏点，以窦房结起搏所形成的心脏节律称为窦性心律。在窦房结的控制下，其他自律细胞仅起传导兴奋的作用，一般不表现出自律性，称为**潜在起搏点**。在某些病理情况下，如窦房结不能正常起搏或其兴奋不能正常下传，则依靠潜在起搏点的自律性来控制心脏活动，避免心脏停搏，称为**异位起搏点**，由异位起搏点引起的心脏节律称为**异位节律**。

（二）兴奋性

兴奋性是指心肌细胞具有接受刺激产生动作电位的能力。

1. 心肌细胞兴奋性的周期性变化　心肌细胞每发生一次兴奋，其膜电位会发生一系列周期性变化，离子通道会经历激活、失活、复活过程，进而心肌细胞的兴奋性也会出现周期性变化。现以心室肌细胞为例说明此过程。

（1）**有效不应期**：包括动作电位0期、1期、2期，并持续到3期复极化达 -60mV。这段时间，心肌细胞的兴奋性为0或者极度下降，无论给予任何强度的刺激，均不能使心室肌细胞再次产生新的动作电位，故称为**有效不应期**。此期主要是由于钠通道完全失活或尚未恢复到备用状态。

（2）**相对不应期**：从膜电位复极化 -60mV 到 -80mV 的这段时间。钠通道逐渐复活，有相当数量恢复到备用状态，但细胞兴奋性仍低于正常，此时给予阈刺激不能使细胞再次兴奋，需阈上刺激才能使其产生新的动作电位。

（3）**超常期**：从膜电位复极化 -80mV 到 -90mV 的这段时间。全部钠通道恢复到备用状态，且膜电位与阈电位距离较近，阈值较小，细胞兴奋性高于正常。此时给予阈下刺激就可爆发新的动作电位。

2. 兴奋性周期性变化与收缩活动的关系　心肌细胞兴奋性周期性变化最显著的特点是有效不应期特别长，从0期开始一直持续到3期复极化到 -60mV。如果将心室兴奋性的周期性变化对应收缩活动曲线，发现有效不应期从收缩期一直持续到舒张早期（图5-27）。因此心肌在舒张开始后才会接受新刺激产生新的收缩活动，故心肌不会产生完全强直收缩，保证了心肌收缩和舒张活动交替进行，完成心脏泵血功能。

正常情况下，心房和心室在窦房结的控制下进行节律性收缩活动，窦房结的每次兴奋下传恰好落在上次兴奋的有效不应期之后，自然引起新的兴奋。如果在窦性心律的有效不应期之后、下次窦房结兴奋到达之前，心室接受一次外来刺激，则会产生一次提前出现的兴奋和收缩，称为**期前兴奋**和**期前收缩**，临床上也称之为**早搏**（图5-28）。期前兴奋也存在有效不应期，当紧接着的窦房结兴奋传到心室时恰好落在期前兴奋的有效不应期内，则此次正常下传的窦房结兴奋不能引起心室肌发生兴奋和收缩，需待到下一次窦房结兴奋传来时才会引起兴奋与收缩。因此，在期前收缩过后会出现较长一段时间的心室舒张期，称为**代偿间歇**。

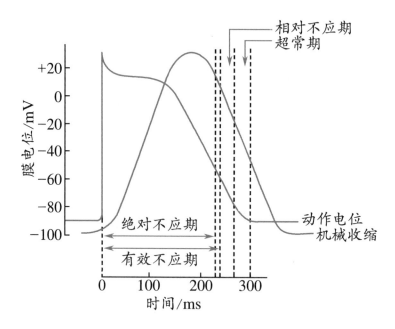

图5-27　心室肌细胞动作电位、机械收缩曲线与
兴奋性变化的关系示意图

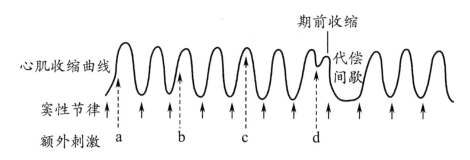

额外刺激a、b、c落在有效不应期内，不引起反应；
额外刺激d落在相对不应期，引起期前收缩和代偿间歇。

图5-28　期前收缩和代偿间歇

（三）传导性

传导性是指心肌细胞具有传导兴奋的能力或特性。

兴奋在心脏内传播是通过心脏特殊传导系统有序进行的。窦房结产生兴奋，沿心房肌直接传到左、右心房，使心房先兴奋收缩；同时窦房结的兴奋沿着心房中的"优势传导通路"迅速传到房室交界，再经房室束及左、右束支传到浦肯野纤维网，最终传递到每个心室肌细胞，左、右心室同时兴奋、同步收缩。

心肌细胞各部的结构与生理特性各异，使得兴奋传导速度有差异。兴奋在浦肯野纤维内的传导速度最快，可达4m/s，保证左、右心室肌细胞同步兴奋与收缩。房室交界是兴奋从心房传到心室的唯一通路，且传导速度缓慢，使得兴奋传导在此延搁一段时间，称为**房室延搁**。房室延搁的意义是保证心房收缩后心室再收缩，有利于心室的血液充盈和射血。房室交界也是心脏传导阻滞的好发部位。

（四）收缩性

与骨骼肌相比，心肌细胞的收缩具有以下特点：

1. 同步收缩　心肌细胞间有低电阻的闰盘相连，兴奋在心肌细胞间传播迅速，因而，所有心肌细胞几乎同时发生兴奋及收缩。由于心房肌和心室肌被纤维环和结缔组织分隔开，故将整个心脏分为心房和心室这两个功能性合胞体。心肌发生兴奋时，两心房先同步收缩，然后两心室再同步收缩，这样有利于心脏产生强大的泵血能力，这种同步收缩也称为"全或无"式收缩。

2. 不发生强直收缩　心肌细胞的有效不应期特别长，使得心脏不会发生强直收缩（完全性强直收缩），保证了收缩和舒张交替进行。

3. 对细胞外液 Ca^{2+} 依赖性大　心肌细胞内肌质网不发达，Ca^{2+} 储备量较少，不能满足心肌细胞兴奋－收缩耦联时对 Ca^{2+} 的需求，需要从细胞外液中摄取。因此，在一定范围内，细胞外液中 Ca^{2+} 浓度升高时，心肌收缩能力增强；反之，心肌收缩能力减弱；同样影响心肌细胞 Ca^{2+} 内流的药物，也会影响心肌收缩力。

四、心电图

心脏兴奋产生和传导的电变化可通过周围的导电体液和组织传导到体表。将测量电极置于体表的一定部位，记录出来的心脏兴奋过程中所产生的规律性电变化曲线，称为**心电图**。不同测量部位记录的心电图波形不尽相同，正常典型的心电图由P波、QRS波群和T波及各波间线段组成（图5-29）。

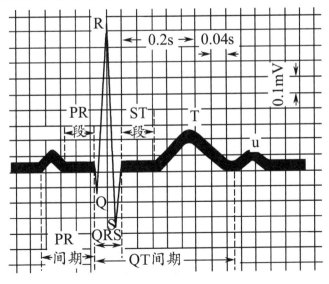

图5-29　正常心电图模式图

1. P波　反映左右两心房去极化的过程，波形小而圆钝，正常时程为0.08~0.11秒，幅度不超过0.25mV。

2. QRS波群　反映左右两心室去极化的过程。在不同导联，这三个波不一定全部出现。QRS波群正常历时0.06~0.10秒。

3. T波　反映左右两心室复极化的过程，其方向与QRS波群的主波方向一致，历时0.05~0.25秒，波幅0.1~0.8mV。

4. PR间期（或PQ间期）　是指从P波起点到QRS波群起点之间的时段，反映窦房结的兴奋从心房传递到心室所需要的时间，约为0.12~0.20秒。

5. QT间期　是指从QRS波群起点到T波终点的时程，反映两心室从去极化到完全复极化所需要的时间。

6. ST段　是指从QRS波群终点到T波起点之间的线段，反映两心室全部处于去极化状态（相当于动作电位的平台期），心室各部位间几乎没有电位差。正常时ST段应与基线平齐。

第四节　血管生理

一、血流量、血流阻力和血压

（一）血流量与血流阻力

血流量是指单位时间内流经血管某一横截面的血量，通常以ml/min或L/min为单位。血流量与血管两端的压力差成正比，与血流阻力成反比。

血流阻力是指血液在血管内流动时所遇到的阻力，主要来源于血液与血管壁的摩擦力和血液内部分子间的摩擦力。生理情况下，影响血流阻力最重要的因素是血管半径，血流阻力与血管半径的4次方成反比。在体循环中，产生血流阻力的主要部位是小动脉和微动脉，故小动脉和微动脉又称为阻力血管，此处产生的血流阻力，称为**外周阻力**。另外，血液的黏度大也会使血流阻力增大。

（二）血压

血管内流动的血液对单位面积血管壁的侧压力，称为血压，实为压强，单位是帕或者千帕，习惯上常用mmHg表示。血液在循环系统中总是从压力高处流向压力低处。循环系统内动脉血压较高，毛细血管血压较低，而静脉血压更低，右心房内压力接近于零。在流动时，为克服血流阻力不断消耗能量，血压也随之下降。小动脉和微动脉处产生的血流阻力最大，故血压在此下降幅度亦最大（图5-30）。一般说的血压是指动脉血压。

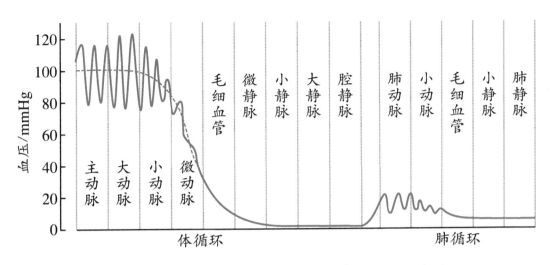

图5-30　正常人平卧位时不同血管血压的示意图

二、动脉血压与脉搏

（一）动脉血压

1. 动脉血压的概念及正常值　**动脉血压**是指血液对单位面积动脉管壁的侧压力。通常以上臂**肱动脉血压**代表动脉血压。在一个心动周期中，动脉血压随着心脏的收缩和舒张而发生周期性变化。心室收缩时动脉血压升高，达到的最高值称为**收缩压**；心室舒张时动脉血压下降，达到的最低值称为**舒张压**；收缩压和舒张压之间的差值称为**脉搏压**，简称**脉压**；一个心动周期中每一瞬间动脉血压的平均值称为**平均动脉压**，约等于舒张压加上1/3脉压。

安静状态下，我国健康青年人收缩压为100~120mmHg，舒张压为60~80mmHg，脉压为30~40mmHg。动脉血压存在个体、性别、年龄、功能状态等差异。此外，动脉血压还有昼夜节律性、双侧上臂血压不同等特点。目前我国高血压诊断标准是：安静状态下，测量三次非同日血压，收缩压持续≥140mmHg和/或舒张压持续≥90mmHg。美国心脏学会/美国心脏病协会在2017年发布了新高血压指南，将高血压判断标准更改为收缩压≥130mmHg和/或舒张压≥80mmHg。低血压目前无统一标准，一般认为收缩压持续≤90mmHg和/或舒张压持续≤60mmHg确定为低血压。

动脉血压稳定的意义：①动脉血压相对稳定是推动血液流动和保证全身组织器官

充足血液供应的基本条件；②动脉血压过低，会引起组织器官血液灌注不足，尤其是脑、心等重要脏器可因缺血引发严重后果；③动脉血压长期过高，会导致心脏后负荷增大，引起心室肥厚、心力衰竭；还易损伤血管，如脑血管破裂引起的脑出血等。

2. 动脉血压的形成　动脉血压形成的条件：①心血管内有足够的血液充盈，这是动脉血压形成的前提；②心脏射血产生的动力；③血液流动遇到的外周阻力；④大动脉管壁的弹性贮器作用，对于缓冲动脉血压的波动幅度具有重要意义（图5-31）。

心室收缩释放的能量，一部分转化为推动血液向前流动的动能，另一部分转换为大动脉扩张储存的势能。由于外周阻力的存在，只有约1/3的射血量流向外周，剩余2/3射血量蓄积在主动脉和

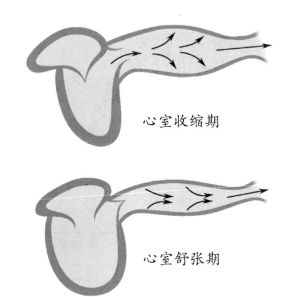

图5-31　大动脉管壁弹性作用示意图

大动脉内。在射血中期，主动脉和大动脉扩张到最大，血液对血管壁的侧压力即动脉血压达到最高峰。心室舒张时，射血结束，扩张的主动脉和大动脉弹性回缩，推动血液继续向外周流动，储存的势能又转化成血液流动的动能，随着血液不断流出，主动脉和大动脉的容积逐渐减小，在下一次射血来临之前（等容收缩期），容积达到最小，血液对血管壁的侧压力即动脉血压下降到最低值。

心室的射血是形成高动脉压的根本原因。外周阻力限制了血液在收缩期全部流出大动脉，配合大动脉的弹性扩张和回缩，将心脏的间断射血转化为血管内连续的血液流动，同时也减小了心动周期中血压波动的幅度，使收缩压不至于过高而舒张压不至于过低。

3. 影响动脉血压的因素

（1）搏出量：若搏出量增加，心室收缩时射入主动脉的血量增多，收缩压明显升高。血流速度增快，在心室舒张时由主动脉流向外周的血量增多，在舒张末期残留在主动脉内的血液增多不明显，故舒张压有升高但不明显，脉压增大。反之，搏出量减少时，收缩压明显下降，而舒张压下降不明显，脉压减小。收缩压高低主要反映搏出量的多少。

（2）心率：当心率加快时，心动周期缩短，尤其舒张期缩短明显，在心室舒张期由主动脉流向外周的血量减少，残留的血量明显增多，舒张压明显升高；心室收缩期

主动脉内血量增多，收缩压也随之升高，但由于升高的血压使血液速度加快，在收缩期有更多的血液流向外周，残留在主动脉内的血量增加并不明显，使得收缩压升高不明显，故脉压减小。反之，心率减慢时，舒张压下降明显，而收缩压下降不明显，脉压增大。

（3）外周阻力：当外周阻力增大时，在心室舒张期血液流向外周的速度减慢，残留在主动脉内血量增多，因而舒张压明显升高；在心室收缩期，由于主动脉内血量增多使血液流向外周的速度加快，因而收缩压也升高但不明显，脉压减少。反之，外周阻力减小时，舒张压明显下降，而收缩压下降不明显，脉压增大。因此，舒张压主要反映外周阻力的大小。

（4）主动脉和大动脉的弹性贮器作用：弹性贮器作用具有缓冲动脉血压的作用，使收缩压不至于过高，舒张压不至于过低。当老年人单纯大动脉硬化弹性贮器作用减弱时，会出现收缩压升高而舒张压下降，脉压增大。但老年人往往也伴有小动脉和微动脉的硬化，使得舒张压也高。

（5）循环血量和血管容积：正常情况下，循环血量和血管容积相匹配，使血管保持一定充盈度，是形成血压的前提条件。若出现大失血、脱水等循环血量减少而血管容积不变时，则动脉血压下降；而循环血量不变但血管容积明显变大，如过敏、中毒性休克等情况时，动脉血压会急剧下降。

（二）动脉脉搏

在每个心动周期中，因动脉内压力和容积发生周期性变化而引起的动脉管壁周期性波动称为**动脉脉搏**，简称**脉搏**。脉搏起自主动脉，沿动脉管壁向末梢传播。表浅动脉的搏动可在皮肤表面触及。脉搏能反映心肌收缩力强弱、心律、心率和动脉管壁弹性的变化。中医的"切脉"是通过感知桡动脉脉搏以判断机体状况。

三、静脉血压与静脉回心血量

静脉是引导血液回流到心的通道，其容量大、易扩张，发挥着储血库的作用。

（一）静脉血压

血液经动脉、毛细血管流到微静脉时，血压已下降到14~20mmHg，且不受心脏活动的影响，无收缩压与舒张压的区别。血液最后流到右心房时，血压几乎降为0。通常将各器官静脉的血压，称为**外周静脉压**；将右心房和胸腔内大静脉的血压称为中心静脉压，正常值为4~12cmH$_2$O。中心静脉压的高低主要取决于静脉回心血量和心脏射血能力。如果心脏射血能力减弱，搏出量减少，滞留在右心房和上、下腔静脉内血量增多，中心静脉压升高，反之，中心静脉压则较低；如果静脉回心血量增多或回流速度增快，中心静脉压亦升高。血容量降低可引起静脉回心血量减少，导致中心静脉压降低。因此，临床上将中心静脉压作为判断心血管功能的重要指标以及控制补液速度和补液量的监测指标。

（二）影响静脉回心血量的因素

单位时间内由静脉回流到心脏的血量，称为**静脉回心血量**。静脉回心血量取决于外周静脉压与中心静脉压之差，以及静脉血流阻力。

1. 循环系统平均充盈压　可反映循环系统血液充盈程度，取决于循环血量与血管容积的相对关系。当循环血量增多或者血管容积减少（血管收缩），循环系统平均充盈压升高，静脉回心血量增多；反之，循环系统平均充盈压下降，静脉回心血量减少。

2. 心肌收缩力　当心肌收缩力增强，搏出量增多，心室内剩余血量减少，舒张期室内压较低，对心房和大静脉内血液的"抽吸"增多，静脉回心血量增多；反之，心肌收缩力减弱，静脉回心血量减少。例如，发生右心衰竭时，右心室收缩力减弱，血液淤积在右心房和体循环静脉内，出现肝脾肿大、颈静脉怒张、下肢水肿等体征；当发生左心衰竭时，血液淤积在肺循环静脉内，容易引发肺淤血、肺水肿等。

3. 骨骼肌的挤压作用　当骨骼肌收缩时，肌肉内和肌肉间的静脉受到挤压，外周静脉压升高，在静脉瓣的协助下，促使血液向心脏方向回流而不会出现倒流现象；当骨骼肌舒张时，静脉也舒张使外周静脉压下降，有助于血液从毛细血管流入静脉系统，使之充盈。因此，骨骼肌交替进行的舒缩活动和单方向静脉瓣的协同作用对静脉回流起着"泵"作用，称为**"静脉泵"**或者**"肌肉泵"**。长期站立或者久坐的人，骨骼肌"肌肉泵"作用减弱，下肢静脉回流减少，容易出现下肢静脉淤血、水肿，严重者会出现静脉曲张等。

🔗 **知识链接** ∙∙∙

为什么长跑后不能立即站着或坐下休息

长跑结束后，运动员不能立即停止运动，然后站着或坐下休息，而是需要继续向前走一走。主要原因是跑步时，受交感神经及代谢产物的影响，大量血液供给下肢肌肉以满足机体需要（具体参考神经系统），同时在静脉瓣的协同作用下，依靠下肢肌肉规律性收缩与舒张，挤压静脉，促进血液向心回流，发挥"肌肉泵"的作用。当运动突然停止时，下肢静脉回流失去了"肌肉泵"的作用，大量血液淤积在下肢，代谢产物不能及时带走，会引起肌肉酸痛；严重者回心血量减少，进而引起心输出量减少，引发急性脑缺血而出现晕厥等现象。而长跑结束后缓行一段时间，"肌肉泵"继续发挥作用，逐渐使运动时增加的下肢血液回流到心脏。

4. 体位改变和重力作用　当人体处于平卧位时，身体各部位静脉与右心房处于同一水平，重力对静脉回流的影响较小。当身体处于直立时，由于重力作用，心脏水平面以下的静脉充盈扩张，比卧位多容纳500ml血液，静脉回心血量明显减少。长期卧床的患者，静脉管壁的紧张性较低、可扩张性较大，加上下肢肌肉收缩能力减弱，对静脉的挤压作用较小，当身体由卧位突然转变为直立时，可因大量血液淤积在下肢，静脉回心血量减少而出现头晕、眼前发黑甚至发生昏厥，称为**直立性低血压**。

5. 呼吸作用　正常情况下胸膜腔呈负压状态，处在胸腔内的大静脉和右心房因周围是负压而扩张，中心静脉压随之下降，有利于血液从外周静脉回流到右心房。吸气时，胸腔增大，中心静脉压更低，血液回流到心脏速度加快；呼气时胸膜腔依然是负压，但略高一点，静脉回心血量相对减少。可见，呼吸运动对静脉回流也起"泵"的作用。

四、微循环

微循环是指微动脉与微静脉之间的血液循环，是组织细胞和血液进行物质交换的场所。微循环对维持动脉血压稳定和内环境稳态起着重要作用。

（一）微循环的组成

典型微循环由微动脉、后微动脉、毛细血管前括约肌、真毛细血管、通血毛细血管、动－静脉吻合支和微静脉组成（图5-32）。

微循环的起点是微动脉，对控制微循环血量起"总闸门"作用；后微动脉和毛细血管前括约肌的收缩状态决定进入真毛细血管的血量，在微循环中起"分闸门"的作用；微静脉舒缩影响回心血量，起"后闸门"作用。

（二）微循环的血流通路

1. 迂回通路　血液经微动脉、后微动脉、毛细血管前括约肌、真毛细血管，进入微静脉。该通路迂回曲折，血流速度缓慢，有利于血液与组织进行物质交换，又称营养通路。

2. 直捷通路　血液经微动脉、后微动脉、通血毛细血管汇入微静脉。此通路在骨骼肌中常见，直而短，血流阻力较小，血流较快，经常处于开放状态。其主要作用是使一部分血液迅速回流，以保证充足的回心血量。

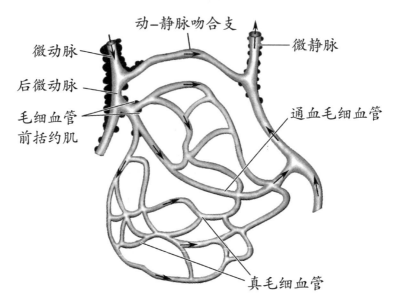

圆黑点代表血管壁上的平滑肌

图5-32　微循环模式图

3. 动-静脉短路　血液经微动脉、动-静脉吻合支直接流入微静脉。此通路多分布皮肤及某些器官，动-静脉吻合支管壁较厚、血流速度快，无物质交换功能，通常处于关闭状态，其主要功能是调节体温。当温度升高时，动-静脉短路开放，皮肤血流量增多，有利于散热。

（三）组织液的生成与回流和淋巴循环

组织液位于细胞间隙，属于细胞赖以生存的内环境。组织液绝大多数呈胶冻状，不能自由流动，也不会在重力作用下流向身体低垂部位，也很难被注射器抽出。除蛋白质浓度明显低以外，组织液的其他成分与血浆相同。组织液是血液与组织细胞进行物质交换的媒介。

1. 组织液的生成与回流　**组织液**是由血浆通过毛细血管壁滤过到组织间隙生成的。正常情况下，血浆在毛细血管的动脉端透过血管壁到达组织间隙形成组织液；组织液绝大部分在静脉端回流到毛细血管，还有一部分通过淋巴系统回流。毛细血管通透性是组织液生成与回流的结构基础。

在毛细血管周围有4种力量：毛细血管血压、血浆胶体渗透压、组织液静水压和组织液胶体渗透压。其中，毛细血管血压和组织液胶体渗透压是组织液生成的力量；而血浆胶体渗透压和组织液静水压则是组织液回流的力量。促使组织液生成与回流的力量之差，称为**有效滤过压**。即有效滤过压＝（毛细血管血压＋组织液胶体渗透压）－

（血浆胶体渗透压＋组织液静水压）（图5-33），有效滤过压是组织液生成的动力。当有效滤过压大于零，组织液生成；当有效滤过压小于零，组织液回流。

毛细血管动脉端血压为32mmHg，静脉端血压为14mmHg，血浆胶体渗透压为25mmHg，组织液静水压为2mmHg，组织液胶体渗透压为8mmHg。经计算，毛细血管动脉端有效滤过压为13mmHg，是正值，表明在此处组织液生成；毛细血管静脉端有效滤过压为−5mmHg，是负值，表明在此处组织液回流。约90%的组织液通过静脉端回流到血管，剩下10%进入毛细淋巴管形成淋巴液。

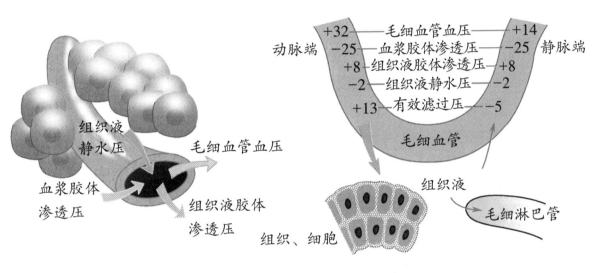

图5-33　组织液生成与回流示意图

正常情况下，组织液的生成与回流维持动态平衡，组织液量相对恒定。如果这种平衡被打破，组织液生成增多或者回流减少，组织液总量就会增多，而出现水肿现象，例如，低蛋白血症引起的血浆胶体渗透压降低、静脉回流障碍导致的毛细血管血压升高，可导致全身或局部水肿。

2. 淋巴循环的意义　组织液进入淋巴管形成淋巴液，经淋巴循环进入血液。组织液与毛细淋巴管之间的压力差是促使组织液进入淋巴管的动力。人体每天生成2~4L，相当于全身血浆的总量。淋巴循环的意义：①回收蛋白质，淋巴回流是毛细血管漏到组织液中的蛋白质回到血液循环的唯一途径，以此维持血浆中的蛋白质浓度始终高于组织液；②吸收和运输脂肪及其他营养物质，因脂肪分子大，难以通过毛细血管吸收，但可进入通透性较大的毛细淋巴管，故小肠的淋巴回流是脂肪吸收的主要途径；③调节血浆与组织液之间的平衡，10%的组织液由淋巴系统回流入血；④防御和免疫功能，淋巴液在回流途中要经过淋巴结，淋巴结内的巨噬细胞能清除淋巴液中衰老的红细胞、细菌和其他异物。淋巴结还能产生淋巴细胞和浆细胞，发挥免疫防御作用。

第五节 心血管活动的调节

人体在不同功能状态下，各器官、组织对血流量的需求不同。机体通过神经调节、体液调节、自身调节及时调整心血管活动，满足不同状态时不同组织器官代谢的需要。

一、神经调节

心脏和血管受自主神经系统的支配，交感神经的作用范围较为广泛，对心脏和血管的功能活动均有调节作用；而副交感神经主要调节心脏活动。神经系统主要通过各种心血管反射发挥其调节作用。

（一）心脏和血管的神经支配

1. 心脏的神经支配　心脏接受心交感神经和心迷走神经的双重支配。

（1）心交感神经及其作用：心交感神经节前纤维起于脊髓胸段第一节至第五节灰质侧角，在椎旁神经节内换元后，节后纤维分布于窦房结、房室交界、房室束、心房肌和心室肌。心交感神经节后纤维释放去甲肾上腺素，作用于心肌细胞膜上的β_1受体，兴奋心脏，引起心率加快、心肌收缩力增强、房室传导加速。这些效应称为正性变时、变力、变传导作用，可被β_1受体拮抗剂如美托洛尔阻断。

（2）心迷走神经及其作用：心迷走神经属于副交感神经，其节前纤维起于延髓迷走神经背核和疑核，在心内神经节换元后，节后神经纤维主要支配窦房结、心房肌、房室交界、房室束及其分支，很少支配心室肌。心迷走神经节后纤维释放乙酰胆碱，作用于心肌细胞膜上的M受体，抑制心脏，引起心率减慢、心房肌收缩力减弱、房室传导减慢，即负性变时、变力、变传导效应，可被M受体拮抗剂如阿托品所阻断。

2. 血管的神经支配　除毛细血管外，全身大部分血管平滑肌只接受交感缩血管神经的单一支配，仅有小部分器官的血管受缩血管神经和舒血管神经的双重支配。

（1）交感缩血管神经纤维及其作用：交感缩血管神经分布于全身大多数血管平滑肌，兴奋时其节后纤维释放去甲肾上腺素，去甲肾上腺素与血管平滑肌上的α受体结合，引起血管收缩，而与血管平滑肌上的β_2受体结合时，血管舒张。去甲肾上腺素与α受体的结合能力远大于β_2受体，因此，交感缩血管神经兴奋时，主要引起血管平滑肌收缩、血压升高的效应。

（2）交感舒血管神经：骨骼肌血管除了受交感缩血管神经支配外，还受交感舒血管神经支配。交感舒血管神经兴奋时，节后纤维释放乙酰胆碱，与血管平滑肌上的M受体结合，引起血管舒张、血流量增多，满足机体在运动时骨骼肌的高血流量需求。

（3）副交感舒血管神经：脑膜、唾液腺、胃肠外分泌腺和外生殖器等的血管接受交感缩血管神经和副交感舒血管神经的双重支配。副交感舒血管神经兴奋时，节后纤维释放乙酰胆碱，作用于血管平滑肌上的M受体，可引起血管舒张、局部血流量增多，而对整个循环系统总的外周阻力影响不大。

（二）心血管中枢

中枢神经系统内调节心血管活动的神经元群，称为**心血管中枢**。心血管中枢从脊髓到大脑皮层广泛存在，其中延髓是调节心血管活动最基本的中枢。延髓内有心交感中枢、心迷走中枢和交感缩血管中枢，分别发出心交感神经、心迷走神经、交感缩血管神经。这些神经元在机体安静状态时都有紧张性活动，分别称为心交感紧张、心迷走紧张、交感缩血管紧张。安静时心迷走中枢紧张性较高而心交感中枢紧张性较低，此时心率较慢；运动或情绪激动时，心交感中枢紧张性增强，心肌收缩力增强、心率加快、心输出量增多。

（三）心血管反射

1. 颈动脉窦和主动脉弓压力感受性反射　当动脉血压突然升高时，可反射性引起心率减慢、心输出量减少、血管舒张、外周阻力减小、血压下降，这一反射称为压力感受性反射或减压反射（图5-34）。

压力感受性反射的感受器是指颈动脉窦和主动脉弓血管外膜下的感觉神经末梢，其敏感性刺激是血管壁所受到的机械牵张刺激，如血压升高时血管壁牵张刺激增大。颈动脉窦压力感受器的传入神经是窦神经，加入舌咽神经后进入延髓；主动脉弓压力感

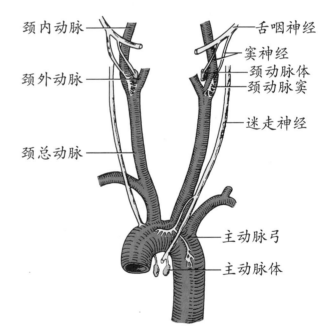

图5-34　颈动脉窦、主动脉弓压力感受器和化学感受器

受器的传入神经是主动脉神经，加入迷走神经后进入延髓。

当动脉血压升高时，动脉管壁被牵张的程度增大，颈动脉窦和主动脉弓压力感受器发放的神经冲动增多，通过窦神经和主动脉神经传入到延髓，经过心血管中枢的整合作用，导致心交感中枢和交感缩血管中枢紧张性减弱而心迷走中枢紧张性增强，分

别通过心交感神经、心迷走神经、交感缩血管神经将信息传出，使心率减慢、心肌收缩力减弱，心输出量减少，血管舒张，最终动脉血压下降；反之，当动脉血压下降时，压力感受器的传入冲动减少，使得心迷走中枢紧张性减弱，心交感中枢和交感缩血管中枢紧张性增强，导致心脏兴奋、血管收缩，最终动脉血压升高。

减压反射对心血管活动的调节是双向的，属于负反馈调节，其生理意义在于短时间内迅速调节血压的急剧波动，维持动脉血压的相对稳定。减压反射对缓慢的血压变化不敏感，所以不能把高血压患者的血压调至正常范围。

2. 颈动脉体和主动脉体化学感受性反射　颈动脉体和主动脉体化学感受器可感受动脉血中PO_2下降、PCO_2升高和H^+浓度升高的变化，主要效应是调节呼吸，使呼吸加深加快；而对心血管活动的作用不明显，只有在缺氧、窒息、失血、血压过低和酸中毒等情况下才发挥作用，通过兴奋交感缩血管中枢，使骨骼肌和大部分内脏的血管收缩，而心脏和脑的血管无明显收缩，重新分配循环血量，从而保证紧急情况下心脏和脑等重要脏器的血液供应。

二、体液调节

血液和组织液中一些化学物质对心血管活动进行的调节，称为心血管活动的体液调节，根据作用范围不同，可分为全身性体液调节和局部性体液调节。

（一）肾上腺素和去甲肾上腺素

肾上腺素和去甲肾上腺素都属于儿茶酚胺类激素，循环血液中的肾上腺素和去甲肾上腺素主要来源于肾上腺髓质，其中肾上腺素占80%，去甲肾上腺素占20%；交感神经节后纤维释放的去甲肾上腺素主要在局部起作用，也有一小部分进入血液循环。

肾上腺素与心肌细胞上的β_1受体结合，心脏功能活动增强，使心率加快、心肌收缩力增强、房室传导速度加快，心输出量增多。肾上腺素对血管的作用主要取决于血管平滑肌上α受体和β_2受体的分布情况，在皮肤、肾和胃肠道血管平滑肌上主要存在α受体，肾上腺素与α受体结合，使其血管收缩；而在骨骼肌和肝的血管平滑肌上主要以β_2受体为主，小剂量肾上腺素与β_2受体结合，使其血管舒张，大剂量肾上腺素既可兴奋β_2受体也可兴奋α受体，最终血管发生收缩。总体而言，肾上腺素对总外周阻力的影响不大。

去甲肾上腺素与α受体的结合能力最强，与β_1受体结合较弱，强心作用不明显。静脉注射去甲肾上腺素主要与α受体结合，引起全身血管强烈收缩、外周阻力明显增大，动脉血压升高。

临床上，肾上腺素主要用作强心药，而去甲肾上腺素主要用作升压药。

（二）肾素－血管紧张素系统

肾素－血管紧张素系统是人体重要的体液调节系统（详见泌尿系统），参与血压、循环血量等的调节。

肾素促进血管紧张素原转化为血管紧张素 I，血管紧张素 I 在血管紧张素转换酶的作用下转化为血管紧张素 II，血管紧张素 II 进一步转化为血管紧张素 III。主要影响心血管系统的是血管紧张素 II，血管紧张素 II 与相应受体结合主要产生如下作用：①缩血管作用，直接收缩全身微动脉，增大外周阻力，升高血压；收缩静脉，增加回心血量，进一步增加心输出量；通过促进交感神经末梢释放去甲肾上腺素、增强交感缩血管中枢紧张性间接收缩血管。②与血管紧张素 III 共同刺激肾上腺皮质球状带分泌醛固酮，后者促进肾小管重吸收 Na^+ 和水，增加循环血量。肾脏疾病使肾血流量减少，肾素分泌增多，肾素－血管紧张素系统活动增强，引起血压升高，称为**肾性高血压**。

◎ **案例分析** ----------------------------------

案例

患者，男，45岁，因头晕、胸闷一个月，加重伴头痛十天入院。患者两年前体检未发现血压升高。入院查体及检查发现：血压195/120mmHg，血肾素47.65pg/ml（↑），血管紧张素 II 320.55pg/ml（↑），右肾动脉重度狭窄。医院诊断：肾性高血压、右肾动脉狭窄。经积极治疗，症状减轻后出院。请根据所学生理学知识，试述肾素－血管紧张素系统中抗高血压药作用的靶点。

分析

此患者因肾动脉狭窄、肾血流量减少使肾素分泌增多，进一步使转化的血管紧张素 II 增多，血管紧张素 II 能收缩血管，使血压升高。在肾素－血管紧张素系统中抗高血压药的作用靶点可考虑以下几处：①抑制肾素的分泌，最终使血管紧张素 II 减少；②抑制血管紧张素 I 向血管紧张素 II 转化的血管紧张素转换酶，使血管紧张素 II 减少；③阻断血管紧张素 II 与受体结合，使血管紧张素 II 不能发挥作用。

（三）血管升压素

血管升压素在肾集合管可促进水的重吸收，又称为抗利尿激素；也可引起血管平滑肌收缩，是已知的最强的缩血管物质之一。生理情况下，血浆中的血管升压素首先发挥抗利尿作用，当其浓度明显增加时才引起血压升高。

（四）局部性体液调节

1. 组织代谢产物　当组织中如CO_2、乳酸、H^+、腺苷等代谢产物堆积，可引起局部后微动脉和毛细血管前括约肌舒张，真毛细血管开放，局部血流量增加，以清除积聚的代谢产物。

2. 激肽释放酶-激肽系统　激肽释放酶将激肽原分解为激肽，激肽具有舒张血管的作用，使局部血流量增加。

3. 前列腺素（prostaglandin，PG）　前列腺素是一类活性强、功能复杂的脂肪酸衍生物，可分为多种类型，对血管平滑肌的作用不尽相同，主要参与血压调节、水盐代谢等多项生理活动，如前列腺素E_2（PGE_2）和前列腺素I_2（PGI_2）能剧烈舒张血管，而$PGF_{2\alpha}$收缩静脉。

4. 组胺　广泛存在于各种组织内，特别是皮肤、肺和肠黏膜的肥大细胞中含量最多。当组织损伤、发生炎症或过敏反应时，都可引起组胺释放。组胺具有较强的舒血管作用，能使毛细血管和微静脉管壁的通透性增加，引起组织水肿。

5. 血管内皮生成的血管活性物质　一类是舒血管物质，如一氧化氮，具有舒张局部血管，抑制血小板黏附、防止血栓的作用；另一类是缩血管物质，如内皮素，具有强烈的收缩血管作用。

三、社会、心理因素对心血管活动的影响

社会、心理因素对心血管活动有显著的影响，可通过神经、体液等因素发挥作用。当一个人遇到紧急情况时，会感到紧张，此时交感神经兴奋，心率加快、心肌收缩力加强，心输出量增加，以给器官、组织提供更多的营养物质及能量，这对机体度过紧急时段，意义重大。但是长时间的压力、烦恼、焦虑，高强度、快节奏生活等使机体精神持续高度紧张，引起交感神经兴奋和肾上腺素、去甲肾上腺素分泌增多，心脏功能活动增强，血管收缩，血压升高，易导致高血压、冠心病等疾病的发生；A型人格的人进取心强、愤世嫉俗、易激怒等行为也易导致交感神经兴奋，使得该群体中高血压和冠心病的患病率较高。对已经有心脑血管疾病的人，在紧张、愤怒、激动时血压会出现明显升高，可能导致脑出血、心肌梗死等严重不良后果。有研究表明，高血压患病率随饮酒量增多而增加，而长期吸烟者使冠心病发病率明显升高。故良好的精神状态、稳定的情绪、健康的生活方式对保持心血管正常功能、延年益寿有着重要意义。

本章小结

1. 心血管系统由心脏、动脉、毛细血管和静脉组成。

2. 血液循环分为体循环和肺循环。

3. 心腔分为右心房、右心室、左心房和左心室，同侧心房和心室经房室口相通。

4. 窦房结自律性最高，是心脏的正常起搏点；冠状动脉是营养心脏的血管。

5. 体循环动脉主干是主动脉，主动脉弓由右至左发出头臂干、左颈总动脉、左锁骨下动脉。

6. 头面部的血供来源于颈总动脉和椎动脉，上肢血供来源于腋动脉，下肢血供来源于股动脉。

7. 体循环静脉包括上腔静脉、下腔静脉和心静脉系。

8. 胸导管收集全身3/4的淋巴，右淋巴导管收集全身1/4的淋巴，脾是人体最大的淋巴器官。

9. 心室收缩射血入动脉，心室舒张"抽吸"血液充盈心室。

10. 搏出量、射血分数、心输出量和心指数是评价心功能常用的指标。

11. 影响心输出量的因素有前负荷、后负荷、心肌收缩能力和心率。

12. 心肌自律细胞的特点是4期自动去极化。

13. 心肌的生理特性包括自律性、兴奋性、传导性和收缩性。心肌细胞因有效不应期特别长，不会发生强直收缩。兴奋在房室交界处传导速度最慢。

14. 血压是指血管内流动的血液对单位面积血管壁的侧压力。我国健康青年人安静时收缩压为100~120mmHg，舒张压为60~80mmHg，脉压为30~40mmHg。

15. 动脉血压的形成条件包括足够的血液充盈、心室收缩射血、外周阻力和大动脉管壁的弹性作用。

16. 影响动脉血压的因素有搏出量、心率、外周阻力、大动脉弹性贮器作用和循环血量与血管容积的匹配情况。

17. 微循环中的迂回通路实现物质交换、直捷通路保证血液迅速回心、动-静脉短路调节体温。

18. 组织液生成的动力是有效滤过压。

19. 中心静脉压是指右心房或胸腔大静脉内的压力，影响静脉回流的因素有体循环平均充盈压、心肌收缩力、重力、体位、骨骼肌挤压作用、呼吸作用。

20. 心脏接受心交感神经和心迷走神经的支配，心交感神经对心脏有兴奋作用，心迷走神经对心脏有抑制作用。血管主要接受交感缩血管神经的支配。最基本的心血管活动中枢位于延髓，颈动脉窦和主动脉弓压力感受性反射是维持血压相对稳定最重要的反射。

21. 肾上腺素主要用作强心药，去甲肾上腺素常用作升血压药。

思考题

1. 体循环动脉主干是什么？主动脉弓是自右至左发出的吗？
2. 心肌为什么不会发生完全强直收缩？
3. 简述心脏泵血过程。
4. 试述影响动脉血压的因素。
5. 临床上为什么常将肾上腺素用作强心药而去甲肾上腺素用作升血压药？

（赵娜娜）

第六章
呼吸系统

学习目标

- 掌握　呼吸运动的调节。
- 熟悉　呼吸系统的组成与功能；呼吸的概念与生理意义；肺的位置、形态及微细结构；肺通气功能的评价；气体的交换。
- 了解　呼吸道的组成与分部；胸膜与纵隔；肺通气的原理；气体在血液中的运输；呼吸中枢与呼吸节律的形成。
- 培养学生良好的健康意识，明确吸烟的危害、远离吸烟。

情境导入

情境描述：

　　王某在海边游泳，不幸溺水。热心路人将其救起后发现王某呼吸、心跳停止，处于意识丧失状态，立即为其做口对口人工呼吸和胸外按压，经过努力，王某终于转危为安。

学前导语：

　　呼吸系统是人体与外界进行气体交换的系统，如果呼吸系统功能发生紊乱，将会影响人体的正常呼吸，严重者危及生命，导至死亡。通过本章的学习，同学们能够明确呼吸系统的组成、呼吸运动的调节；一氧化碳中毒、气胸等疾病的发病机制以及人工呼吸的理论依据。

第一节 概述

一、呼吸系统的组成与功能

呼吸系统由呼吸道和肺组成（图6-1），其主要功能是进行气体交换，此外还有发音、嗅觉、协助静脉血回心等功能。呼吸道包括鼻、咽、喉、气管和各级支气管等，呼吸道是运送气体的管道，临床上通常将鼻、咽、喉称为上呼吸道；气管和各级支气管称为下呼吸道。肺是气体交换的场所，由实质和间质组成（图6-2）。

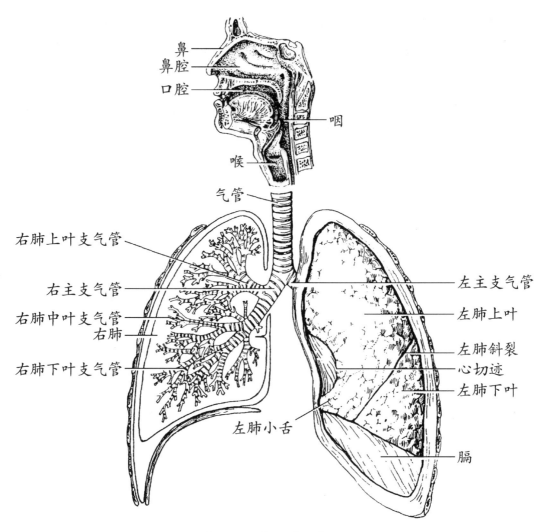

图6-1 呼吸系统概观

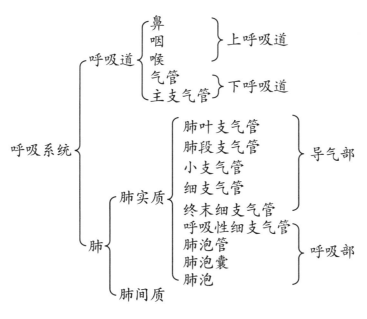

图6-2 呼吸系统组成

二、呼吸的概念

人体不断从外界摄入O_2，排出CO_2，机体与外界环境之间进行气体交换的过程称为呼吸。呼吸过程分为3个环节（图6-3）：①外呼吸，包含肺通气（外界环境与肺泡之间的气体交换）和肺换气（肺泡与血液之间的气体交换）；②气体在血液中的运输；③内呼吸，又称组织换气，指组织细胞与血液之间的气体交换。

呼吸的生理意义是维持人体内环境中O_2和CO_2含量的相对稳定，保证组织细胞的新陈代谢能正常进行。呼吸是机体最基本的生命活动之一，呼吸一旦停止，生命便将终止。

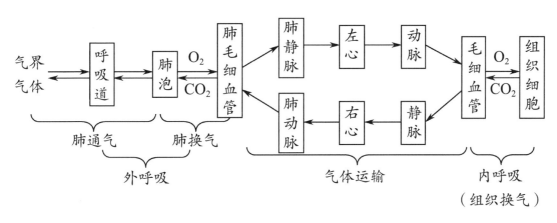

图6-3 呼吸全过程示意图

三、胸部标志线和腹部分区

内脏大部分器官在胸、腹、盆腔内占据相对固定的位置，为了正确描述它们的位置及体表投影，通常在胸、腹、盆部的体表确定若干标志线和划分一些区域（图6-4）。

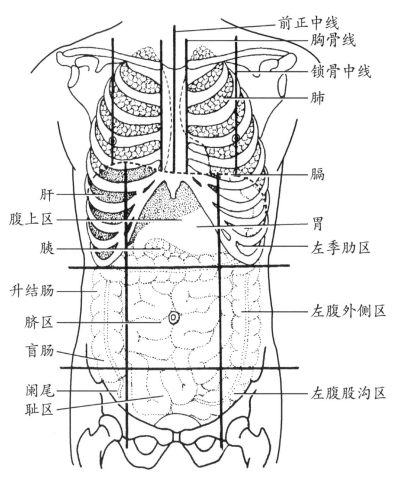

图6-4　胸部标志线和腹部分区

（一）胸部标志线

1. 前正中线　沿身体前面正中线所作的垂直线。

2. 锁骨中线　沿锁骨中点向下所作的垂直线。

3. 腋前线　沿腋前襞向下所作的垂直线。

4. 腋后线　沿腋后襞向下所作的垂直线。

5. 腋中线　沿腋前、后线连线的中点向下所作的垂直线。

6. 肩胛线　沿肩胛骨下角向下所作的垂直线。

7. 后正中线　沿身体后面正中线所作的垂直线。

（二）腹部分区

临床上常采用的简便方法是通过脐各作一水平线和垂直线，将腹部分为四个区，即左上腹、左下腹、右上腹和右下腹。

然而，临床上更为实用的是通过两侧的肋弓最低点和两侧的髂结节，分别引出两条水平线，再经过两侧的腹股沟韧带中点引出两条垂直线，把腹部分成九个区，分别是腹上区和左、右季肋区；脐区和左、右腹外侧区；耻区和左、右腹股沟区。

第二节　呼吸系统各器官的形态与结构

一、呼吸道

（一）鼻

鼻是呼吸道的起始部，分为外鼻、鼻腔和鼻旁窦。除了能够传导气体外，还有嗅觉及辅助发音的功能。

1. 外鼻　位于面部中央，以鼻骨和鼻软骨为支架，外覆皮肤，内覆黏膜而成（图6-5）。外鼻上端与额相连的狭窄部称鼻根，鼻根向下延伸为鼻背，外鼻前下端的隆起称鼻尖，鼻尖两侧半圆形隆起部，称为鼻翼，呼吸困难者有鼻翼扇动的征象。

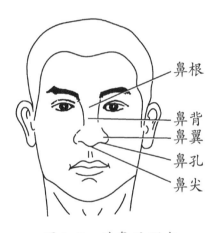

图6-5　外鼻的形态

2. 鼻腔　由软骨、骨及其内衬的皮肤和黏膜构成。鼻腔被鼻中隔分为左、右两腔。鼻中隔为两侧鼻腔共同的内侧壁。鼻中隔前下方黏膜血管丰富，位置较浅，外伤或干燥时易引起出血，故此区域称为易出血区。

每侧鼻腔又为鼻前庭（相当于鼻翼所覆盖部分）和后上方的固有鼻腔（鼻腔的主要部分）。鼻前庭内衬皮肤，生有鼻毛，有滤过和清洁空气的作用。固有鼻腔内衬黏膜，其外侧壁自上而下有上、中、下3个鼻甲，各鼻甲下方分别对应上、中、下3个鼻道。

固有鼻腔的黏膜按生理功能分为嗅区和呼吸区，嗅区位于上鼻甲与其相对应的鼻中隔及二者上方鼻腔顶部的黏膜，富含嗅细胞，能感受嗅觉的刺激。其余部分的黏膜则富含鼻腺称为呼吸区，对通过的气体有加温、净化、湿润等作用（图6-6）。

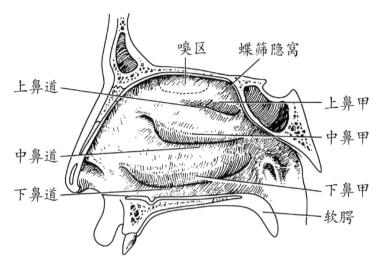

图6-6　鼻腔外侧壁（右侧）

3. 鼻旁窦　由骨性鼻旁窦内衬黏膜形成，为鼻腔周围同名颅骨内开口于鼻腔的含气空腔，鼻旁窦的黏膜与鼻腔黏膜相续，故鼻腔的炎症可引起鼻旁窦发炎，称为鼻窦炎。鼻旁窦共有4对，即上颌窦、额窦、蝶窦和筛窦（图6-7），均开口于中鼻道以上部位（图6-8）。鼻旁窦有温暖、湿润空气及对发音产生共鸣的作用。

（二）咽

咽是消化管与呼吸道的共同通道，是一个上宽下窄、前后略扁的漏斗形肌性管道（图6-9）（详见第七章消化系统）。

（三）喉

喉既是呼吸的通道，又是发音的器官。主要由喉软骨和喉肌构成。成人的喉位于第3—6颈椎前方，其上界为会厌上缘，上通咽，下连气管，两侧有颈部大血管、神经和甲状腺等。

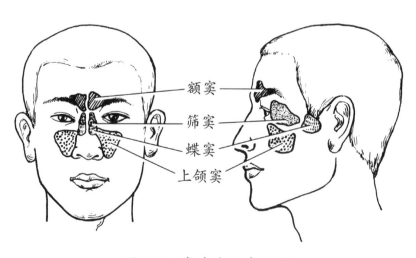

图6-7　鼻旁窦体表投影

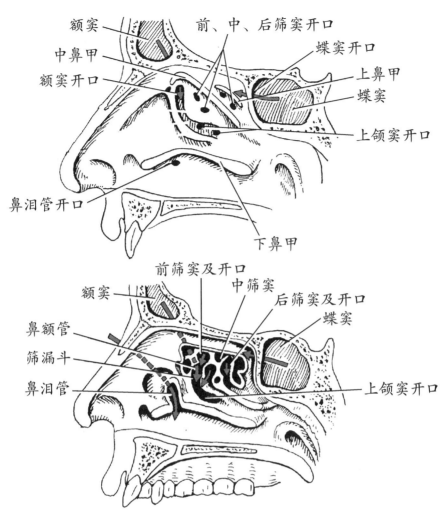

图6-8　鼻旁窦及鼻泪管的开口

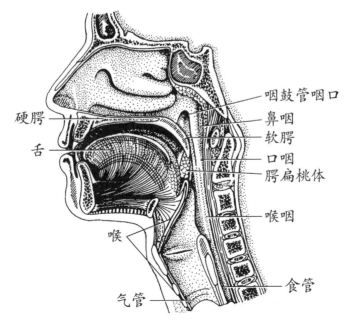

图6-9　头颈部正中矢状切面

1. **喉软骨** 包括甲状软骨、环状软骨、会厌软骨和杓状软骨等，它们构成了喉的支架（图6-10）。

（1）甲状软骨：是喉软骨中最大的一块，构成喉的前壁和侧壁，甲状软骨前角上端向前突出，称为**喉结**，在成年男子中尤为明显。

（2）环状软骨：位于甲状软骨的下方，是喉软骨中唯一完整的软骨环。环状软骨的作用是支撑呼吸道，保持其通畅，损伤后容易引起喉腔狭窄。

（3）会厌软骨：是一个富有弹性的软骨板，位于舌骨体后方。上宽下窄，呈树叶状。会厌软骨表面被覆黏膜构成会厌，为喉口的活瓣，当吞咽时，会厌可封闭喉口，防止食物误入喉腔。

（4）杓状软骨：位于环状软骨板上缘的两侧，左、右各一。其向前伸出的突起称声带突，声带突与甲状软骨间各有一条声韧带相连，声韧带是发音的基础。

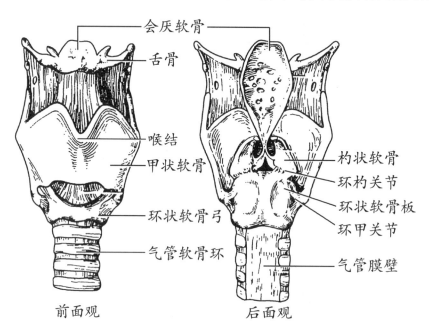

图6-10　喉软骨连结

2. **喉腔** 是由喉软骨、韧带、喉肌和喉黏膜等共同围成的管腔。上通咽，下通气管。喉腔的入口，称为喉口。喉腔内面衬以黏膜，喉腔侧壁有上、下两对呈前后走向的黏膜皱襞，上方的一对称前庭襞，两侧前庭襞之间的裂隙，称为**前庭裂**；下方的一对称声襞，两侧声襞之间的裂隙，称为**声门裂**，是喉腔最狭窄的部位。

喉腔分为3部分：喉口与前庭襞之间的部分为喉前庭；前庭襞与声襞之间的部分为喉中间腔，声襞以下的部分为声门下腔。声门下腔的黏膜下组织疏松，感染时易引起水肿。尤其是婴幼儿的喉腔狭小，发生急性喉水肿时易引起喉阻塞从而产生呼吸困难（图6-11）。

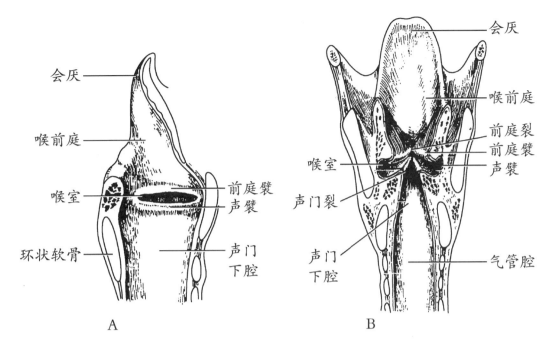

图6-11 喉腔

A. 喉腔的冠状切面；B. 喉的正中矢状切面

3. 喉肌　是发音的动力器官，为数块细小的骨骼肌，附着在喉软骨上。喉肌能够开大或缩小声门裂，松弛或拉紧声带，并且能够调节声音的强弱和音调的高低。

（四）气管与主支气管

1. 位置和形态　气管位于喉与气管杈之间，为通气的管道。气管在胸骨角平面分为左、右主支气管，分叉处称为气管杈（图6-12）。气管主要由14~17个呈"C"形的透明软骨环构成，软骨环后方的缺口由平滑肌和弹性纤维封闭。气管切开术常在第3—5气管软骨环处进行。

支气管是气管发出的各级分支，其中一级分支为左主支气管和右主支气管。**左主支气管较细长**，走行接近水平；**右主支气管较粗短**，走行接近垂直，因此气管坠入的异物多进入右主支气管。

左主支气管进入左肺，右主支气管进入右肺，二者至肺门处分为肺叶支气管，肺叶支气管进入相应的肺叶后再分为肺段支气管，支气管在肺内反复分支形成支气管树（图6-13）。

2. 气管和主支气管的微细结构　气管与主支气管的管壁由内向外依次由黏膜、黏膜下层和外膜构成。

（1）黏膜：由上皮和固有层构成。上皮为假复层纤毛柱状上皮，其中杯状细胞分泌的黏液覆盖在黏膜表面，其与黏膜下层腺体的分泌物共同构成黏液屏障，可黏附吸入空气中的灰尘和细菌，通过纤毛的摆动，将其推向咽部咳出。固有层由结缔组织构成，富含血管、弹性纤维和散在淋巴组织。黏膜的分泌物中含有免疫球蛋白，能够对入侵的细菌和病毒起到局部防御作用。

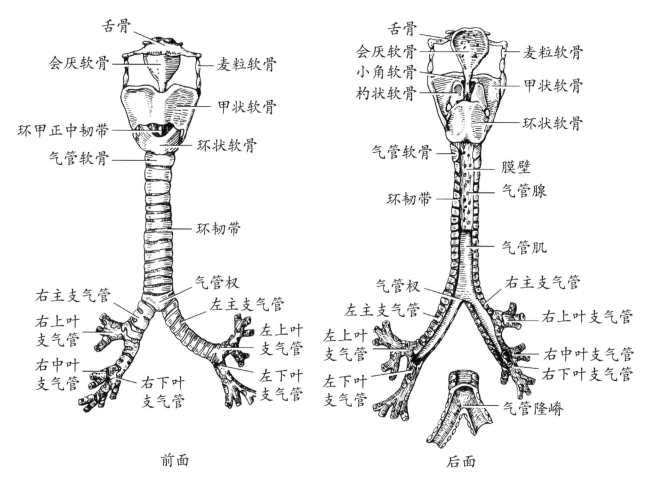

图6-12 气管与主支气管

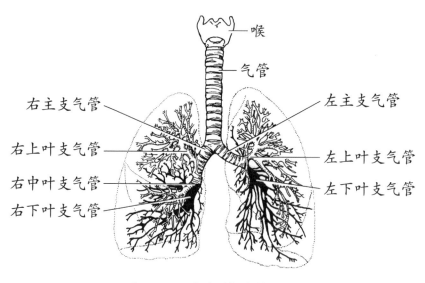

图6-13 支气管树整体观

吸烟的危害

烟草里面含有3 000多种化学物质，一些是致癌物质，主要有害成分是焦油和尼古丁（烟碱），这些物质黏附在呼吸道的管壁上，对呼吸道纤毛造成损伤，使其瘫痪、倒伏，甚至脱落。杯状细胞分泌黏液，包裹外界吸入的细菌、病毒、烟尘等，纤毛损伤后不能将其排出，含有细菌、灰尘的黏液在呼吸道中堆积，引起呼吸道感染，出现咳嗽、咳痰，严重者可引起肺部感染。吸烟者慢性支气管炎、哮喘、肺气肿、肺心病等患病率明显增高。烟草中含有亚硝胺、焦油等数十种致癌物，长期大量吸烟的人肺癌发病率也明显增高。另外烟草中的尼古丁能使心跳加快，血压升高；能促使动脉粥样硬化的形成。大量吸烟的人，易患高血压、冠心病，且其发作时，致死率也比不吸烟者高。

（2）黏膜下层：为疏松结缔组织构成，内含丰富的气管腺、血管、淋巴管和神经等。

（3）外膜：主要由"C"形透明软骨环借韧带连接，缺口处被平滑肌束和结缔组织封闭。当吸气时，气管和主支气管可轻度扩张，以便增加通气量。

二、肺

（一）肺的位置和形态

肺是呼吸系统中最重要的器官。肺位于胸腔内纵隔的两侧，膈肌的上方，左、右各一，富有弹性，表面覆有脏胸膜。新生儿的肺呈淡红色，成人的肺因外界灰尘不断沉积，呈暗红色甚至蓝黑色，吸烟者尤甚（图6-14）。

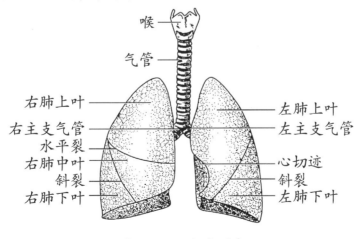

图6-14　肺的形态

肺的形态近似圆锥形，左肺狭长，由斜裂分为上、下两叶；右肺粗短，由斜裂和水平裂分为上、中、下三叶。肺包括一尖、一底、两面、三缘。肺尖即肺的上端，经胸廓上口突入颈根部，在锁骨中线内侧1/3段向上突出2~3cm；肺底即肺的下面，在膈肌的上方，故也称膈面；肋面即肺的外侧面，与胸廓的外侧壁和前后壁相邻；纵隔面即肺的内侧面，朝向纵隔，此面近中央有一凹陷，称**肺门**，是主支气管、血管、淋巴管和神经等进出肺的部位，进出肺门的这些结构被结缔组织包裹，称为**肺根**（图6-15）。肺的前缘较锐利，左肺前缘下部有一凹陷，称心切迹；后缘圆钝，是外侧面与内侧面在后方的移行处；下缘亦较锐薄，为膈面、肋面与纵隔面的移行处，其位置随呼吸运动发生显著变化。

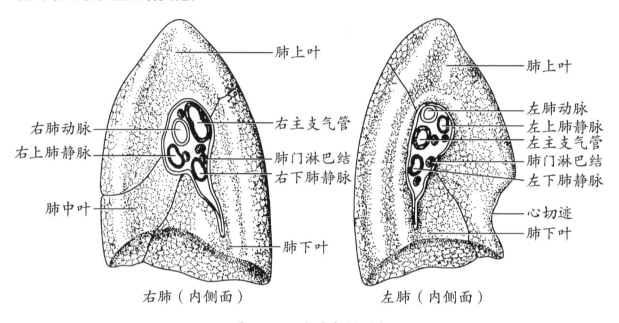

图6-15 肺（内侧面）

（二）肺的微细结构

肺组织由肺实质和肺间质两部分构成。肺实质由肺内的各级支气管和肺泡构成；间质是指肺内的结缔组织、血管、神经及淋巴管等。根据功能不同，肺实质又分为**导气部**和**呼吸部**两部分（图6-16）。

1. 导气部 从叶支气管至终末细支气管，只有传送气体的功能，不能进行气体交换。其由大到小包括肺叶支气管、

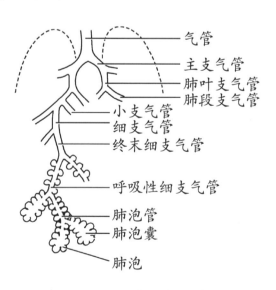

图6-16 肺内结构模式图

肺段支气管、小支气管、细支气管（管径约1mm）和终末细支气管（管径约0.5mm）等。各级支气管随着逐级分支，管腔变小，管壁变薄。表现为：①上皮由假复层纤毛柱状上皮渐变为单层柱状上皮。②平滑肌逐渐增多。在正常吸气时，平滑肌松弛，管腔扩大；呼气末时平滑肌收缩，管腔变小。细支气管平滑肌痉挛性收缩，引起管腔狭窄，导致呼吸困难，临床上称为支气管哮喘。每根细支气管及其分支连同其所属的肺泡构成一个肺小叶（图6-17），临床上将累及肺小叶的

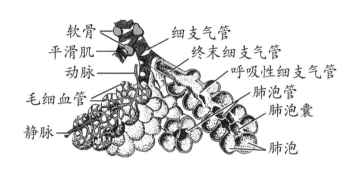

图6-17　肺小叶立体模式图

炎症称为小叶性肺炎，而大叶性肺炎则累及肺段或肺叶。

2. 呼吸部　包括呼吸性细支气管、肺泡管、肺泡囊和肺泡，能够进行气体交换（图6-18）。

肺泡（图6-19）是进行气体交换的主要部位，呈多面囊泡状，由肺泡上皮及基膜构成，周围有少量的结缔组织和丰富的毛细血管。肺泡上皮可分为2种类型：①Ⅰ型肺泡细胞构成气体交换的广大表面积，是肺泡进行气体交换的主要细胞；②Ⅱ型肺泡细胞，位于Ⅰ型肺泡细胞之间，数量少，能分泌肺泡表面活性物质。

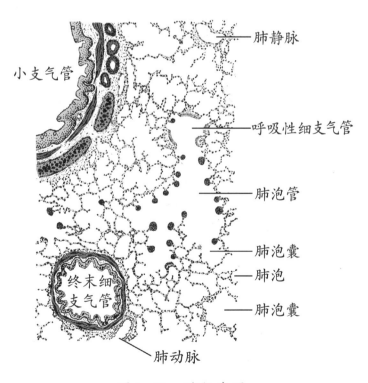

图6-18　肺仿真图

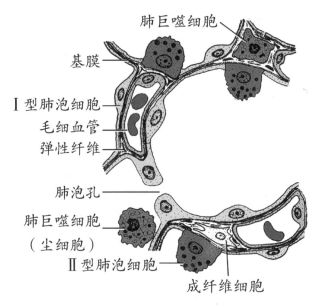

图6-19　肺泡结构模式图

相邻肺泡之间的薄层结缔组织称肺泡隔，内有丰富的毛细血管网、大量的弹性纤维和肺泡巨噬细胞。肺泡隔内的弹性纤维使肺泡具有良好的弹性回缩力，老年人的弹性纤维功能下降，肺泡的弹性回缩力明显下降，容易诱发老年肺气肿。肺泡隔中的肺泡巨噬细胞，具有活跃的变形运动能力，可以进入肺泡腔，吞噬进入肺泡内的灰尘和细菌，吞噬大量灰尘的肺泡巨噬细胞称尘细胞。

肺泡与肺毛细血管进行气体交换时，必须经过肺泡表面活性物质层（液体层）、I型肺泡上皮细胞、基膜、薄层结缔组织、毛细血管基膜及内皮细胞，通常将这六层结构称为气-血屏障，也称呼吸膜（图6-20）。此膜很薄，其通透性很大，便于气体交换。

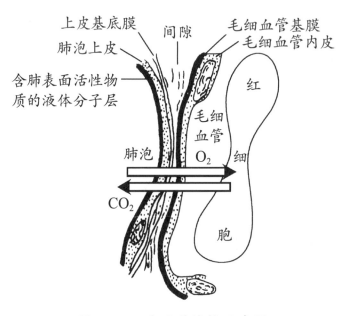

图6-20　呼吸膜结构示意图

三、胸膜与纵隔

（一）胸膜与胸膜腔

胸膜是一层薄而光滑的浆膜，根据衬覆的部位不同可分为脏胸膜和壁胸膜（图6-21）。脏胸膜是覆盖在肺的表面，并深入至叶间裂隙内的一层浆膜；壁胸膜按其衬覆部位不同分为四部分：①肋胸膜，衬于肋、胸骨等内面的浆膜，即胸壁的内表面；②膈胸膜，贴于膈肌上面；③纵隔胸膜，贴于纵隔的两侧；④胸膜顶，为肋胸膜和纵隔胸膜向上的延续，位于肺尖上方。

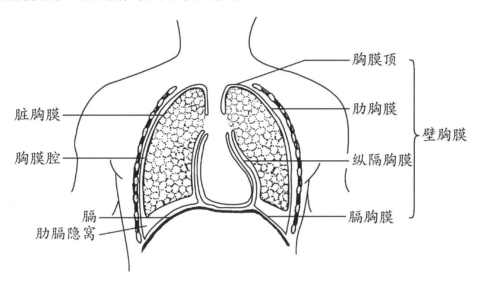

图6-21　胸膜和胸膜腔示意图

脏、壁胸膜在肺根处相互移行，共同形成潜在性的密闭腔隙称为胸膜腔。胸膜腔左、右各一，互不相通，腔内为负压，内含少量起润滑作用的浆液。在肋胸膜和膈胸膜相互转折处，形成一半环形间隙，此间隙称肋膈隐窝，此处是胸膜腔最低点，胸膜腔有积液时，容易在此存积。

（二）纵隔

纵隔是指左右两侧纵隔胸膜之间所有器官和组织的总称（图6-22）。纵隔的前界为胸骨，后界为脊柱的胸段，两侧界为纵隔胸膜，上至胸廓上口，下至膈肌。

通常以胸骨角平面为界，将纵隔分为上纵隔和下纵隔。下纵隔又以心包为

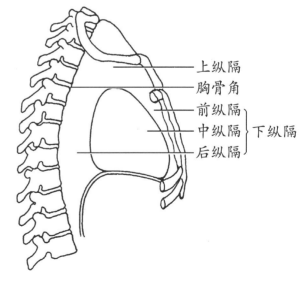

图6-22　纵隔的分部

界分为前、中、后纵隔。胸骨与心包之间的部分为前纵隔；心及与其相连的大血管根部所在的部位为中纵隔；心包与脊柱胸段之间的部分为后纵隔。纵隔内有心、心包、出入心的大血管、膈神经、气管和主支气管、食管、迷走神经、交感干、胸导管与淋巴结等。

第三节　肺通气

一、肺通气的原理

肺通气是外界环境与肺泡之间进行气体交换的过程。是气体通过呼吸道进出肺的过程。气体进出肺取决于推动气体流动的动力和阻止其流动的阻力。动力克服阻力，才能够实现肺通气。

（一）肺通气的动力

肺内压是指肺泡内的气体压力。由于肺本身不具有主动缩小和扩张的能力，其必须依赖胸廓的运动而变化。在呼吸运动中，呼吸肌的收缩和舒张能够引起胸廓的扩大和缩小，进一步牵引着肺的扩张和缩小，从而引起肺内压的变化，肺内压的变化使肺泡与大气压之间形成压力差，从而使气体出入肺。由此可见肺通气的**直接动力**是肺内压与大气压之间的压力差，而呼吸肌的收缩和舒张引起的节律性呼吸运动则是肺通气的**原动力**（图6-23）。

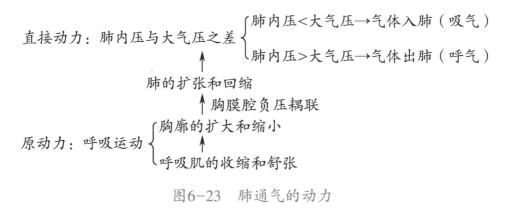

图6-23　肺通气的动力

1. 呼吸运动　呼吸肌收缩和舒张所引起的胸廓节律性扩大和缩小，称为**呼吸运动**，包括吸气运动和呼气运动。参与呼吸运动的吸气肌主要有膈肌和肋间外肌，此外还有一些辅助吸气肌，仅在用力呼吸时才参与呼吸运动，如斜角肌、胸大肌、胸锁乳突肌等；呼气肌主要有肋间内肌和腹肌。呼吸运动的类型可以分为多种，按照呼吸运动的深度不同可分为平静呼吸和用力呼吸；按呼吸运动的方式不同分为胸式呼吸、腹式呼吸。

（1）平静呼吸和用力呼吸：平静呼吸是指人体在安静状态下的呼吸运动，呼吸频率为12~18次/min，主要由膈肌和肋间外肌的收缩和舒张来完成，其中膈肌作用更大一些。平静吸气时，膈肌收缩，膈顶下移，从而扩大了胸廓的上下径；肋间外肌收缩时，肋骨和胸骨上移，同时肋骨下缘向外侧偏转，从而增大了胸廓的前后和左右径。由于胸廓上下径、左右径和前后径均增大，故胸腔扩大，肺也随之扩张，肺内压降低。当肺内压低于大气压时，外界气体进入肺内，完成吸气运动。平静呼气并不是由呼气肌收缩完成的，而是由膈肌和肋间外肌舒张所致。当膈肌和肋间外肌舒张时，肋骨、胸骨和膈肌均自然回位，从而使胸廓和肺容积缩小，肺弹性回缩，肺内压升高，高于大气压，气体排出肺，完成呼气过程。平静呼吸时吸气是由吸气肌收缩引起，是主动过程；呼气是由吸气肌舒张引起的，为被动过程（图6-24）。

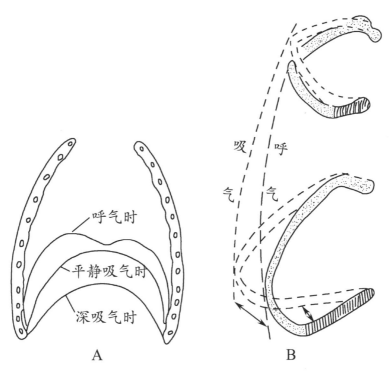

图6-24　呼吸肌运动引起的胸腔容积变化示意图

A. 膈肌收缩和舒张时的胸腔容积变化；B. 肋间外肌收缩和舒张时的胸腔容积变化

人体在劳动或剧烈运动时，或吸入气中CO_2含量增加或O_2含量减少时，呼吸运动加深加快，称为**用力呼吸或深呼吸**。用力呼吸在吸气运动时，除肋间外肌和膈肌收缩加强外，也有辅助吸气肌（如胸锁乳突肌、胸大肌等）参与收缩，使胸廓进一步扩大，肺内压大幅度下降，从而吸入大量气体。用力呼气时，除肋间外肌和膈肌舒张外，还有呼气肌（肋间内肌、腹壁肌等）参与收缩，使胸廓进一步缩小，肺内压进一步升高，从而呼出大量气体。故用力呼吸时，无论吸气还是呼气都是主动过程。

（2）胸式呼吸和腹式呼吸：**胸式呼吸**是指通过肋间外肌收缩和舒张，引起胸壁明显起伏的呼吸运动。**腹式呼吸**是指通过膈肌收缩和舒张，造成腹壁起伏明显的呼吸运动。正常情况下，成人胸式呼吸和腹式呼吸同时存在，称为混合式呼吸，只有在腹部或胸部活动受限时才表现出某种单一形式的呼吸运动。胸廓有病变如胸膜炎、胸壁外伤的患者，胸廓运动受限，常呈腹式呼吸；腹水患者、腹膜炎患者、妊娠晚期的妇女等，膈肌运动会受到限制，因此多呈胸式呼吸。婴儿胸廓不发达，也以腹式呼吸为主。

2. 肺内压　是指肺泡里的压力，在呼吸运动过程中，肺内压随肺容积的变化而改变。平静呼吸时，吸气初，肺扩张容积增大，肺内压降低，低于大气压，空气入肺。由于肺内气体的不断增加，肺内压逐步升高，到吸气末，肺内压等于大气压，气体停止入肺，停止吸气；呼气初，肺回缩导致容积减小，肺内压升高，高于大气压，气体出肺。由于肺内气体的不断减少，肺内压逐步下降，到呼气末，肺内压等于大气压，停止呼气。平静呼吸时，吸气时的肺内压低于大气压$1\sim2$mmHg；呼气时的肺内压高于大气压$1\sim2$mmHg。如果机体因意外出现呼吸停止，便可根据肺通气的原理，采取人工呼吸的急救办法，通过一定的辅助手段人为地建立肺内压与大气压之间的压力差，使空气进出肺，以纠正人体缺氧，促进自主呼吸的恢复。

3. 胸膜腔内压

（1）胸膜腔：是一潜在的密闭腔隙，正常情况下胸膜腔内没有气体只有少量浆液。浆液的作用：一是能够减轻呼吸运动时两层胸膜间摩擦；二是靠浆液分子的内聚力，使脏层胸膜和壁层胸膜紧贴在一起，不易分开。因此胸膜腔将肺和胸廓联系在一起，使不具备主动张缩能力的肺能随胸廓容积的变化而扩大或缩小。胸膜腔内的压力称为**胸膜腔内压**，简称胸内压。可用与检压计相连接的注射针头刺入胸膜腔测定。结果表明，正常成人平静呼吸过程中，胸膜腔内压始终低于大气压（若以大气压为零，则胸膜腔内压为负压），并随呼吸过程而发生周期性的波动。通常在平静呼吸时，吸气末为$-10\sim-5$mmHg；呼气末为$-5\sim-3$mmHg。

正常情况下，胸膜腔内没有气体，少量浆液产生的压力忽略不计，胸膜腔受到使肺泡扩张的肺内压和使肺泡缩小的肺回缩力两种方向相反的力的影响。肺之所以能维持这种扩张状态，正是这两种力之间平衡的结果，胸膜腔内压等于这两种方向相反力的代数和，胸膜腔内压＝肺内压＋（−肺回缩力）。

在吸气末与呼气末，肺内压等于大气压，所以胸膜腔内压＝大气压−肺回缩力。

若以大气压为零，则胸膜腔内压=–肺回缩力。

可见，胸膜腔负压实际上是由肺的回缩力所决定的，其值也随呼吸运动的变化而变化。吸气时，肺扩张程度增大，回缩力也增大，导致胸膜腔负压更低；呼气时，肺扩张程度减小，回缩力也减小，胸膜腔负压相对高一些。老年人因肺的弹性回缩力降低，所以胸内负压变小（图6-25）。

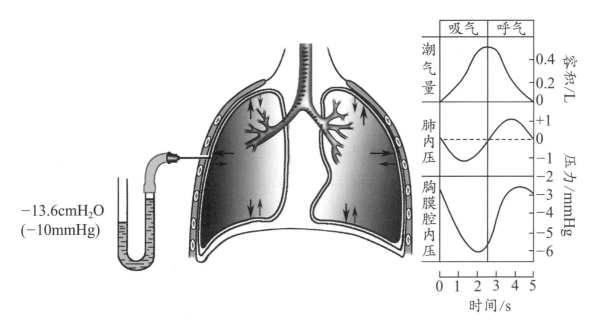

向外的箭头代表肺内压，向内的箭头代表肺回缩力。

图6-25 呼吸时肺内压、胸膜腔内压及呼吸气量的变化

（2）胸膜腔负压的生理意义：①维持肺的扩张状态，并随胸廓的运动而扩张和回缩，从而保证肺通气和肺换气顺利进行；②降低中心静脉压和胸导管内的压力，有利于静脉血和淋巴的回流。

胸膜腔的密闭性是胸膜腔负压形成的前提条件，若这种密闭性被破坏，气体进入胸膜腔造成气胸。此时，气胸使胸膜腔内负压消失，肺因其回缩力而塌陷，导致肺不张。气胸不仅影响肺通气功能，还能因静脉血和淋巴液回流障碍而影响循环功能，严重者危及生命。

◎ 案例分析 --

案例

患者，男，19岁，于前一天搬重物时突然出现左侧胸部针刺样疼痛，无肩背部放射，无心悸心慌，无发热，伴呼吸困难。检查发现左侧胸廓稍饱满，肋间隙增宽，左侧呼吸幅度减弱，左肺叩诊鼓音，听诊呼吸音消失。经初步诊断为左侧自发性气胸。

分析

气胸发病前部分患者可能有持重物、剧烈体育活动等诱因，但多数患者在正常活动或安静休息时发生。大多数起病急骤，患者突感一侧针刺样或刀割样胸痛，伴随呼吸困难。其发病机制为胸膜腔的密闭性被破坏，气体进入胸膜腔造成气胸。此时，气胸使胸膜腔内负压消失，肺因其回缩力而塌陷，导致肺不张，这时尽管呼吸运动仍在进行，肺却不能随胸廓运动而缩小或扩大，从而影响肺通气功能。

（二）肺通气的阻力

肺通气的阻力分为弹性阻力和非弹性阻力两类。弹性阻力约占通气总阻力的70%，包括肺和胸廓的弹性阻力，是平静呼吸时的主要阻力。非弹性阻力约占通气总阻力的30%，主要是气道阻力。阻力增高是临床上肺通气障碍最常见的原因。

1. 弹性阻力 弹性阻力是指弹性组织因外力作用发生变形从而产生的对抗变形的回位力，肺通气的弹性阻力由肺和胸廓的弹性回缩力形成。弹性阻力常用顺应性来表示，**顺应性**是指在外力作用下弹性物体扩张的难易程度。容易扩张者，其顺应性大，阻力小；不易扩张者，顺应性小，阻力大，可见顺应性与弹性阻力成反比关系。肺的弹性阻力由两部分组成：一是肺泡表面张力，约占2/3；二是肺的弹性纤维所产生的弹性回缩力，约占1/3。

（1）肺泡表面张力：在肺泡内表面覆盖有一薄层液体，由于液体分子间的相互吸引，从而产生了一种朝向肺泡中心的力量，这种力称为**肺泡表面张力**，其作用使肺泡回缩，对抗肺的扩张。但生理情况下肺泡并不发生萎缩，因为肺泡表面有一层表面活性物质。肺泡表面活性物质由Ⅱ型肺泡细胞合成和分泌，其主要成分为二棕榈酰卵磷脂，具有降低肺泡表面张力，稳定肺泡容积，防止肺泡塌陷的作用。当机体受到伤害时，如创伤、休克、中毒或感染等，肺泡表面活性物质的合成受到影响，从而引起肺泡塌陷，影响肺泡的气体交换。

🔗 知识链接

新生儿呼吸窘迫综合征

在妊娠6~7个月左右，胎儿Ⅱ型肺泡细胞开始分泌表面活性物质，到分娩前达到高峰。早产儿由于Ⅱ型肺泡细胞没有发育成熟，从而导致缺乏肺泡表面活性物质，引起肺不张。表现为出生后不久，即出现进行性呼吸困难和呼吸衰竭。发现新生儿呼吸窘迫综合征，应及时给予促进肺成熟的药物，必要时给予机械通气。

（2）肺的弹性回缩力：主要是来自肺泡隔中的弹性纤维，肺扩张时，这些纤维会被牵拉产生回缩力。在一定范围内，肺扩张的越大，对这些纤维的牵拉就越大，弹性回缩力越大，肺弹性阻力也越大；反之则小。

2. 非弹性阻力　主要是气流经过呼吸道时产生的摩擦力，即气道阻力。

气道阻力是指气体流经呼吸道时，气体分子与呼吸道管壁之间的摩擦力以及气体分子之间摩擦力。其大小与气流形式、气流速度和呼吸道口径有关，其中呼吸道口径是影响气道阻力的主要因素，气道阻力与呼吸道半径的4次方成反比。呼吸道平滑肌受自主神经支配，交感神经兴奋，使平滑肌舒张，呼吸道管径变大，阻力减小；副交感神经兴奋则使平滑肌收缩，呼吸道管径变小，阻力变大。由于运动时交感神经紧张性占优势，安静时副交感神经紧张性占优势，因而，支气管炎患者出现平滑肌痉挛时，安静时憋气程度比轻度运动时感到更严重。

二、肺通气功能的评价

肺容量和肺通气量是衡量肺通气功能的指标。

（一）肺容量

肺容量是指肺所容纳的气体量（图6-26）。在呼吸运动周期中，肺容量随着出入肺的气体量而变化。

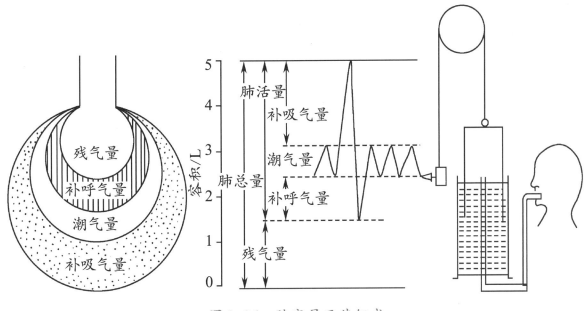

图6-26　肺容量及其组成

1. 潮气量　是指每次吸入或呼出的气体量，正常成人平静呼吸时为400~600ml，平均为500ml。运动时，潮气量增大，最大可达肺活量大小。

2. 补吸气量 是指平静吸气末，再尽力吸气所能吸入的气体量。正常成人为1 500~2 000ml。

3. 补呼气量 是指平静呼气末，再尽力呼气所能呼出的气体量。正常成人为900~1 200ml。

4. 残气量和功能残气量 最大呼气末，肺内剩余的气体量称为**残气量（余气量）**，正常成人约为1 000~1 500ml。支气管哮喘患者和肺气肿患者，因呼气困难而残气量增大。功能残气量是指平静呼气末，尚留存于肺内的气体量，即残气量和补呼气量之和，正常成人约为2 500ml。由于有余气量，使得肺在呼气末也能进行气体交换。肺气肿患者功能残气量增多，而肺实质病变患者功能残气量减少。

5. 肺活量和用力呼气量 最大吸气后，再尽力呼气，所呼出的最大气体量称为肺活量，它是潮气量、补吸气量和补呼气量之和。肺活量有较大的个体差异，与性别、年龄、身材大小、体位、呼吸肌强弱等有关。正常成年男性约为3 500ml，女性约为2 500ml。肺活量的大小反映一次呼吸时肺所能达到的最大通气量，在一定程度上可作为肺通气功能的指标。但由于测定时没有时间限制，临床上通气功能有障碍的患者，可通过延长呼气时间，使肺活量仍能达到正常范围，故又提出用力呼气量的概念。

用力呼气量又称时间肺活量，指尽最大吸气后，再用力以最快速度呼气，测定一定时间内所能呼出的气体量占肺活量的百分数。正常成人第1、第2、第3秒末分别呼出83%、96%、99%，即正常成人在3秒内基本上可呼出全部肺活量的气体。其中第1秒末的时间肺活量最有意义，低于60%属于不正常。用力呼气量是一种动态指标，可有效地反映肺容量的大小，是评价肺通气功能的较好指标。临床上呼吸道阻力增大的患者如慢性阻塞性肺疾病、支气管哮喘等，时间肺活量明显降低。

6. 肺总量 肺所能容纳的最大气体量称为**肺总量**，它是肺活量与残气量之和。其值可因性别、年龄、身材、运动锻炼情况和体位而异，正常成年男性约为5 000ml，女性约为3 500ml。

（二）肺通气量和肺泡通气量

1. 肺通气量 指每分钟吸入或呼出的气体总量，是潮气量与呼吸频率的乘积，也称**每分通气量**，肺通气量＝潮气量×呼吸频率。

正常成人平静呼吸时潮气量约为500ml，呼吸频率为12~18次/min，则肺通气量约为6 000~9 000ml。机体劳动或运动时，肺通气量增大。

最大通气量是指在最深、最快呼吸时，每分钟能吸入或呼出的最大气体量，最大可达150L，它反映单位时间内充分发挥全部通气能力所能达到的通气量，是估计一个人能进行多大运动量的生理指标之一。一般可达70~120L/min。

2. 无效腔与肺泡通气量　每次吸入的气体，只有进入肺泡与血液进行气体交换的气体量才是真正有效的，而未与血液发生气体交换的气体通道统称为无效腔。从鼻至终末细支气管之间的呼吸道内的气体不能与血液进行气体交换，此部分呼吸道容积称为**解剖无效腔**，在健康成人其容积约为150ml。

由于无效腔的存在，每次吸入的新鲜空气有一部分不能到达肺泡进行气体交换。为了计算真正有效的、可交换的气体量，应以肺泡通气量为准。肺泡通气量是指每分钟进入肺泡且能有效与血液进行气体交换的气体量。其计算公式为：肺泡通气量 = (潮气量 − 无效腔气量) × 呼吸频率。

由于解剖无效腔的容积是个常数，所以肺泡通气量主要受潮气量和呼吸频率的影响。当呼吸深度和频率改变时对肺通气量和肺泡通气量影响不同。由表6-1可见，深而慢的呼吸比浅而快的呼吸效率要高。

表 6-1　不同呼吸形式的肺通气量

呼吸形式	潮气量 /（ml/min）	呼吸频率 /（次 /min）	肺通气量 /（ml/min）	肺泡通气量 /（ml/min）
平静呼吸	500	12	6 000	（500−150）×12=4 200
深慢呼吸	1 000	6	6 000	（1 000−150）×6=5 100
浅快呼吸	250	24	6 000	（250−150）×24=2 400

第四节　气体的交换与运输

一、气体的交换

气体的交换包括组织换气和肺换气两个过程。体循环毛细血管血液与组织细胞之间进行的气体交换称为组织换气，肺泡与肺毛细血管血液之间进行的气体交换称为肺换气。

（一）气体交换的原理

气体交换的动力是气体分压差。气体分子总是从压力高处向压力低处运动，这一过程称为气体扩散。体内的气体交换是通过扩散进行的。在混合气体中，每种气体分子运动产生的压力为该气体的分压，可用混合气体的总压力乘以该气体所占容积的百分比求得。空气总压力为760mmHg，其中O_2的容积百分比约为21%，则O_2的分压

（PO_2）为760×21%=160mmHg，CO_2的容积百分比约为0.04%，则CO_2的分压（PCO_2）为760×0.04%=0.3mmHg。安静状态下，O_2和CO_2在肺泡气、血液和组织中的分压见表6-2。

表6-2　安静时肺泡气、血液和组织内 O_2 和 CO_2 的分压　　单位：mmHg

	肺泡气	静脉血	动脉血	组织
PO_2	104	40	100	30
PCO_2	40	46	40	50

（二）气体交换的过程

1. **组织换气**　当动脉血流经组织时，由于细胞在代谢过程中不断消耗O_2，同时产生CO_2，故组织内的PO_2较动脉血中PO_2低，而组织内的PCO_2较动脉血PCO_2高。因此在分压差的作用下，O_2顺分压差由血液向组织细胞扩散，CO_2顺分压差由组织细胞向血液扩散，经气体交换后，血中PO_2降低，PCO_2升高，结果使动脉血变成静脉血。

2. **肺换气**　当静脉血流经肺泡毛细血管时，由于肺泡不断更新气体，使肺泡的PO_2大于静脉血的PO_2，肺泡的PCO_2小于静脉血的PCO_2。因此在分压差的作用下，CO_2由血液向肺泡扩散，O_2则由肺泡向血液扩散，进行气体交换后静脉血变为动脉血。O_2和CO_2扩散速度非常快，仅需约0.3秒即可达到平衡。

综上所述，在组织内体循环毛细血管的血液不断向组织释放O_2，吸取CO_2；而在肺循环毛细血管内的血液不断向肺泡释放CO_2，吸取O_2（图6-27）。

（三）影响肺换气的因素

1. **呼吸膜的厚度和面积**　肺泡与血液之间进行气体交换时必须通过呼吸膜。呼吸膜有6层结构（图6-20），正常情况下，呼吸膜厚度极薄、通透性很大，有利于气体迅速扩散。正常人肺有3亿左右肺泡，呼吸膜总面积约为$70m^2$，安静时能够进行气体交换的面积约为$40m^2$，有相当大的储备面积。病理情况下，如肺炎、肺水肿等，呼吸膜的厚度会增加，气体扩散速率减慢，肺换气效率降低；肺不张、肺气肿时，呼吸膜扩散面积减小，也影响气体交换与肺换气效率。因此肺换气效率与呼吸膜厚度成反比，与呼吸膜面积成正比。

2. **通气/血流比值**　肺换气是发生在血液与肺泡之间，要达到高效率的气体交换，肺泡既要有足够的血液量供给，又要有充足的通气量，它们之间应有一个适当的比值，这个比值就是通气/血流比值，即每分钟肺泡通气量与每分钟肺血流量的比值。正常成人安静时，每分钟肺泡通气量约为4.2L，每分钟肺血流量约为5L，通气/血流比值为0.84，此时，通气量和血流量的比例配置适当，气体交换效率最高，静脉血将全部变为动脉血；如果比值>0.84，意味着通气过剩或血流相对不足，部分肺泡里的气体未能与血液里的气体进行充分交换，气体交换效率就降低，如肺血管栓塞等；如果比值<0.84，意味着通气不足或血流相对过多，部分血液流经通气不良的肺泡，未能得到充分的气体交换，没有完全变成动脉血就流回心脏，如支气管哮喘等。因此，无论比值增大还是减小，均可导致肺换气效率降低，影响气体交换。

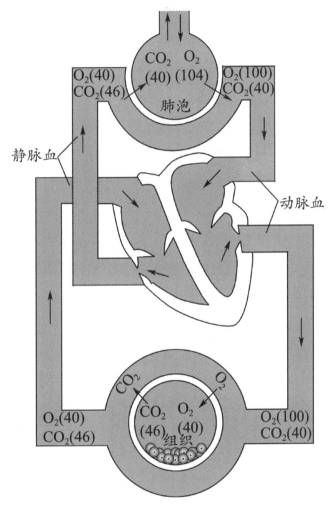

图6-27 肺换气和组织换气示意图

图中数字为气体分压，单位为mmHg

二、气体在血液中的运输

气体在血液中的运输，沟通了组织换气和肺换气。从组织扩散进入血液的CO_2必须由血液循环运送到肺泡，从肺泡扩散进入血液的O_2也必须通过血液循环运送到各组织。CO_2和O_2以物理溶解和化学结合的形式存在于血液中。

CO_2和O_2的物理溶解量都很少，但非常重要，因为气体必须先物理溶解于血液才能实现化学结合，而结合的气体，也必须先从化学结合状态解离成物理溶解状态，然后才能溢出血液。二者之间处于动态平衡。

（一）O_2的运输

1. 物理溶解　O_2在血液中溶解的量很少，当血液O_2分压在100mmHg时，每100ml血液中可溶解0.3ml，仅占血液运输O_2总量的1.5%。

2. 化学结合　O_2在血液中与血红蛋白结合，形成氧合血红蛋白，血液中的O_2主要以氧合血红蛋白（HbO_2）形式运输。

此结合反应迅速、可逆，不需酶的催化，反应方向取决于PO_2的高低，当血液流经PO_2高的肺部时，Hb与O_2结合成HbO_2，当血液流经PO_2低的组织时，HbO_2迅速解离，释放O_2，成为去氧Hb；Hb中的Fe^{2+}与O_2结合后仍是二价的铁，所以该反应是氧合，而不是氧化反应；1分子Hb能够结合4分子的O_2。

HbO_2呈鲜红色，而去氧Hb呈紫蓝色。当血液中去氧Hb含量达50g/L以上时，口唇、皮肤或黏膜呈青紫色，称为发绀。发绀一般表示机体缺氧，但也有例外，如严重贫血患者，因其血液中去氧Hb含量大幅减少，人体虽缺氧，但由于去氧Hb达不到50g/L，不会出现发绀；反之，某些红细胞增多的患者（如高原性红细胞增多症），血液中去氧Hb含量大量增加，可超过50g/L，人体即使不缺氧，也可出现发绀。此外，由于CO与Hb的亲和力是O_2的210倍，因此，当进入血液中的CO分压升高时，迅速与Hb结合，形成碳氧血红蛋白（COHb）；COHb与氧也不易解离，是氧合血红蛋白解离速度的1/3 600。这样血液中形成的COHb很稳定，COHb使Hb失去结合O_2的能力，从而导致人体缺氧，但此时去氧Hb并不增多，患者可不出现发绀，而是出现特有的樱桃红色。

知识链接

一氧化碳中毒

一氧化碳中毒的机制是CO占据了血红蛋白与O_2结合的位置，因而，血红蛋白不能向组织运输O_2。临床表现主要是缺氧，其严重程度与COHb的饱和度成比例关系。轻者有头痛、眩晕、活动时呼吸困难，此时COHb饱和度可达10%~20%；当COHb饱和度达30%~40%时，症状加重，患者口唇呈樱桃红色，可有呕吐、意识模糊、浅昏迷等；当COHb饱和度>50%时，患者呈深昏迷，呼吸抑制，伴有高热、四肢肌张力增强和阵发性或强直性痉挛。

遇到一氧化碳中毒事件，应迅速将患者转移到能通风的新鲜空气处，终止一氧化碳继续吸入；同时拨打120，使患者尽早到医院接受正规治疗。

（二）CO_2的运输

1. 物理溶解　血液中物理溶解的CO_2约占CO_2总运输量的5%。

2. 化学结合　化学结合的占95%，其中形成碳酸氢盐的占88%，形成氨基甲酸血红蛋白的占7%，故碳酸氢盐是CO_2的主要运输形式。

（1）碳酸氢盐：从组织扩散进入血液的大部分CO_2，进入红细胞，在碳酸酐酶作用下，CO_2迅速与H_2O结合生成H_2CO_3，并解离成H^+和HCO_3^-，此反应迅速、可逆（图6-28）。反应中产生的HCO_3^-大部分顺浓度梯度经红细胞膜扩散进入血浆，与血浆中Na^+形成$NaHCO_3$和$KHCO_3$。由于HCO_3^-大部分进入血浆从而使红细胞内负离子减少，为保持电荷平衡，小的负离子氯离子就由血浆扩散进入红细胞内，这一现象称为氯转移。在肺部，反应则向相反方向进行。

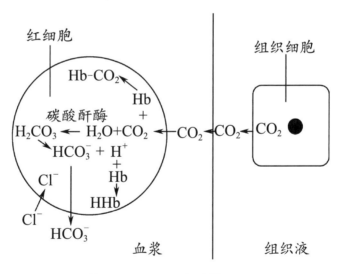

图6-28　CO_2的运输

（2）氨基甲酸血红蛋白：进入红细胞内的CO_2一部分与Hb的自由氨基结合形成氨基甲酸血红蛋白。此反应不需要酶催化，快而可逆。

第五节　呼吸运动的调节

呼吸运动是一种节律性运动，由呼吸肌舒缩活动完成。当体内外环境发生改变时，呼吸运动的深度和频率会自动随之改变，从而适应机体代谢的需要。呼吸运动的这种适应性变化主要通过神经系统的调节而实现。

一、呼吸中枢

呼吸中枢是指在中枢神经系统内产生和调节呼吸运动的神经细胞群。分布在大脑皮质、脑桥、延髓和脊髓等部位，在呼吸节律的产生和调节中既相互配合又相互制约，调节着人类正常的呼吸运动。

1. 脊髓　脊髓中有支配呼吸肌的运动神经元，它们位于脊髓灰质的前角。在动物实验中发现，在延髓和脊髓之间横断，呼吸立即停止，说明呼吸节律并不是由脊髓产生的，它只是联系上位脑与呼吸肌的中继站。

2. 延髓　是呼吸活动的基本中枢，在延髓中存在支配呼吸运动的两组神经元。根据功能可以分吸气神经元和呼气神经元，其轴突下行通过脊髓前角的运动神经元来支配呼吸肌。动物实验中，在延髓和脑桥之间横切，保留延髓和脊髓时，呼吸运动仍存在，但其节律不规整，说明延髓是呼吸运动的发源地，是产生节律性呼吸运动的基本中枢。

3. 脑桥　脑桥中有调整延髓呼吸神经元活动的结构，其主要作用是抑制吸气，促使吸气向呼气的转化，称为呼吸调整中枢。正常的呼吸节律是脑桥和延髓呼吸中枢共同活动形成的。

4. 大脑皮质　大脑皮质能够在一定范围内随意控制呼吸，如屏气或用力加快呼吸；也可由条件反射或情绪改变引起呼吸运动变化。

二、呼吸的反射性调节

呼吸的反射性调节主要包括化学感受性反射、肺牵张反射和防御性呼吸反射。

（一）化学感受性反射

按所在部位不同，参与呼吸运动的化学感受器分为外周化学感受器和中枢化学感受器。两者均能感受脑脊液或动脉血中PO_2、PCO_2及H^+浓度的改变，反射性地调节呼吸运动。外周化学感受器位于颈动脉体与主动脉体，能感受血液中PO_2、PCO_2和H^+浓度的变化。中枢化学感受器位于延髓腹外侧浅表部位，可感受脑脊液和局部细胞外液中H^+浓度的变化。

1. CO_2对呼吸运动的调节　CO_2是呼吸运动的生理性刺激因素，一定量的CO_2对维持呼吸中枢的基本活动是必需的。通过实验得知，当过度通气导致动脉血中PCO_2过低时，可发生呼吸暂停。CO_2对呼吸运动的兴奋作用是通过刺激中枢化学感受器和外周化学感受器来实现的，但以中枢化学感受器为主。在一定范围内增加吸入气中CO_2浓度，可使呼吸加深加快，肺通气量增加。增加肺通气量能使CO_2排出增加，动脉血中PCO_2可重新接近正常水平。但当吸入的气体中CO_2含量超过一定水平时，造成CO_2在体内堆积，反而会抑制呼吸中枢，从而引起呼吸困难、头痛、头晕，甚至昏迷，出现CO_2麻醉。

2. O_2对呼吸运动的调节　当吸入气中PO_2明显降低时，动脉血中PO_2随之降低，呼吸加深加快，肺通气量增加。低氧对呼吸运动的兴奋作用是通过外周化学感受器实现的，其对呼吸中枢的直接作用是抑制。在极重度缺氧时，外周化学感受器的兴奋抵消不了对呼吸中枢的直接抑制，则表现为呼吸减弱，甚至停止。

3. H^+对呼吸运动的调节　当动脉血中H^+浓度升高时，可使呼吸加深加快，肺通气量增加；反之呼吸会被抑制，肺通气量降低。H^+对呼吸运动的调节作用主要是通过刺激外周化学感受器实现的，因为H^+不易通过血-脑屏障。

（二）肺牵张反射

由肺的扩张和收缩引起的呼吸反射，称为肺牵张反射。牵张感受器主要分布在支气管和细支气管的平滑肌层中，对牵拉刺激敏感。肺牵张反射过程如下：吸气时肺扩张，当扩张到一定程度时，牵张感受器受到牵拉刺激而兴奋，冲动传入延髓，在延髓内通过神经联系使吸气停止，转化为呼气。反之，肺缩小时，引起吸气。平静呼吸时肺牵张反射不参与调节作用，但在病理情况下如肺炎、肺水肿、肺充血，由于肺的顺应性降低，肺不易扩张，吸气时对牵张感受器的刺激作用增强，传入冲动增加，使呼吸变快变浅。

（三）防御性呼吸反射

防御性呼吸反射是指当呼吸道受到刺激时，可兴奋分布于呼吸道黏膜上皮内的感受器，引起一些对人体有保护作用的呼吸反射如喷嚏反射、咳嗽反射等，以清除刺激物，避免进入肺泡。咳嗽反射可将呼吸道异物或分泌物排出体外，喷嚏反射可以清除鼻腔里的异物。

本章小结

1. 呼吸系统由呼吸道和肺组成。临床上将鼻、咽、喉称为上呼吸道，气管和各级支气管称为下呼吸道。

2. 机体与外界环境之间进行气体交换的过程称为呼吸。

3. 鼻由外鼻、鼻腔和鼻旁窦组成。

4. 喉软骨包括甲状软骨、环状软骨、会厌软骨（吞咽时盖住喉口）、杓状软骨，喉腔借前庭襞和声襞分成喉前庭、喉中间腔和声门下腔。声门裂是喉腔最狭窄的部位。

5. 气管在胸骨角平面分为左、右主支气管，左主支气管较细长，走行接近水平；右主支气管较粗短，走行接近垂直，因此气管坠入的异物多进入右主支气管。

6. 肺实质由导气部和呼吸部组成。Ⅰ型肺泡细胞构成气体交换的广大表面积，Ⅱ型肺泡细胞能够分泌肺泡表面活性物质。

7. 肺通气的直接动力是肺内压与大气压之间的压力差，而呼吸肌的收缩和舒张引起的节律性呼吸运动则是肺通气的原动力。肺通气的阻力分为弹性阻力和非弹性阻力两类。弹性阻力包括肺和胸廓的弹性阻力，是主要阻力，肺的弹性阻力来自于肺的弹性回缩力和肺泡表面张力。非弹性阻力主要是气道阻力。

8. 胸膜腔负压的生理意义：①维持肺的扩张状态，并随胸廓的运动而扩张和回缩，从而保证肺通气和肺换气顺利进行；②降低中心静脉压和胸导管内的压力，有利于静脉血和淋巴的回流。

9. 肺活量反映肺一次通气的最大能力，时间肺活量可作为评价肺通气功能的动态指标。

10. 气体交换包括肺换气和组织换气。通气/血流比值为0.84时，肺换气效率最好。

11. 产生呼吸节律的基本中枢在延髓；呼吸调整中枢在脑桥。

12. 呼吸的反射性调节主要包括化学感受性反射、肺牵张反射和防御性呼吸反射。化学感受性反射能感受脑脊液或动脉血中PO_2、PCO_2及H^+浓度的改变，反射性地调节呼吸运动。CO_2是调节呼吸运动最重要的生理刺激因素，CO_2对呼吸运动的兴奋作用是通过刺激中枢化学感受器和外周化学感受器来实现的，但是以中枢化学感受器为主。低氧对呼吸运动的兴奋作用完全是通过外周化学感受器实现的。H^+对呼吸运动的调节作用主要是通过刺激外周化学感受器实现的。

1. 气管异物容易坠入哪一侧的主支气管？为什么？

2. 利用所学的知识分析人工呼吸的原理。

3. 衡量肺通气功能的有效指标是什么？如何计算肺活量？

4. 利用气体在血液中的运输，分析一氧化碳中毒的原理以及急救的方法。

5. 呼吸运动是怎样进行调节的？

（崔虎威）

第七章
消化系统

学习目标

- 掌握 胃及肝的结构；胃液、胰液、胆汁的作用；小肠的运动形式；营养物质的吸收部位和方式。
- 熟悉 消化系统的组成；胃液的成分；胃的运动形式。
- 了解 消化系统各器官形态、位置及功能。
- 培养学生具有健康宣教意识和指导患者科学、合理饮食及调节心理状态的基本能力。

情境导入

情境描述：

　　小王，38岁，出租车司机，工作性质原因常常不能按时用餐。最近几个月，他开始间断出现上腹部疼痛，饭后加重，疼痛时服用镇痛药不见缓解。今日午餐后，小王在工作期间又出现上腹部难以忍受的疼痛，立即停车。乘客拨打120送其去医院就诊，医生建议小王做胃镜检查。

学前导语：

　　根据小王出现的"周期性上腹部疼痛且饭后加重"的症状，医生对其初步诊断为胃溃疡。为进一步确诊，小王进行了胃镜检查，结果：胃小弯处有一溃疡。那么，你知道胃在人体什么位置吗？食物进入口腔又被输送到哪里去了？胃溃疡好发部位在什么地方？让我们一起进入消化系统学习吧。

人们每天要摄取食物。食物提供给人们的是各种营养物质和能量，这些都需要通过消化和吸收来完成。

第一节　概述

一、消化系统的组成与功能

消化系统由消化管和消化腺两部分组成（图7-1）。消化管是从口腔到肛门的粗细不等的管道，包括口腔、咽、食管、胃、小肠（十二指肠、空肠、回肠）、大肠（盲肠、阑尾、结肠、直肠和肛管）。临床上通常把口腔到十二指肠的这段消化管，称为上消化道；而空肠以下的部分，称为下消化道。

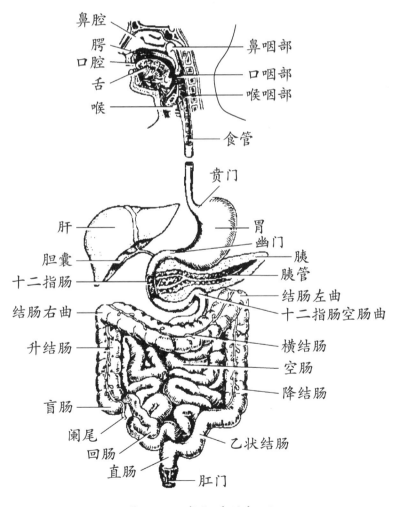

图7-1　消化系统概况

消化腺有大、小两类：大消化腺是独立的器官，包括大唾液腺、肝和胰等；小消化腺分布于消化管壁内，如胃腺和肠腺等。消化腺分泌的消化液通过导管排入消化管内，对食物进行化学性消化。

消化与吸收是消化系统的主要功能。此外，消化器官还具有内分泌功能，能分泌多种胃肠激素。

二、消化与吸收的概念

生命活动中，机体所需的营养物质包括糖、脂肪、蛋白质、维生素、水和无机盐六大营养素。前三类物质分子量大、结构复杂，必须先将其分解为结构简单的小分子物质才能被机体吸收。

食物在消化管内被加工、分解为小分子物质的过程，称为消化。消化的方式有两种，**机械性消化**和**化学性消化**。机械性消化是指通过消化管的运动，对食物研磨的同时使食物与消化液充分混合、搅拌，并将其推送至消化管远端的过程，如胃的蠕动。化学性消化是指通过消化液中的消化酶，将食物中的大分子物质分解为小分子物质的过程，如唾液淀粉酶可将食物中的淀粉分解为麦芽糖。两种消化方式同时进行，紧密配合，共同发挥作用。

经消化后的营养成分透过消化道黏膜进入血液或淋巴液的过程，称为吸收。消化与吸收是先、后两个紧密联系的生理过程。通过吸收营养物质，以供给机体新陈代谢所必需的物质和能量，保证生命活动的正常进行；不能被消化和吸收的食物残渣，最终形成粪便，排出体外。

第二节　消化器官的形态与结构

一、消化管壁的一般组织结构

除口腔以外，消化管壁由内向外依次为黏膜、黏膜下层、肌层和外膜（图7-2）。

1. 黏膜　位于消化管壁的最内层，是消化和吸收的重要部位。黏膜自内向外包括上皮、固有层和黏膜肌层3部分。

（1）上皮：口腔、咽、食管和肛管下部的上皮为复层扁平上皮，能耐受食物及残渣的摩擦；消化管其他部位的上皮为单层柱状上皮，具有分泌和吸收的功能。

（2）固有层：由疏松结缔组织构成，内有小腺体、血管、神经、淋巴管和淋巴组织。

（3）黏膜肌层：由薄层平滑肌构成，黏膜肌层收缩时，有助于黏膜内血液的运行、腺体分泌物的排出和营养物质的吸收。

2. 黏膜下层 由疏松结缔组织构成，内含血管、淋巴管和黏膜下神经丛等。黏膜和部分黏膜下层向管腔内突出，形成丰富的纵行和环行皱襞，扩大了黏膜的表面积。

3. 肌层 除口腔、咽、食管上段和肛门外括约肌为骨骼肌外，其余部分均为平滑肌。肌层一般分为内环、外纵两层。某些部位的内层环行肌增厚，形成括约肌。肌层的收缩和舒张，可使消化液与食物充分混合，促进消化和吸收，并不断推进食糜。

4. 外膜 为消化管的最外层。咽、食管和肛管等处的外膜，由结缔组织构成，称为纤维膜；其余部分的外膜为浆膜，浆膜表面光滑，可减少器官运动时彼此的摩擦。

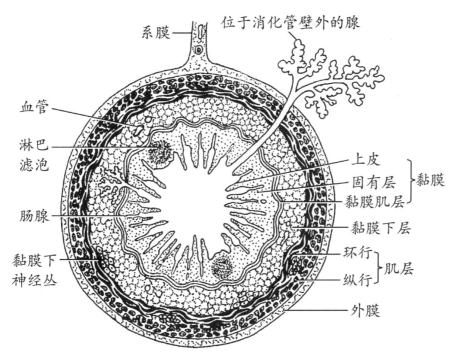

图7-2 消化管壁结构模式图

二、消化管各段的形态结构

（一）口腔

口腔是消化管的起始部，向前经口裂通向外界，向后经咽峡与咽相通。口腔两侧壁为**颊**，下壁为口腔底，上壁为腭，前2/3为硬腭，后1/3为软腭，软腭后缘的中央有一向下突起，称为**腭垂**。腭垂两侧分别形成两对弓形黏膜皱襞，前方的称为**腭舌**

弓，后方的称为**腭咽弓**，两弓之间的凹陷，容纳**腭扁桃体**。腭垂、左右腭舌弓及舌根共同围成咽峡，是口腔与咽的分界（图7-3）。以上、下牙弓为界，将口腔分为**口腔前庭**和**固有口腔**两部分。当上、下牙列咬合时，口腔前庭可经第三磨牙后方的间隙与固有口腔相通。临床上患者牙关紧闭时，可经此插管急救或注入药液、营养物质。口腔内有牙、舌等器官。

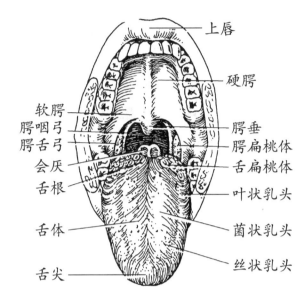

图7-3　口腔、舌与咽峡

1. 牙　牙嵌于上、下颌骨的牙槽内，是人体最坚硬的器官，具有咀嚼食物和协助发音等作用。

（1）牙的形态和分类：牙在外形上分为牙冠、牙颈和牙根3部分（图7-4）。根据牙的功能，可分为切牙、尖牙、前磨牙和磨牙。人的一生中先后有两套牙萌出。第一套牙称**乳牙**，一般在出生后6个月开始萌出，3岁左右出齐，共20个。第二套牙称**恒牙**（图7-4），6岁左右时，乳牙开始脱落，恒牙萌出，12~14岁逐步出全。而第三磨牙萌出最迟，到成年后才长出，有的可终生不出。因此，恒牙数量为28~32个均属正常。

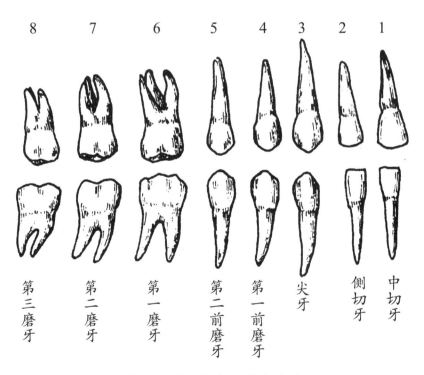

图7-4　恒牙的名称和编号

（2）牙的构造：致密坚硬的**牙质**构成牙的主体，牙冠表面覆盖白色透明的**釉质**，釉质是人体最坚硬的组织。牙内的空腔，称为**牙腔**，内含由神经、血管和结缔组织共同组成的**牙髓**（图7-5）。口腔内的乳酸杆菌产酸，导致釉质脱钙，产生空洞，形成龋齿，严重者可导致牙髓炎，并引起剧烈疼痛。

（3）牙周组织：包括牙周膜、牙槽骨和牙龈3部分，对牙起保护、固定和支持的作用。

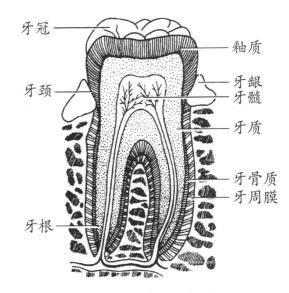

图7-5　牙的纵切面

2. 舌　位于口腔底。主要由骨骼肌构成，表面覆有黏膜。具有协助咀嚼、吞咽食物、感受味觉和辅助发音的功能。

舌的上面，称为**舌背**，以界沟将舌分为前2/3的**舌体**和后1/3的**舌根**。舌体的前端，称为**舌尖**。舌背表面有许多**舌乳头**，有感受味觉和触觉等功能。在舌背根部的黏膜内有舌扁桃体。舌的下面正中有**舌系带**，连于口腔底，舌系带根部两侧的黏膜隆起，称为舌下阜。其后外方的斜行黏膜皱襞，称为舌下襞（图7-6）。

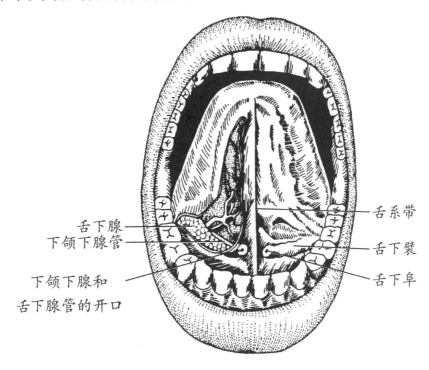

图7-6　舌的下面和口腔底

（二）咽

咽是一个前后略扁的漏斗形肌性管道，是消化管与呼吸道的共同通道。咽自上而下，分为鼻咽、口咽和喉咽3部分（图7-7）。

1. 鼻咽　鼻咽位于鼻腔的后方，介于颅底与软腭之间，向前经鼻后孔与鼻腔相通。在鼻咽的两侧壁各有一个咽鼓管咽口，借咽鼓管通中耳的鼓室。咽鼓管咽口后上方有一纵行凹陷，称为**咽隐窝**，为鼻咽癌的好发部位。

2. 口咽　口咽位于口腔的后方，介于软腭与会厌上缘之间，向上通鼻咽，向下通喉咽，向前经咽峡通口腔。

3. 喉咽　喉咽是咽腔中最狭窄的部分。位于喉的后方，起于会厌上缘，下至第6颈椎体下缘移行于食管，向前经喉口通喉腔。在喉口两侧各有一个称为**梨状隐窝**的深凹，常为异物容易滞留部位。

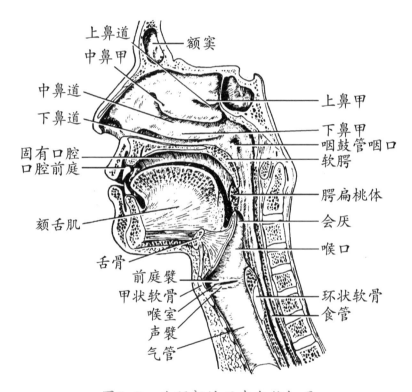

图7-7　头颈部的正中矢状切面

（三）食管

食管为前后扁窄的肌性管道，上端于第6颈椎体下缘与咽相接，下行穿过膈的食管裂孔续于胃，全长约25cm。食管全长有三处生理性狭窄（图7-8）：第一狭窄在食管的起始处，距中切牙约15cm；第二狭窄在食管与左主支气管交叉处，距中切牙约25cm；第三狭窄为食管穿过膈的食管裂孔处，距中切牙约40cm。这些狭窄为异物滞留和食管癌好发部位。临床上进行食管内插管时，要注意这三处狭窄，以免损伤食管。

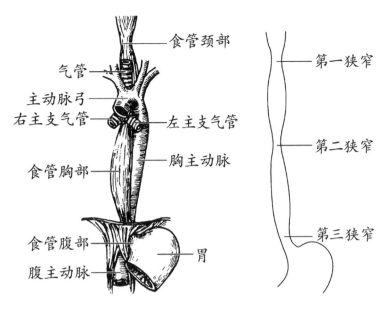

图7-8 食管的形态和位置

（四）胃

胃是消化管中最膨大的部分，上接食管，下续十二指肠，具有容纳食物和初步消化食物的功能。成人胃的容量为1~2L。

1. 胃的位置　胃大部分位于左季肋区，小部分位于腹上区。胃前壁与腹前壁相邻，右侧与肝左侧相邻、胃底与膈和脾相邻，胃后壁与胰、横结肠、左肾和左肾上腺相邻。

2. 胃的形态和分部　胃有前、后两壁，大、小两弯和上、下两口。胃的上缘凹而短，称为**胃小弯**，胃小弯最低点弯度明显转折处，称为**角切迹**。胃的下缘凸而长，称为**胃大弯**。胃的上口，称为**贲门**，接食管；下口称为**幽门**，通十二指肠（图7-9）。

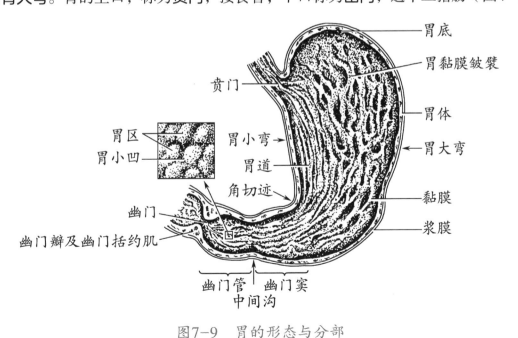

图7-9　胃的形态与分部

胃分为4部分，靠近贲门附近的部分，称为贲门部；贲门平面以上，向左上方膨出的部分，称为胃底；位于角切迹与幽门之间的部分，称为幽门部，临床上也称为**胃窦**；胃底与幽门部之间的部分，称为胃体。幽门部的胃小弯侧是胃溃疡和胃癌的好发部位。

3. 胃的微细结构特点　胃壁具有消化管壁的4层结构（图7-10）。

胃空虚时，黏膜形成许多纵行皱襞，充盈时皱襞减少。幽门的黏膜突入管腔形成环形皱襞，称为**幽门瓣**。幽门瓣有控制胃内容物进入小肠和防止小肠内容物逆流入胃的作用。胃黏膜表面有许多小窝，称**胃小凹**，胃小凹的底部是胃腺的开口。①上皮，为单层柱状上皮，可分泌含高浓度的HCO_3^-的黏液，覆盖于上皮表面，形成一层凝胶保护层，对胃黏膜具有保护作用。②固有层，含有大量胃腺，胃腺能分泌胃液。按部位不同，分为贲门腺、幽门腺和胃底腺（又称泌酸腺）。贲门腺和幽门腺以分泌黏液为主。胃底腺位于胃底和胃体，主要有3种细胞：壁细胞，分泌盐酸和内因子；主细胞，分泌胃蛋白酶原；颈黏液细胞，分泌黏液。

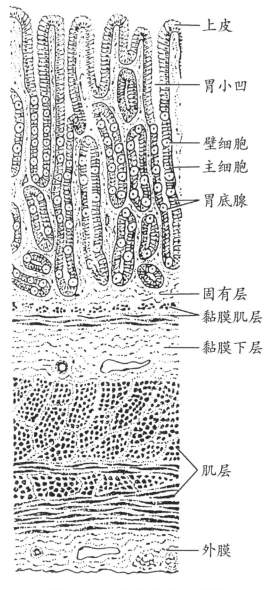

图7-10　胃壁的微细结构

（五）小肠

小肠是消化管中最长的一段，上起自幽门，下连于盲肠。成人全长5~7m，分为十二指肠、空肠和回肠3部分。

1. 十二指肠　位于胃与空肠之间，以 "C" 形包绕胰头，按其位置不同可分为上部、降部、水平部和升部（图7-11）。上部壁较薄，黏膜光滑且无纵行黏膜皱襞，临床又称为**十二指肠球**，是十二指肠溃疡好发部位。降部在后内侧壁上有一纵行突起，称为十二指肠大乳头，是胆总管和胰管的共同开口部位。

2. 空肠和回肠　主要位于左上腹、脐区和右下腹，在腹腔内迂曲形成肠袢，由肠系膜连于腹后壁，活动度较大。

图中标注：上皮、胃小凹、壁细胞、主细胞、胃底腺、固有层、黏膜肌层、黏膜下层、肌层、外膜

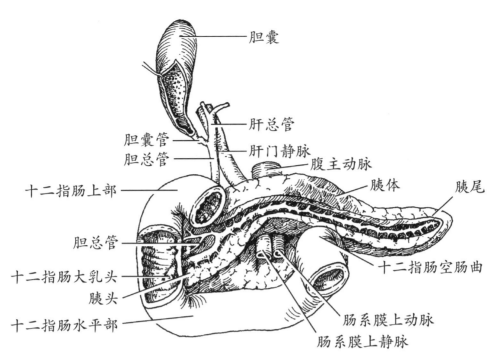

图7-11　十二指肠和胰

3. 小肠的微细结构特点　主要体现在黏膜和黏膜下层形成许多环行皱襞，皱襞上又有丰富的**小肠绒毛**（图7-12）。小肠绒毛内含中央乳糜管、毛细血管。绒毛的上皮为单层柱状上皮，细胞的游离面有大量的**微绒毛**。环行皱襞、绒毛和微绒毛极大地增加了小肠吸收营养的表面积。

（六）大肠

大肠全长约1.5m，分盲肠、阑尾、结肠、直肠和肛管5部分。

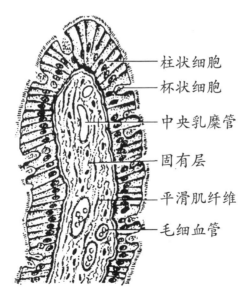

图7-12　小肠绒毛

1. 盲肠和结肠 盲肠为大肠的起始段，下端是盲管，向上续于升结肠，左接回肠。结肠又分为升结肠、横结肠、降结肠和乙状结肠4部分。结肠和盲肠具有3种特征性结构，即结肠带、结肠袋和肠脂垂（图7-13），是区别大肠和小肠的重要标志。

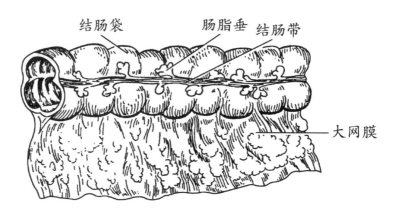

图7-13 结肠的特征

2. 阑尾 阑尾为一根部连于盲肠的蚓状突起，长6~8cm（图7-14）。阑尾根部的体表投影：脐与右髂前上棘连线的中、外1/3交点处，称为麦氏点。急性阑尾炎时，此点附近有明显压痛，具有一定的诊断价值。

3. 直肠和肛管 直肠长10~14cm，直肠并不直。在矢状面上观察有骶曲和会阴曲。肛管是盆膈以下的消化管，长3~4cm，上接直肠，下端终于**肛门**。肛管上部黏膜形成多条纵行皱襞，称为肛柱。各肛柱下端彼此借半月形黏膜皱襞相连，此皱襞称为肛瓣。相邻肛柱下端围成开口向上的凹陷，称为肛窦。所有肛柱下端和肛瓣的边缘连成一条锯齿状的**齿状线**。在齿状线上、下的黏膜下层和皮下组织内含有丰富的静脉丛。在病理情况下静脉丛曲张而突起，称为痔，其在齿状线之上为**内痔**，之下为**外痔**。肛管下端分布有肛门内括约肌和肛门外括约肌，有控制排便作用（图7-15）。

三、消化腺的形态结构

（一）唾液腺

唾液腺分泌唾液，大唾液腺有3对（图7-16）。

1. 腮腺 最大的一对口腔腺，呈不规则的三角形，位于耳郭的前下方，上达颧弓，下至下颌角。腮腺管自腮腺前缘穿出，在颧弓下方一横指处，横过咬肌表面，穿颊肌，开口于平对上颌第二磨牙的颊黏膜处。

2. 下颌下腺 呈卵圆形，位于下颌下三角内，其导管沿腺体内侧前行，开口于舌下阜。

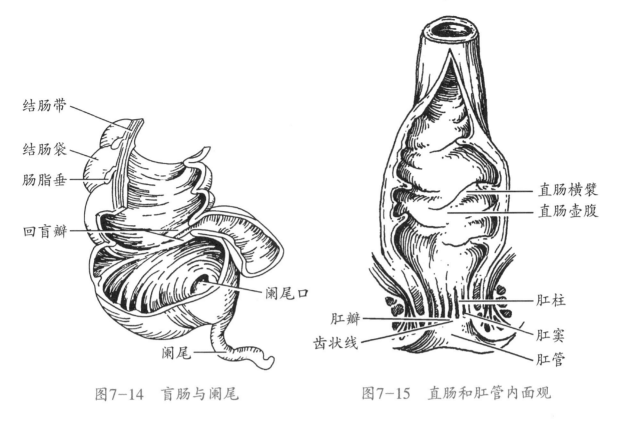

结肠带	
结肠袋	
肠脂垂	
回盲瓣	
	阑尾口
	阑尾

图7-14　盲肠与阑尾

	直肠横襞
	直肠壶腹
	肛柱
肛瓣	
齿状线	肛窦
	肛管

图7-15　直肠和肛管内面观

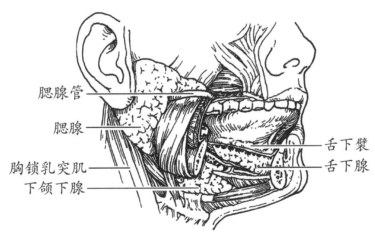

腮腺管	
腮腺	
	舌下襞
胸锁乳突肌	舌下腺
下颌下腺	

图7-16　口腔大唾液腺

3. 舌下腺　位于口底舌下襞深面，开口于舌下阜和舌下襞。

（二）肝

肝是人体最大的腺体，呈红褐色，质软而脆。肝的代谢极为旺盛，功能极为复杂。

1. 肝的位置　肝大部分位于右季肋区和腹上区，小部分位于左季肋区。在腹上区左、右肋弓之间，直接与腹前壁接触。肝的上界与膈穹隆一致。肝下界即肝下缘，在右锁骨中线的右侧与右肋弓一致。因此，成人正常情况下，在右肋弓下缘不应触到肝。

2. 肝的形态　肝呈楔形，膈面与膈相贴，借镰状韧带分为大而厚的肝右叶和小而薄的肝左叶（图7-17，图7-18）。脏面朝向下后方，有呈"H"形的沟，中间的横沟，称为**肝门**，有肝固有动脉、肝门静脉，左、右肝管，神经、淋巴管等结构出入。左纵沟的前部容纳肝圆韧带，左纵沟的后部有静脉韧带，右纵沟的前部为**胆囊窝**，容纳胆囊，右纵沟的后部有下腔静脉经过。

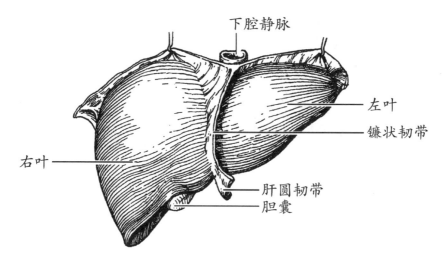

图7-17　肝的膈面

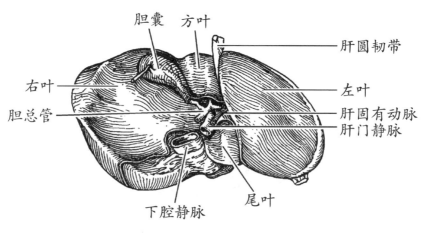

图7-18　肝的脏面

3. 肝的微细结构特点　肝实质是由大量的肝小叶构成，肝小叶之间各种管道密集的部位为门管区。

肝小叶是肝的基本结构单位，呈多角棱柱体。肝小叶中央有一条沿其长轴走行的中央静脉，肝细胞排列成肝板并与肝血窦以中央静脉为中心向周围呈放射状排列（图7-19）。

（1）肝细胞：呈多面体形，肝细胞内有丰富的粗面内质网，是合成多种蛋白质的场所。

（2）肝血窦：位于肝板之间，形状不规则，血液自肝小叶的周边经血窦汇入中央静脉。肝血窦壁由内皮细胞围成，窦内含肝巨噬细胞，参与机体的免疫功能。

（3）窦周隙：为肝血窦内皮与肝板之间的狭小间隙，是肝细胞与血液之间进行物质交换的场所。窦周隙内含有贮脂细胞，其功能是贮存脂肪、维生素A和合成网状纤维。

（4）胆小管：是相邻肝细胞的细胞膜局部凹陷而成的微细管道。当肝细胞发生变性、坏死或胆道堵塞、内压增大时，胆小管正常结构被破坏，胆汁溢入窦周隙，继而进入血液，导致黄疸。

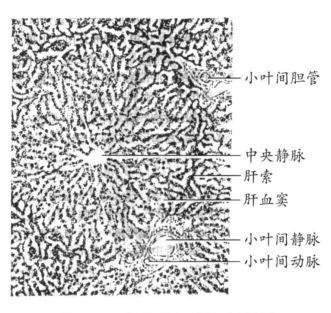

图7-19　肝的微细结构（低倍）

4. 肝的功能　肝功能极为复杂，具有分泌胆汁、合成多种蛋白质、参与物质代谢、吞噬防御、合成凝血因子等功能，胚胎时期尚能造血。

（1）肝在物质代谢中的作用：①肝参与糖代谢，能将血液中的葡萄糖转为肝糖原储存，这种能量储存仅够禁食24小时之用；②肝参与蛋白质代谢，是合成血浆蛋白的主要场所；③肝参与脂肪的代谢，当脂肪代谢紊乱时，可使脂肪堆积于肝形成脂肪肝；④肝可储存脂溶性维生素，体内95%维生素A储存在肝；⑤肝参与激素灭活。

（2）肝的解毒功能：肝是人体最大的解毒器官。肝对血液中的药物、毒物以及体内某些代谢产物，具有生物转化作用，这些物质经过肝的氧化、还原、水解、结合等生物转化方式，可以转变为无毒、低毒，溶解度大易于排泄的物质，这种作用也称"解毒功能"。当肝功能减退时，某些经过肝转化与排泄的药物可能出现蓄积中毒。

（3）肝能分泌胆汁：胆汁参与脂肪的消化和吸收；胆汁的排泄途径也是一些药物与毒物的排泄途径。

（4）肝的其他功能：肝能吞噬血液中的细菌、异物，参与免疫防御功能；绝大多数凝血因子在肝合成。

5. **肝外胆道**　包括胆囊与输胆管道（图7-20）。胆囊位于肝的胆囊窝内，似长梨形，可贮存和浓缩胆汁，容量为40~60ml。胆囊分底、体、颈、管4部分。输胆管道由以下结构构成：肝左管和肝右管汇合成肝总管，肝总管下端与胆囊管汇合成胆总管。胆总管与胰管汇合成肝胰壶腹，共同开口于十二指肠大乳头。肝胰壶腹周围有增厚的环行平滑肌称**肝胰壶腹括约肌**。

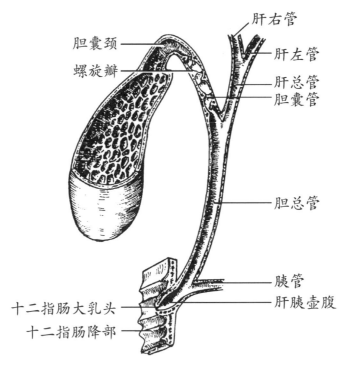

图7-20　胆囊和输胆管道

（三）胰

1. **胰的形态和位置**　**胰**是人体的第二大腺体，呈长条形，质地软，色灰红。位于胃的后方，于第1—2腰椎水平横贴于腹后壁，分胰头、胰体和胰尾3部分。在胰的实质内有胰管，由左侧胰尾走向右侧胰头贯穿胰的全长。

2. **胰的微细结构特点**　胰实质由外分泌部和内分泌部组成。外分泌部由腺泡和导管构成（图7-21）。其中，腺泡主要分泌多种消化酶，小导管管

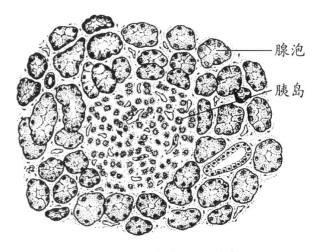

图7-21　胰的微细结构

壁细胞分泌水和HCO_3^-而形成胰液；内分泌部即胰岛，详见第十二章内分泌系统。

四、腹膜

腹膜（图7-22）是衬于腹、盆壁内面和覆盖在腹、盆腔脏器表面的一层浆膜。衬于腹、盆壁内面的称为**壁腹膜**；覆盖在腹、盆腔脏器表面的称为**脏腹膜**。腹膜具有分泌浆液、固定脏器、修复、吸收、防御、保护等功能。**腹膜腔**是由脏腹膜和壁腹膜相互移行围成的腔隙。男性腹膜腔密闭；女性腹膜腔借生殖管道与体外相通。

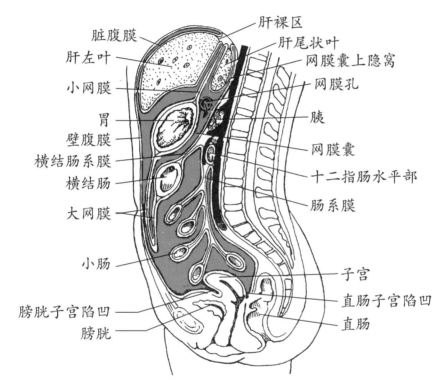

图7-22　腹膜腔正中矢状切面模式图

第三节　食物的消化

一、口腔内的消化

口腔是消化管的起始端，食物在口腔内被咀嚼磨碎，经舌的搅拌，使其与唾液充分混合，形成食团。同时，唾液具有较弱的化学性消化作用。

（一）唾液的成分及作用

唾液由唾液腺分泌，无色无味近于中性，pH 6.6~7.1。正常情况下，分泌量为1~1.5L/d，其中99%为水，其余为无机盐、黏蛋白、唾液淀粉酶、溶菌酶和免疫球蛋白等。唾液的主要作用：①湿润口腔，利于吞咽；②溶解食物，引起味觉；③溶菌酶和免疫球蛋白能杀灭细菌和病毒，故唾液可清洁和保护口腔；④唾液淀粉酶可将食物中的淀粉分解为麦芽糖。

（二）咀嚼与吞咽

咀嚼是由咀嚼肌群顺序收缩完成的复杂反射活动，其作用是将大块食物咬切、磨碎，并与唾液混合而成食团。**吞咽**是通过食管自上而下的蠕动，将食团由口腔经咽和食管送入胃内的过程。蠕动是消化管平滑肌顺序性舒缩形成的一种向前推进的波形运动，是消化管共有的运动形式。

二、胃内的消化

（一）胃液的成分及作用

纯净的胃液无色，呈酸性，pH 0.9~1.5，正常成人分泌量为1.5~2.5L/d。胃液除水外，主要成分有盐酸、胃蛋白酶原、黏液和内因子等。

1. 盐酸　　胃液中的盐酸也称胃酸，由壁细胞合成与分泌。其主要作用：①激活胃蛋白酶原，使其转变为有活性的胃蛋白酶，并为胃蛋白酶提供适宜的酸性环境；②使食物中的蛋白质变性而易于消化；③杀灭随食物进入胃的细菌；④与钙和铁结合，有利于小肠对其吸收；⑤盐酸进入小肠后能促进胰液、胆汁和小肠液的分泌。

盐酸分泌不足，可产生腹胀、腹泻等消化不良症状。反之，盐酸分泌过多，则对胃和十二指肠黏膜有侵蚀作用，是消化性溃疡发病的诱因之一。

知识链接

胃酸的发现

关于胃液的性质，科学家们曾经争论了几个世纪。18世纪，法国若穆通过训练好的雕进行实验，获取其胃液才证实为酸性。其后，意大利自然史教授斯巴兰采尼的一位化学家友人分析过他收集的食肉鸟的胃液，发现其中含有盐酸，但这项正确的结果却长久无人证实。直到19世纪美国生理学之父威廉·鲍芒，通过对胃瘘患者圣马廷长达8年的胃液分泌观察，于1833年得出人的胃酸是盐酸的结论。

2. 胃蛋白酶原　由主细胞合成与分泌，以无活性的酶原形式储存在细胞内。当其释放入胃腔后，在盐酸和已激活的胃蛋白酶的作用下转变为有活性的胃蛋白酶。胃蛋白酶需在较强的酸性环境下发挥活性，水解蛋白质，生成少量多肽和氨基酸。其最适pH为2~3.5，当pH>5时失活。

3. 黏液　胃的黏液是由胃黏膜表面上皮细胞、颈黏液细胞、贲门腺和幽门腺共同分泌的，主要成分为糖蛋白，具有保护胃黏膜的作用。

知识链接 ......

胃黏膜的自我防御

胃液中高浓度的HCl和胃蛋白酶既可分解食物中的蛋白质，又会侵蚀胃黏膜。此外，坚硬粗糙的食物、乙醇和某些药物（如阿司匹林）等，也会损害胃黏膜。但在正常情况下，胃黏膜很少发生损伤，这是为什么呢？

原来，胃黏膜有一套比较完善的自身防御机制。覆盖于胃黏膜表面的黏液除了可减少粗糙食物对胃黏膜的机械损伤外，还与胃黏膜上皮细胞分泌的HCO_3^-形成**黏液-碳酸氢盐屏障**（图7-23）。HCO_3^-可与H^+中和，使得胃黏膜上皮细胞侧的pH约为7.0，胃黏膜表面的胃蛋白酶失活，从而有效地保护胃黏膜免受胃蛋白酶的损伤。此外，还有胃黏膜上皮细胞的顶端膜与相邻细胞之间的紧密连接形成了胃黏膜屏障；胃黏膜还能分泌前列腺素、表皮生长因子等自身保护性物质。

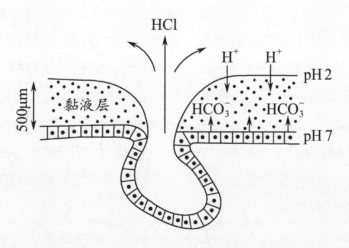

图7-23　黏液-碳酸氢盐屏障模式图

4. **内因子**　由壁细胞合成与分泌，能与食物中的维生素B_{12}结合，使其免遭小肠内水解酶的破坏，并促使其在回肠吸收。故胃大部切除的患者，常需补充维生素B_{12}，以免引起巨幼红细胞贫血的发生。

知识链接

幽门螺杆菌

慢性胃炎和消化性溃疡是常见病、多发病。过去，由于人们对其病因认识不甚清楚，以致感染率与复发率都很高，治疗效果欠佳。1982年，澳大利亚消化科医生Marshall和病理学家Warren在世界权威医学期刊《柳叶刀》上发表研究成果：幽门螺杆菌（Hp）是胃炎和消化性溃疡的元凶。研究证实，超过90%的十二指肠溃疡和80%的胃溃疡都是由幽门螺杆菌感染所致。这种细菌产生的毒素能损害胃黏膜，破坏胃黏膜屏障，使局部产生炎症和免疫反应，增加胃泌素的分泌，最终导致胃部疾病的发生。

幽门螺杆菌的发现，对多数胃炎、胃溃疡患者的治愈作出了巨大的贡献，这两位伟大的科学家也因此获得了2005年诺贝尔生理学或医学奖。

（二）胃的运动

食物在胃内的机械性消化是通过胃的运动来实现的。胃的扩张具有暂时容纳食物的作用；胃的蠕动有进一步磨碎食物及排空食糜的功能。

1. 胃的运动形式

（1）容受性舒张：当咀嚼和吞咽时，咽和食管等处的感受器受到食团的刺激，反射性地引起胃底和胃体上部平滑肌舒张，称为**容受性舒张**。这种舒张可使胃容积由空腹约50ml骤然增加到进食后的1 500ml，它适应暂时储存大量食物，同时保持胃内压相对稳定，防止食糜过早排入十二指肠，有利于食物在胃内充分消化。

（2）紧张性收缩：紧张性收缩是指胃壁平滑肌经常处于一种微弱的持续收缩状态。这有助于维持胃的正常位置和形态，而且能使胃内压升高，促使胃液渗入食物，利于化学性消化，并协助推动食糜移向十二指肠。当胃的紧张性收缩降低，可出现临床上常见的胃下垂或胃扩张。

（3）蠕动：蠕动出现在食物入胃后5分钟左右。蠕动波始于胃的中部，逐步向幽门方向推进，大约3次/min。一个蠕动波约需1分钟到达幽门，通常是一波未平，一波又起。其生理意义是磨碎和搅拌食物，促使食物与胃液充分混合，利于化学性消化，并将食糜排入十二指肠。

2. 胃排空　食糜由胃排入十二指肠的过程称为胃排空。一般进食后约5分钟胃排空即开始。胃排空主要取决于胃和十二指肠之间的压力差。胃排空的动力来源于胃的运动所产生的胃内压，其阻力则来源于幽门和十二指肠的收缩。当胃内压超过十二指肠内压，同时又能克服阻力，胃排空才能实现。胃排空的速度与食糜的理化性状有关。3类主要营养物质的排空速度，糖类>蛋白质>脂肪。一般而言，稀薄的、颗粒小的、等渗的食物排空较快；反之则较慢。混合性食物完全排空需4~6小时。

3. 呕吐　**呕吐**是将胃和上段小肠内容物经口腔强力驱出体外的过程。呕吐是一种具有保护性意义的反射。通过呕吐可把胃肠内有害物质排出体外，故临床上借助催吐对食物中毒的患者进行抢救。但频繁剧烈的呕吐，会影响进食和正常的消化活动，丢失大量的消化液，甚至导致机体水、电解质代谢紊乱和酸碱平衡失调。

三、小肠内的消化

在整个消化过程中，小肠内的消化最为重要。食糜在小肠内通过胰液、胆汁和小肠液的化学性消化及小肠运动的机械性消化，消化过程基本完成。同时营养物质基本在此吸收，剩余的食物残渣则进入大肠。

（一）小肠内的消化液及作用

1. 胰液及其作用　胰液是由胰腺分泌的无色、无味的碱性液体，pH 7.8~8.4，正常成人胰液的分泌量为1~2L/d。胰液除水外，主要成分有碳酸氢盐、胰淀粉酶、胰脂肪酶和蛋白水解酶等多种消化酶。

（1）碳酸氢盐：由胰腺小导管上皮细胞分泌，其主要作用是中和进入十二指肠的胃酸，保护肠黏膜免受强酸的侵蚀；此外，HCO_3^-提供了适宜的碱性环境，有利于小肠内多种消化酶发挥作用。

（2）胰淀粉酶：胰淀粉酶排入小肠时即具有活性，水解淀粉效率很高，能将淀粉水解为麦芽糖。

（3）胰脂肪酶：在辅脂酶存在下，可将脂肪分解为甘油、甘油一酯和脂肪酸。

（4）蛋白水解酶：胰蛋白酶和糜蛋白酶是胰液中两种主要的蛋白水解酶。两者刚分泌出来时均为无活性的酶原。当胰液进入十二指肠后，胰蛋白酶原被小肠液中的**肠激酶**激活为胰蛋白酶，而胰蛋白酶本身又可正反馈地自我激活胰蛋白酶原；此外，胰蛋白酶还可激活糜蛋白酶原为糜蛋白酶。胰蛋白酶和糜蛋白酶均可将蛋白质分解为脲和脓；两者协同作用时，则可将蛋白质进一步分解为小分子的多肽和氨基酸。

如上所述，胰液含有的消化酶种类丰富，消化食物最全面，故胰液是消化能力最强的消化液。若胰液分泌缺乏，即使其他消化腺分泌正常，也将出现消化不良。

2. 胆汁及其作用　肝细胞持续产生的胆汁由肝管出肝，在非消化期经胆囊管流入胆囊储存；在消化期，经胆总管直接排入十二指肠，同时胆囊收缩，内部胆汁排入十二指肠，参与小肠内消化。正常成人胆汁分泌量为0.8~1.0L/d。

胆汁浓稠且味苦，肝细胞直接分泌的胆汁为肝胆汁，呈金黄色，弱碱性；胆囊中储存的胆汁为胆囊胆汁，其中的水和HCO_3^-被胆囊吸收而呈弱酸性，因浓缩其颜色呈深绿色。

胆汁的成分复杂，除水和无机盐外，主要有胆盐、胆色素、胆固醇和卵磷脂等。胆汁是唯一不含消化酶的消化液，但其中的胆盐对脂肪的消化和吸收具有重要意义。胆汁的作用：①乳化脂肪，促进脂肪消化分解。胆汁中的胆盐、胆固醇和卵磷脂可作为乳化剂，可降低脂肪的表面张力，使脂肪乳化成脂肪微滴，分散在肠腔内，增加胰脂肪酶的作用面积，加速脂肪的消化分解。②促进脂肪的吸收。脂肪的分解产物可渗入由胆盐聚合形成的微胶粒中，形成水溶性复合物（混合微胶粒）。混合微胶粒可将不溶于水的脂肪分解产物运载到小肠黏膜表面，以促进脂肪消化产物的吸收。③促进脂溶性维生素的吸收。胆汁促进脂肪消化吸收的同时对脂溶性维生素A、维生素D、维生素E、维生素K的吸收也有促进作用。

肝胆疾患，由于胆汁分泌或排放困难，可引起脂肪消化吸收不良及脂溶性维生素吸收障碍。

3. 小肠液及其作用　小肠液是十二指肠腺和小肠腺共同分泌的混合液，其分泌量可达1~3L/d，是消化液中最多的一种，呈弱碱性，pH约7.6。

小肠液的主要成分为水、无机盐、黏蛋白和肠激酶等。其主要作用：①大量的小肠液可稀释消化产物，降低其渗透压，有利于吸收；②无机盐中HCO_3^-能中和进入十二指肠内的胃酸，保护十二指肠黏膜免受侵蚀；③小肠液中的黏蛋白具有润滑作用，可在肠黏膜表面形成抵抗机械损伤的屏障；④小肠液中的肠激酶可激活胰液中的胰蛋白酶原。

（二）小肠的运动

1. 紧张性收缩　小肠平滑肌的紧张性收缩，是进行其他运动的基础，利于肠道保持一定的形状，并维持一定的肠内压，有助于肠内容物的混合与推进。

2. 分节运动　分节运动是一种以肠壁环行肌为主的节律性舒缩运动，是小肠特有的运动形式。食糜所在的一段肠管，环行肌在许多部位同时收缩，食糜被分割成许多节段。随后，原收缩部位舒张，而原舒张部位却收缩，将原来的食糜节段分为两半，而相邻两半则合拢成为一个新的节段（图7-24）。如此反复交替进行，可使食糜与消化液充分混合，有利于化学性消化；同时还能增强食糜与肠黏膜紧密接触，并促进血液和淋巴回流，有助于吸收。此外，分节运动还具有微弱的推进作用。

3. **蠕动** 小肠的任何部位都可发生蠕动，但其速度很慢，每个蠕动波只能将食糜推进数厘米后即消失，但可反复发生。其意义在于将经过分节运动作用的食糜向前推进，到达下一个肠段，再开始新的分节运动。此外，小肠还有一种行进速度快、传播距离较远的蠕动，称为蠕动冲。在它的作用下，食糜的推送可从小肠始段到小肠末段，甚或结肠。

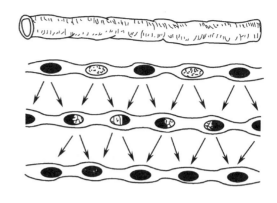

图7-24　小肠分节运动模式图

肠蠕动时，肠内容物（包括水和气体）被推动而产生的声音，称为肠鸣音。饥饿、急性胃肠炎时，肠蠕动增强，肠鸣音亢进；老年性便秘、腹膜炎、胃肠动力低下或麻痹性肠梗阻时，肠蠕动减弱，肠鸣音减弱或消失。故肠鸣音能反映肠蠕动的状态，可帮助诊断疾病。

四、大肠的功能

食物经过消化和吸收后，剩余的残渣进入大肠。人类的大肠没有重要的消化作用，其主要是吸收水、无机盐和部分维生素，对食物残渣进行加工，形成、暂时储存粪便，并将粪便排出体外。

（一）大肠液及作用

大肠液由大肠腺杯状细胞分泌，其成分主要为黏液和HCO_3^-，pH 8.3～8.4，呈碱性。其中黏液蛋白具有保护肠黏膜，润滑粪便的作用。

大肠内存在大量细菌，占粪便固体总量的20%～30%，主要源自空气和食物。大肠内的温度和pH适宜细菌的生长，故细菌在此大量繁殖。细菌能分解食物残渣中的糖和脂肪，产生乳酸、醋酸、CO_2、甲烷等，称为发酵；分解其中的蛋白质产生氨、硫化氢、组胺、吲哚等，称为腐败。细菌还能利用肠内某些简单物质合成维生素B复合物和维生素K，它们可被机体吸收利用。

（二）大肠的运动及排便

大肠的运动少且缓慢，对刺激的反应较迟钝，有利于吸收水分和暂时储存粪便。

1. **袋状往返运动** 空腹时最多见的一种结肠运动形式。通过环行肌不规则的收缩，结肠袋中的内容物向前、后两个方向作短距离移动，并不向前推进。

2. 分节推进或多袋推进运动　餐后或副交感神经兴奋时的运动形式。由一个结肠袋或一段结肠的多个结肠袋环行肌收缩使内容物向前推进一段。

3. 蠕动　与其他消化管一样，大肠的蠕动也较缓慢。此外，大肠还有一种行进速度快且推进距离远的蠕动，称为集团蠕动。常见于餐后或胃内充盈大量食物时。集团蠕动通常始于横结肠，能将大肠内容物推送到乙状结肠甚至直肠。

4. 排便　正常人平时直肠内没有粪便。当结肠蠕动将粪便推入直肠后，刺激直肠壁内的感受器，若条件允许，在大脑皮质的参与下，即可发生排便反射。排便时膈肌和腹肌也收缩，腹内压增加，促进排便。

综上可知，排便反射受大脑皮质的意识控制。如果大脑皮质经常有意识地抑制排便，则会使直肠对粪便压力刺激的敏感性降低，很难产生便意。粪便在大肠内滞留过久，水分吸收过多而变得干硬，引起排便困难，称为便秘。若脊髓腰骶段初级排便中枢失去了大脑皮质的意识控制，可发生大便失禁。若初级排便中枢受损，可出现大便潴留。

第四节　吸收

一、吸收的部位

各段消化管对食物的吸收情况各异。口腔黏膜仅吸收硝酸甘油等少数药物；食物在食管内几乎不被吸收；胃只能吸收乙醇、少量水分和阿司匹林等某些药物；大肠主要吸收水分和无机盐。糖类、蛋白质和脂肪的消化产物大部分都是在小肠被吸收的。故小肠是吸收的主要部位（图7-25）。这是因为：①小肠有巨大的吸收面积。成人的小肠长5~7m，其黏膜有许多环行皱褶、大量绒毛和微绒毛。这3种结构使小肠黏膜的吸收面积增加600倍，可达200~250m²。②小肠

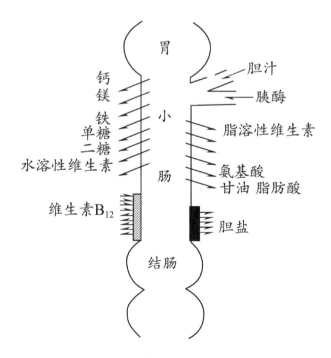

图7-25　主要营养物质在小肠的吸收部位

绒毛内有丰富的毛细血管和毛细淋巴管。通过绒毛的伸缩和摆动，可促进血液和淋巴的回流，有利于吸收。③营养物质在小肠内已被消化分解为结构简单的可吸收的小分子物质。④食物在小肠内停留时间长，有充分的吸收时间（图7-26）。

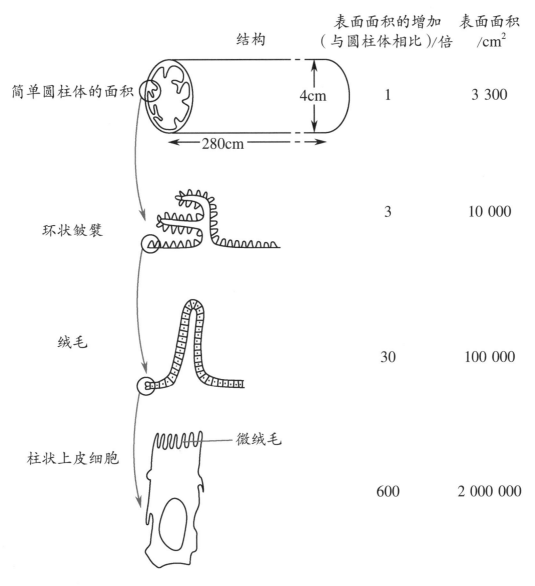

图7-26　增加小肠表面积的机制示意图

二、主要营养物质的吸收

（一）糖的吸收

食物中的糖类须被分解为单糖才能被吸收。小肠内的单糖主要是葡萄糖，另有少量半乳糖和果糖。它们依靠小肠黏膜上皮细胞的载体蛋白进行继发性主动转运，由Na$^+$泵提供能量，通过毛细血管吸收入血。

（二）蛋白质的吸收

蛋白质须被分解为氨基酸才能被吸收。其机制与单糖吸收相似，氨基酸也是通过毛细血管进入血液。

（三）脂肪的吸收

脂肪的吸收有血液和淋巴2条途径。脂肪（甘油三酯）的消化产物为甘油、脂肪酸和甘油一酯。甘油可直接溶于水，与单糖一起被吸收。脂肪酸和甘油一酯须与胆盐结合形成水溶性混合微胶粒，才能被吸收。中、短链甘油三酯水解生成的脂肪酸及甘油一酯是水溶性的，可直接经毛细血管进入血液。而长链脂肪酸及甘油一酯在肠黏膜上皮细胞内又重新合成为甘油三酯，并与细胞中的载脂蛋白结合形成乳糜微粒扩散入毛细淋巴管。因人体摄入的动、植物油中含长链脂肪酸较多，故脂肪的吸收途径以淋巴为主（图7-27）。

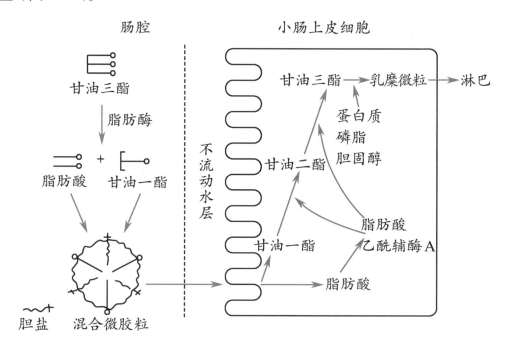

图7-27　脂肪的吸收过程

（四）水、无机盐和维生素的吸收

一般来说，水、无机盐和维生素不需消化可直接被吸收利用。水的吸收主要依靠渗透作用，NaCl主动吸收所产生的渗透梯度是水吸收的主要动力。无机盐呈溶解状态才能被吸收，其中多数是主动吸收。

水溶性维生素（如维生素B_1、维生素B_2、维生素B_6、维生素PP、维生素C）主要以易化扩散的方式在小肠上段被吸收。维生素B_{12}必须先与内因子结合形成水溶性复合物才能在回肠吸收。脂溶性维生素（如维生素A、维生素D、维生素E、维生素K）的吸收与脂类消化产物相同。

三、药物的吸收

口服是最常见的用药方式。大多数药物在胃肠道内以扩散方式被吸收。其中小肠内适中的酸碱度（pH 5.0~8.0），黏膜广大的吸收面积，缓慢的蠕动均能增加药物与黏膜的接触机会。故小肠是药物口服时主要的吸收部位。一些药物，如硝酸甘油需舌下给药，由口腔吸收，可以直接随静脉血回流心脏，可快速发挥作用，也避免了肠道吸收后，因进入肝一部分被分解；退热栓则通过直肠给药达到退热的目的。对于口服药物，胃肠道分泌的酸和酶以及肠道内菌群的生化作用也均会影响其吸收效果。

第五节　消化器官活动的调节

消化和吸收过程中，具有不同功能的各消化器官，彼此相互配合、协调一致地进行活动，以适应整个机体的需要，这依赖于神经、体液和社会心理因素的共同调节。

一、消化器官的神经支配及其作用

口腔、咽、食管上段及肛门外括约肌为骨骼肌，受躯体神经支配；其余大部分消化器官受自主神经系统的交感神经和副交感神经双重支配。交感神经兴奋时，其节后神经纤维释放去甲肾上腺素（NE），与消化管壁上的 β_2 受体结合后，对消化活动起抑制作用，表现为消化管运动减弱，消化腺分泌减少，括约肌收缩。副交感神经兴奋时，其节后神经纤维释放乙酰胆碱（ACh），与消化管壁上的 M 受体结合后，对消化活动起兴奋作用，表现为消化管运动增强，消化腺分泌增加，括约肌舒张。

此外，消化器官的活动，还受到分布在消化管壁内的神经丛（简称壁内神经丛）的影响。壁内神经丛包括黏膜下神经丛和肌间神经丛两类（图7-28），是由无数神经元和大量的神经纤维组成的复杂的神经网络，广泛分布于消化管壁内，可独立完成消化腺分泌、消化管运动及血管舒缩等局部反射。但在整体内，壁内神经丛还常受外来神经的调控。

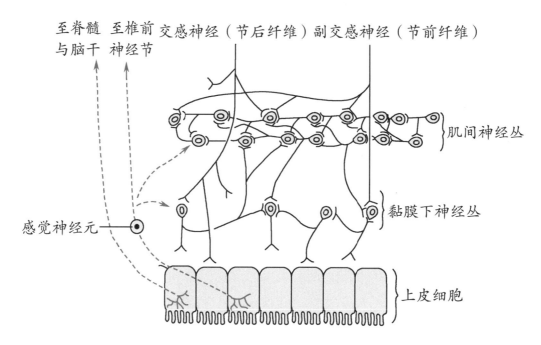

图7-28　消化道内神经丛与外来自主神经的关系示意图

二、消化系统的内分泌功能

在胃肠黏膜内，散在分布着数十种内分泌细胞，且数量很大，故胃肠道是目前已知的体内最大的内分泌器官。它们能合成和释放多种有生物活性的化学物质，统称为胃肠激素。4种主要胃肠激素的作用见表7-1。

表7-1　4种主要胃肠激素的作用

激素名称	分泌部位	主要作用
促胃液素	胃窦、十二指肠黏膜	促进胃液分泌和胃的运动、促进胰液和胆汁分泌
促胰液素	十二指肠、空肠黏膜	促进胰液中水和HCO_3^-的分泌，抑制胃的运动和分泌
缩胆囊素	十二指肠、空肠黏膜	促进胆囊收缩及胆汁分泌，促进胰酶分泌
抑胃肽	十二指肠、空肠黏膜	抑制胃液的分泌和胃的运动，促进胰岛素分泌

研究表明，一些在胃肠道内发现的肽类激素也存在于中枢神经系统中，如促胃液素、缩胆囊素、P物质、生长抑素等，这种双重分布的肽统称为脑-肠肽。脑-肠肽的提出揭示了神经系统与消化系统之间存在着紧密的内在联系。

三、社会、心理因素对消化功能的影响

人体的消化与吸收也受到社会、心理因素的影响。人在社会环境中生活、工作，难免会产生各种情绪。当人愤怒和焦虑时，胃肠黏膜充血，胃酸分泌增加，胃肠蠕动加快，可诱发或加重消化性溃疡，有时可发生胃肠痉挛，引起腹痛。悲伤、失望和恐惧时，可引起食欲减退，消化液分泌减少导致消化不良。焦虑、抑郁、精神压力大时，易患**肠易激综合征**，表现为反复发作的腹痛、腹泻或便秘。由此可见，不良的精神心理因素不但会影响机体的消化功能，还会引起其他消化系统疾病的发生。反之，保持愉悦的精神状态、乐观稳定的情绪，不但能增进食欲，还能使消化器官的功能活动保持在正常状态，益于健康。

本章小结

1. 食物在消化管内被加工、分解为小分子物质的过程，称为消化。
2. 经消化后的营养成分透过消化道黏膜进入血液和淋巴液的过程，称为吸收。
3. 消化系统由消化管和消化腺组成。
4. 消化管包括口腔、咽、食管、胃、小肠（十二指肠、空肠、回肠）、大肠（盲肠、阑尾、结肠、直肠和肛管）。
5. 临床上通常把口腔到十二指肠的这段消化管，称为上消化道；而空肠以下的部分，称为下消化道。
6. 胃大部分位于左季肋区，小部分位于腹上区。
7. 肝大部分位于右季肋区和腹上区，小部分位于左季肋区。
8. 胃内消化与小肠内消化均是化学性消化和机械性消化（器官的运动）的有机结合。
9. 交感神经兴奋，对消化活动起抑制作用；副交感神经兴奋，加强消化。
10. 胃肠激素对肠胃运动具有调节作用。

思考题

1. 简述胃液的成分及作用。
2. 简述胰液是最重要的消化液的原因。
3. 简述小肠是主要吸收部位的原因。

（吕　昕）

第八章
能量代谢与体温

学习目标

- 掌握　影响能量代谢的因素、体温的正常值及生理变化。
- 熟悉　基础状态与基础代谢率的概念。
- 了解　人体能量的来源与利用、机体产热与散热、体温的调节。

情境导入

情境描述：

　　小美，16岁，身高165cm，体重70kg。因自己偏胖，决定减肥，每天只吃一个苹果，第三天出现疲乏、头晕、记忆力减退，不能坚持学习。

学前导语：

　　机体完成各种生理功能需要充足的能量。能量供给不足会导致机体功能紊乱、产生疾病，严重者危及生命。小美出现了疲乏、头晕、记忆力减退等现象，是能量严重不足所致。

　　那么，能量代谢与物质代谢有什么关系？人体每天摄入的能量来源于什么？哪些方面需要能量？体温与能量代谢有什么关系？若想对此有更深层次的理解，请同学们认真学习本章内容。

机体生长、创伤修复以及进行各种功能活动均需要能量，能量来源于营养物质分子中的化学能。这些营养物质氧化分解释放出的能量，一部分被机体利用，在不做外功的前提下，全部转化为热能。热能用于维持体温，正常人体通过调节能保持体温的相对恒定。人体新陈代谢的正常进行有赖于机体体温的恒定。

第一节　能量代谢

生命活动最基本的特征是新陈代谢。新陈代谢包括物质代谢和能量代谢，两者密切联系。物质代谢是体内的糖、蛋白质和脂肪等物质在体内合成、分解与转化的过程。物质代谢过程中所伴随的能量的释放、转移、贮存和利用称为能量代谢。

一、机体能量的来源与利用

（一）机体能量的来源

机体所需的能量主要来源于糖、蛋白质和脂肪，这些物质氧化时释放出能量供人体进行各种生理活动和维持体温。在我国，人体所需要的能量50%~70%是由糖提供，其次为脂肪。正常情况下，极少动员蛋白质来供能，只有长期饥饿或极度消耗的情况下，体内的糖与脂肪储备耗竭时，机体才依靠蛋白质分解供能。体内的蛋白质主要用于构成机体组织及完成其他重要的生理功能。

三大营养物质在体内氧化时，产生的能量是不同的，脂肪为39.8kJ/g，糖为17.2kJ/g，蛋白质为18.0kJ/g，显然，脂肪是高能量食物。一些其他物质也能给机体提供热量，例如，1g乙醇氧化可产生29.7kJ的能量，对于减肥且经常饮酒的人，也应该将此能量考虑在内。

（二）机体能量代谢的过程与能量的利用

营养物质在氧化过程中释放的能量，约50%直接转化为热能，其余部分则以化学能的形式贮存于三磷酸腺苷（ATP）的高能磷酸键中，ATP是机体能量储存的主要形式。当机体组织、细胞进行各种活动时，ATP分解释放能量，供机体生理活动所需，因而，ATP也是机体的直接供能物质，ATP的能量供人体完成各种生理活动后，最后也转成热能，由体表散发到体外，维持体温恒定。体内产能增多时，能量也可储存在磷酸肌酸（CP）的高能磷酸键中。人体能量的转化过程见图8-1。

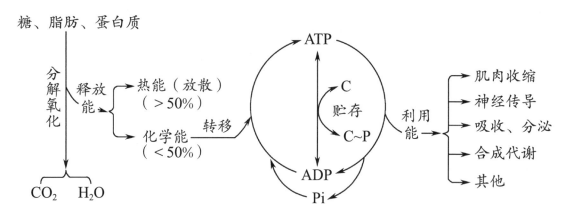

图8-1　体内能量的释放、转移、储存和利用示意图

（三）能量平衡

能量平衡是指机体摄入的能量与消耗的能量之间的平衡。如果一段时间内体重保持不变，则可认为机体的能量处于平衡状态，即这段时间内机体摄入的能量与消耗的能量基本相等。人体每日消耗的能量用于以下几个方面：基础代谢、食物的特殊动力作用（见后）、运动、生长时期的生长发育。若一段时间内摄入的能量少于消耗的能量，机体就需动用体内储存的能源物质（主要是脂肪），导致体重减轻，称为**能量的负平衡**；反之，如果机体摄入的能量多于消耗的能量，则过多的能量就会转化成脂肪储存起来或者用于生长，从而使体重增加，称为**能量的正平衡**。

能量长期摄入过多会导致肥胖，肥胖能引发多种疾病，如高血压、高脂血症、糖尿病、心脑血管疾病等，因而，控制体重极为重要。一个超重需要减肥的人，必须要经过能量负平衡的过程，即减少食物能量的摄入量，增加对能量的消耗。在日常生活中，人们应根据自身的生理状态、活动强度等调整能源物质的摄入，保持正常体重和在此基础上的能量平衡状态，这是保持机体健康的能量代谢水平。

在临床上通常用身体质量指数（又称体质指数）和腰围作为判断肥胖的简易指标。身体质量指数（BMI）是用体重（kg）除以身高（m）的平方，身体质量指数过大主要反映全身性肥胖。在我国，成人身体质量指数的数值超过24可视为超重，超过28则为肥胖。腰围主要反映腹部脂肪的分布，成人的腰围男性不宜超过85cm，女性不宜超过80cm。腹型肥胖的人脂肪主要集聚在腹部周围，腰围增大更加明显，腹型肥胖相对于全身性肥胖，对腹腔脏器功能影响更大，患高血压、糖尿病的风险更大。

但若能量摄入太少，会影响机体正常的生理功能、妨碍生长期的生长发育、降低机体的免疫力等。

二、能量代谢的衡量标准及影响因素

（一）能量代谢的衡量标准

通常用能量代谢率作为评价能量代谢的指标，能量代谢率反映的是机体单位时间内的能量消耗量。在机体不做外功的前提下，由于机体在能量平衡状态时，分解能源物质产生的能量100%转化成热能，并散发到体外（能量第一守恒定律）。因而，测定机体一段时间内的产热量或者散热量，就等同于此段时间内机体的能量代谢水平。机体在单位时间内的产热量（即能量消耗量）称为能量代谢率，其单位用$kJ/（m^2 \cdot h）$或者是$kJ/（m^2 \cdot min）$来表示。

（二）影响能量代谢的因素

影响能量代谢的因素主要有肌肉活动、精神活动、环境温度和食物的特殊动力效应等。

1. 肌肉活动　肌肉活动对能量代谢的影响最显著。机体任何轻微的活动都会提高能量代谢率。肌肉活动的强度越大，耗氧量越多，产热量越多。因此，能量代谢率可作为评价肌肉活动强度的指标（图8-2）。即使没有发生明显的躯体活动，维持一定程度的肌紧张和保持一定的姿势也要消耗一定的能量。

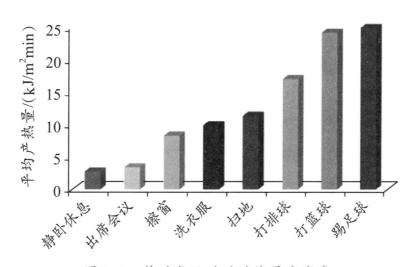

图8-2　劳动或运动时的能量代谢率

2. 食物的特殊动力效应　进食后的一段时间（从食后1小时左右开始，持续到7~8小时），人体即使处于安静状态，产热量也要比进食前有所增加。食物引起机体额外产生热量的现象，称为食物的特殊动力效应。各种营养物质引起的食物的特殊动力效应不同，以蛋白质最为显著，可达30%，糖和脂肪分别为6%和4%，混合食物约为10%。因此，寒冷季节多食高蛋白质食物，可额外增加产热量，有利于御寒。

3. 环境温度　人体安静时的能量代谢率在20~30℃的环境中最为稳定。环境温度过低或过高均使机体的能量代谢率增加。低温时寒冷刺激会反射性引起寒战、肌紧张增强，使能量代谢率增加、产热增多；高温可使体内生化反应速度加快，呼吸和心脏活动增强，也能使能量代谢率增加。

4. 精神活动　当机体处于紧张状态，如焦虑、恐惧或情绪激动时，能量代谢率可较显著增加。这是因为紧张情绪会使骨骼肌紧张性增强；同时交感－肾上腺髓质系统兴奋，甲状腺激素、肾上腺素分泌增多，使机体代谢活动增强，最终产热量增加。

三、基础代谢

（一）基础代谢与基础代谢率的概念

人体在基础状态下的能量代谢率称为基础代谢率。能量代谢率易受多方面的影响，使得机体在不同状态下的能量代谢率有明显差异，不具备可比性。故通常把测定基础代谢率作为判断能量代谢率是否异常的标准。

基础状态是指人体处于：①清晨、清醒、静卧；②空腹（进食12~14小时后）；③精神安宁；④保持室温在20~25℃。基础状态排除了各种影响能量代谢的因素，人体的各种生理活动和新陈代谢水平较低，其能量消耗仅限于维持心跳、呼吸等一些基本的生命活动，能量代谢较稳定，人与人之间具有可比性。

（二）基础代谢率的正常值及其临床意义

正常人基础代谢率的平均值，具有性别、年龄的差异（图8-3）。通常，男性的基础代谢率高于女性，儿童高于成人，年龄越大，基础代谢率相对越低。但同一个体的基础代谢率是相对稳定的（图8-3）。

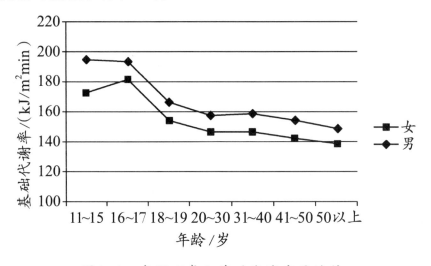

图8-3　我国正常人基础代谢率平均值

在临床工作中，为了方便起见，基础代谢率通常用相对值来表示，即实测值高于或低于正常平均值的百分数。其公式为：

$$相对值 = \frac{实测值 - 平均值}{平均值} \times 100\%$$

基础代谢率的相对值同正常平均值相比较，如果相差在 $\pm 10\% \sim \pm 15\%$ 以内，均属于正常；相差值超过 $\pm 20\%$ 时，可能有临床意义。

甲状腺疾病会导致基础代谢率的改变。甲状腺功能亢进时，基础代谢率可比正常值高 $25\% \sim 80\%$；甲状腺功能低下时，基础代谢率可低于正常值的 $20\% \sim 40\%$。人体发热时基础代谢率会升高，体温每升高 $1℃$，基础代谢率升高 13% 左右。

基础代谢率的高低能反映甲状腺激素的外周代谢水平，也是检测甲状腺功能的一个重要指标。在甲状腺功能亢进的治疗过程中，可以通过测定基础代谢率观察疗效。另外，测定基础代谢率，可以指导肥胖者控制摄入的热量及运动量，达到科学理想的减重效果。

第二节　体温

体温是指机体深部的平均温度。人和高等动物体温是相对恒定的，这是保证机体新陈代谢和生命活动正常进行的必要条件。当体温升高，持续超过 $41℃$ 时，可出现神经系统功能障碍，甚至永久性脑损伤；超过 $42 \sim 43℃$ 时，将有生命危险。当体温降至 $33℃$ 时，人会丧失意识；低于 $25℃$ 可使呼吸、心跳停止。因此，体温是临床上重要的健康指标。

一、人体正常体温及生理变化

（一）人体正常体温

正常情况下，人体各部位的温度并不完全相同。体表温度易随环境温度的变化而改变；机体深部的温度由于代谢水平不同，各器官的温度也略有差异，但相对稳定。

机体深部的温度不易测量，临床上通常用腋窝、口腔、直肠的温度来代表深部温度。这些部位的正常值为：腋窝温度 $36.0 \sim 37.4℃$，口腔温度 $36.7 \sim 37.7℃$，直肠温度36.9~37.9℃。其中直肠温度更接近机体深部的温度，但腋窝温度测量方便，人们常用。

⊘ 临床应用 ·······

体温的测量方法（水银体温计）

体温的测量方法（腋下测量法）：测量前将水银柱甩至35℃以下。天冷时给婴幼儿和老人测体温要将体温计捂热（养成良好的职业素养，从点滴做起）；保持腋窝干燥，有汗则擦干，将体温计的水银端轻轻放于腋窝顶部，嘱被测者屈臂过胸夹紧体温计，10分钟后取出，在光亮处，将体温计横持，并慢慢转动，观察水平线位置的水银柱所在刻度，即体温值。

（二）体温的生理变化

在生理情况下，人的体温可随下列因素而有所变化。

1. **昼夜变化**　正常成人体温随昼夜呈周期性变化。一般清晨2—6时体温最低，午后1—6时最高，但变化范围不大，一天之内温差不超过1℃。

2. **性别**　成年女性的体温平均比男性高0.3℃，这可能与女性皮下脂肪较多、散热较少有关。生育年龄女性的基础体温随月经周期发生周期性变化（图8-4）。月经期和排卵前期体温偏低，排卵日最低，排卵后逐渐升高，并超过排卵前期，直到下次月经来潮。这种变化规律主要与体内孕激素水平的周期性变化有关。因此，连续测定基础体温，有助于了解有无排卵及排卵日期。

3. **年龄**　一般情况下，青少年、儿童能量代谢旺盛，体温往往高于成人，老年人因能量代谢低下，体温常常较低。新生儿，特别是早产儿，其中枢神经系统体温调节中枢发育尚未完善，体温易受环境温度的影响而波动。因此，在临床工作中，要特别重视老年人和新生儿的体温特点，注意保暖。

4. **肌肉活动**　肌肉活动能使机体的代谢增强，产热量增加，导致体温升高。因此，测量体温应在停止运动一段时间后的安静状态下进行，测量小儿体温应注意防止哭闹。

此外精神紧张、进食等情况也能使体温升高。

体温受以上多种因素的影响，实际测量时应考虑到。由于麻醉药物能抑制体温调节中枢的活动，又能扩张皮肤血管增加散热，因此，麻醉手术时和手术后一段时间内应注意患者的保暖。服用镇静催眠药的老年人，因中枢抑制、骨骼肌松弛使代谢率降低，也要注意保暖。

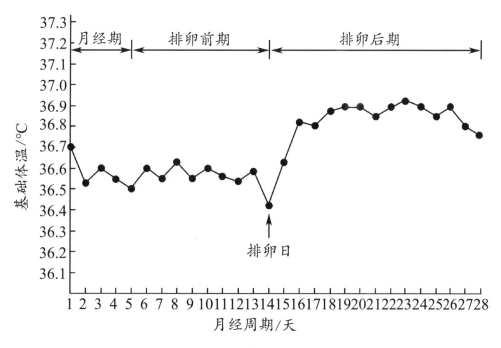

图8-4 女性基础体温曲线图

案例与思考

运动对体温的影响

李莉参加学校冬季越野赛，跑完全程后，因疲惫躺在床上。同学刘霞摸其额头，感觉有点烫，随即拿来体温计给李莉测体温，结果38℃。刘霞跑去告诉身为生理老师的班主任，说："老师！李莉感冒了，发烧38℃。"老师告诉刘霞，半个小时以后再量一次。结果，半小时后李莉体温自行降了下来。

请同学们思考与分析：

1. 李莉的体温为什么到了38℃？

2. 影响体温的生理因素有哪些？

二、机体的产热与散热

人体所处的环境时冷时热，另外机体的生理状况也明显影响代谢水平。因而，人体的产热以及散热是一个不停变化的过程，但体温始终保持相对稳定。机体体温的相对稳定，是在体温调节系统的控制下，产热与散热两个生理活动保持动态平衡的结果。

（一）机体的产热

机体的热量来自于体内各组织器官的代谢活动。产热量的多少，取决于组织器官的功能状态和代谢水平的高低。安静时，内脏是主要的产热器官，其中肝产热最多。劳动或运动时，骨骼肌是最主要的产热器官，剧烈运动时产热量比安静时可增加20~40倍。

机体的产热受神经与体液因素的调节，交感神经兴奋使甲状腺激素、肾上腺素、去甲肾上腺素分泌增多，增强机体的代谢使产热量增加。

（二）机体的散热

机体的热量除一小部分随呼出的气体、尿、粪等排出外，大部分是通过皮肤以辐射、传导、对流和蒸发的形式向外散发的。因此，皮肤是最主要的散热器官。

1. 辐射散热　是机体以热射线的形式将热量传给外界较冷物体的散热方式。其散热量的多少取决于皮肤与周围环境的温度差和有效辐射面积。皮肤与环境之间的温度差越大或有效辐射面积越大，散热量越多。在安静状态下，辐射散热约占机体总散热量的60%，是环境温度低于皮肤温度时的主要散热方式。

2. 传导散热　是指机体将热量直接传给与之相接触的较冷物体的一种散热方式。散热量的多少，取决于皮肤和与其接触物体之间的温度差、接触面积的大小、接触物体的导热性能。棉毛织品导热性能差，冬天可以保暖。水的导热性能好，夏天可以冲凉，临床上利用冰帽、冰袋给高热患者降温也是应用了传导散热。

3. 对流散热　是通过气体的流动进行散热的方式，它是传导散热的一种特殊形式。人的体表周围空气因吸热而使温度升高，对流能将其移走，同时移来较冷的空气。散热量受风速影响，风速越大，散热量越多。电风扇使人凉爽就是利用了对流散热原理。

4. 蒸发散热　是指机体通过体表水分的蒸发来散发热量的散热方式。在环境温度接近或高于体表温度时，蒸发散热是机体唯一的散热方式。体表每蒸发1g水，可散发2.43kJ的热量，因此，蒸发散热是一种很有效的散热途径。临床上对一些高热患者采用酒精擦浴，就是通过酒精的蒸发达到降温的目的。

蒸发散热分两种形式：不感蒸发（不显汗）和发汗。

（1）不感蒸发：机体的水分透过皮肤和黏膜，在未形成水滴之前就被蒸发掉的现象称为**不感蒸发**。这种蒸发不易被察觉，与汗腺的活动无关，但与环境的干、湿程度有关，即使在寒冷的季节不感蒸发也依然存在。人体每日不感蒸发的水分可达到1L，包括经皮肤蒸发和经呼吸道黏膜蒸发掉的。因此，给患者补液时，应考虑不感蒸发丢失的液体量。

（2）发汗：是汗腺分泌汗液的活动。汗液在体表聚集成肉眼可见的汗滴，故又称**可感蒸发**。汗腺的分泌量和发汗速度受劳动强度、环境温度和湿度、风速等多种因素影响。人在安静状态下，环境温度达30℃时便开始发汗。环境湿度大时，汗液不易蒸发，体热不易散失，会反射性引起大量发汗。风速小时，汗液蒸发慢，发汗量增加。因此，人在高温、高湿、通风差的环境中，因影响蒸发散热，容易发生中暑。

汗液中水分占99%以上，固体成分不到1%，主要以NaCl为主，还有少量的KCl和尿素等，汗液是低渗液体。大量出汗时，体内失水多于失盐，会造成高渗性脱水。因此，对大量出汗的人，在补充水分的同时还应注意补充少量NaCl，需要喝低渗的淡盐水，以免造成水、电解质紊乱。

三、体温调节

人体体温在外界环境温度发生变化时，仍能保持相对稳定，是由于机体具有自主性体温调节和行为性体温调节功能。

（一）自主性体温调节

自主性体温调节是指当体内、外温度发生变化时，温度感受器将信息传递给下丘脑的体温调节中枢，由下丘脑的体温调节中枢对体温进行的调节，以维持其相对稳定。

1. 温度感受器　分为外周温度感受器和中枢温度感受器两大类。

（1）外周温度感受器：指分布于皮肤、黏膜、内脏和肌肉等部位的游离神经末梢，分为冷感受器和热感受器，分别感受相应部位的冷热变化，并将信息传入体温调节中枢，产生温度感觉，同时引起体温调节反应。

（2）中枢温度感受器：指中枢神经系统内对温度变化敏感的神经元，分布于下丘脑、脑干网状结构和脊髓等部位，分为热敏神经元和冷敏神经元，分别感受局部组织温度升高和降低的变化，进一步引起体温调节反应。

2. 体温调节中枢　下丘脑的视前区-下丘脑前部（PO/AH）的温度敏感神经元，不仅具有中枢温度感受器的作用，还能对其他部位传入的温度信息作整合处理，调节散热和产热过程。因此，下丘脑的视前区-下丘脑前部是体温调节的基本中枢。

3. 体温调定点学说　调定点学说认为，人体内存在**体温调定点**，它能将体温设定在一个相对恒定的温度，一般认为是37℃。正常情况下，机体以此平衡点，调节产热与散热：当体温为37℃时，机体的产热与散热处于一定的平衡状态；当体温超过37℃时，热敏神经元活动增强，产热活动减弱，散热活动增强（出汗、皮肤血管扩张），使体温回降到37℃；当体温低于37℃时，冷敏神经元兴奋，产热活动增强（骨骼肌紧张性增强，甚至打寒战），散热活动减弱（皮肤血管收缩），使体温回升到37℃。只要体温在一定范围内偏离调定点，机体就能通过调节使其回到调定点水平。

这样，保持了机体体温的相对稳定，保证了各项生命活动和新陈代谢的正常进行。

细菌感染时可使调定点上移（如38℃）。调定点上移后，机体正常37℃的体温，与调定点相比，会被误以为体温过低，而出现非正常的调节。调节结果使产热活动增强，散热活动减弱，直到新的平衡点（38℃），导致体温升高。解热镇痛抗炎药如阿司匹林能使调定点下降到正常状态，进一步使体温恢复到正常水平。

（二）行为性体温调节

行为性体温调节是人有意识地通过改变行为活动来维持体温的相对稳定。如根据环境温度增减衣，使用电风扇和跑步等。行为性体温调节与自主性体温调节相互补充，以保持体温的相对稳定。

🔗 知识链接

温度习服

温度习服是指机体在低温或高温环境下，经过一段时间，能够逐渐产生适应性变化，使机体的调节能力增强，包括热习服和冷习服。热习服者，其散热功能增强，冷习服者其产热与保温功能增强。

•···· 本章小结 ·····

1. 机体新陈代谢包括物质代谢和能量代谢。机体的能量来源于食物中的糖、脂肪和蛋白质三大营养物质。ATP是人体的直接供能物质，也是人体能量贮存的主要形式。
2. 影响能量代谢的主要因素是肌肉活动、精神活动、食物的特殊动力效应、环境温度。其中，以肌肉活动影响最大。
3. 测定基础代谢率时，需要在清晨、清醒、静卧、精神安宁、餐后12~14小时，室温保持在20~25℃的条件下进行，此谓基础状态。
4. 单位时间内的基础代谢称基础代谢率，基础代谢率的相对值在±10%~±15%均属于正常，受甲状腺激素影响很大。
5. 体温是指机体深部的平均温度。体温可随昼夜、性别、年龄、肌肉活动等因素有所变化，昼夜变化的幅度不超过1℃。生理情况下，体温受肌肉活动影响最大。机体的散热方式有：辐射散热、传导散热、对流散热和蒸发散热。

1. 影响能量代谢的因素有哪些？其中最主要的是什么？
2. 基础代谢率主要受哪种激素的影响？
3. 何谓体温？影响体温的生理因素有哪些？

（张新琪）

第九章
泌尿系统

学习目标

- 掌握　肾小球的滤过功能；尿生成的体液调节。
- 熟悉　泌尿系统的组成与功能；肾的位置、形态和结构。
- 了解　排泄的概念及途径；肾的血液循环特点；膀胱、输尿管、尿道的结构与功能；肾小管和集合管的重吸收及分泌过程；尿的浓缩与稀释；尿生成的神经调节、肾内自身调节；尿液及其排放。

🔁 情境导入

情境描述：

　　患儿，男，6岁，2周前出现上呼吸道感染症状，就医治疗后自感症状消失。3天前家长发现男孩双眼睑以及下肢浮肿伴有尿液颜色改变，浮肿早上表现明显，活动后可减轻，尿量减少，尿液颜色像洗肉水样，并且活动减少，精神不振，饭量减少，伴恶心厌食等症状。到医院就诊，检查发现：肉眼血尿，尿蛋白（+++），尿红细胞（+++），血清抗链球菌溶血素"O"滴度增高。诊断为：急性肾小球肾炎。

学前导语：

　　在生命活动过程中，人体需要通过泌尿系统以生成和排出尿液的形式，不断地排出代谢废物、异物、多余的水和无机盐等，以维持人体内环境的稳态。

　　如果肾脏发生炎症，可导致肾功能受损，泌尿功能障碍，机体代谢产物堆积，水钠潴留和酸碱平衡紊乱，出现蛋白尿和血尿。该患儿正是因此出现双眼睑及下肢浮肿、尿液呈洗肉水样改变等症状。

第一节　概述

一、泌尿系统的组成与功能

泌尿系统由肾、输尿管、膀胱和尿道组成（图9-1）。肾的主要功能是排泄；此外，肾还有内分泌功能，可分泌肾素、促红细胞生成素和前列腺素等，肾还参与了维生素D的活化。肾生成尿液，输尿管将尿液输送至膀胱，尿液在膀胱暂时贮存，再经尿道排出体外。

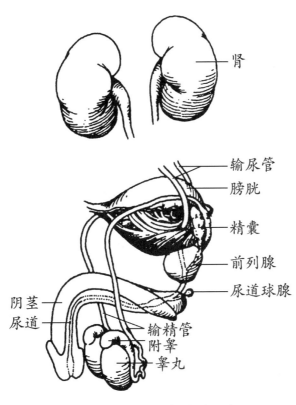

图9-1　男性泌尿生殖系统概况

二、排泄的概念及途径

机体将新陈代谢过程中产生的代谢终产物、进入体内的异物和过剩物质等，经血液循环运送至排泄器官排出体外的过程，称为排泄。

人体的排泄器官主要包括肾、肺、肝、肠道和皮肤等。其中，肾排泄物的种类最多、数量最大，所以肾是机体最重要的排泄器官。

第二节　泌尿系统的解剖

一、肾

（一）肾的形态与位置

肾为成对的实质性器官，呈红褐色，形似蚕豆，前后略扁，分为前、后两面，上、下两端，内侧、外侧两缘。肾的外侧缘隆凸，内侧缘中部凹陷，称为**肾门**，是肾动脉、肾静脉、神经、淋巴管及**肾盂**出入的门户。出入肾门的结构被结缔组织包裹称为**肾蒂**。肾门向肾实质内凹陷形成一个较大的腔，称为**肾窦**，容纳肾血管、肾小盏、肾大盏、肾盂和脂肪等结构。

肾位于腹后壁，脊柱两侧。左肾上端约平第11胸椎体下缘，下端平第2腰椎体下缘，第12肋斜过左肾后面中部；右肾受上方肝影响，位置比左肾略低半个椎体。肾门的体表投影位于竖脊肌外侧缘与第12肋的夹角处，临床上称为肾区（图9-2）。肾病患者叩击或触压此处可引起疼痛。肾的表面有3层被膜包裹，由内向外依次为纤维囊、脂肪囊和肾筋膜。肾的正常位置依赖肾的被膜以及肾血管、邻近器官、腹膜和腹内压等因素的共同维持，当以上因素功能不健全时，可引起肾下垂或游走肾。

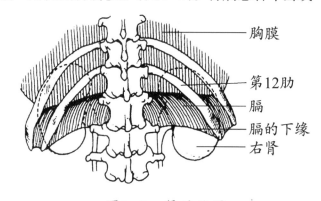

图9-2　肾的位置

（二）肾的结构

1. 肾的剖面结构　肾实质分为皮质和髓质。**肾皮质**位于肾实质的浅层，富含血管呈红褐色，肾皮质伸入髓质的部分，称为**肾柱**。**肾髓质**位于肾实质的深层，色淡红，由15~20个**肾锥体**组成。肾锥体呈圆锥形，底部朝向皮质，尖端钝圆，朝向肾窦，称为**肾乳头**，肾乳头有许多乳头管开口，被漏斗状的**肾小盏**包绕，2~3个肾小盏汇合成一个较大的**肾大盏**；肾大盏再汇合成一个扁漏斗状的肾盂，肾盂出肾门后，弯行向下，逐渐变细移行为输尿管（图9-3）。

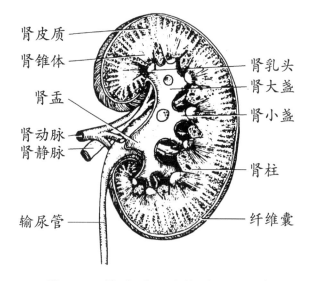

图9-3　肾的剖面结构（冠状面）

2. 肾的微细结构　肾实质主要由**泌尿小管**构成，其间有少量结缔组织。**泌尿小管**包括肾单位和集合管两部分。

（1）肾单位：是尿液形成的结构和功能单位，人体每侧肾含有80万～100万个肾单位。肾单位由肾小体和肾小管两部分构成（图9-4）。

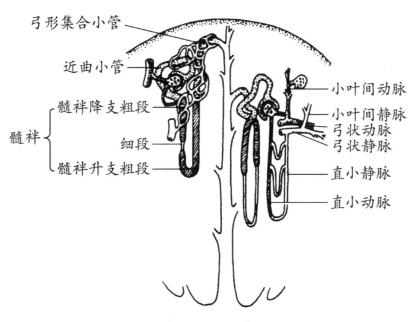

图9-4　肾单位和肾血管模式图

1）肾小体：位于肾皮质，呈球形，包括肾小球和肾小囊两部分（图9-5）。①**肾小球**，为连于入球小动脉和出球小动脉之间的一团球状毛细血管，故又称为血管球，肾小球的毛细血管由一层有孔内皮细胞及基膜构成。入球小动脉粗短，出球小动脉细长。②**肾小囊**，包绕肾小球，为肾小管起始部膨大并凹陷形成的双层盲囊，两层之间的腔隙称**肾小囊腔**，与肾小管腔相通。肾小囊外层由单层扁平上皮构成，内层由足细胞构成。足细胞是有突起的细胞，相邻足细胞的突起相互嵌合，呈栅栏状紧贴肾小球毛细血管基膜外。突起间有狭窄的裂孔，覆盖有一层薄膜，称为**裂孔膜**（图9-6）。肾小球毛细血管有孔内皮、基膜和裂孔膜构成**滤过膜**（图9-7）。

2）肾小管：是一条细长弯曲的管道，起自肾小囊，止于集合管。全长分近端小管、细段和远端小管3部分（图9-4）。①**近端小管**，为肾小管的起始段，是肾小管中最长、最粗的一段，分为曲部（近曲小管）和直部。管壁厚，由单层立方或锥形上皮细胞构成，游离面有大量较长的微绒毛，称刷状缘。近端小管具有重吸收和分泌功能。②**细段**，是肾小管中最细的一段，管壁薄，由单层扁平上皮构成，利于水和离子通透。③**远端小管**，管腔较大而规则，分为直部和曲部（远曲小管），管壁由单层立方上皮构成，具有重吸收和分泌功能。

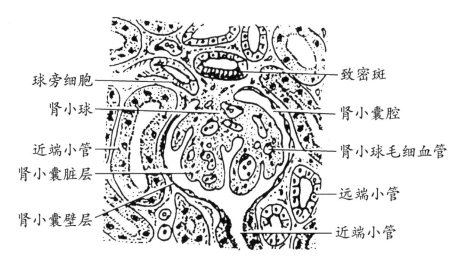

图9-5 肾皮质的微细结构

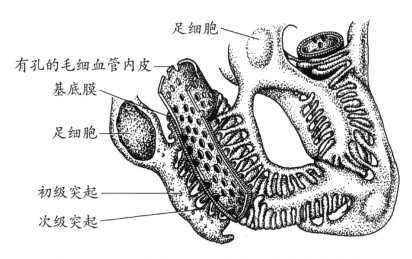

图9-6 足细胞与毛细血管的超微结构模式图

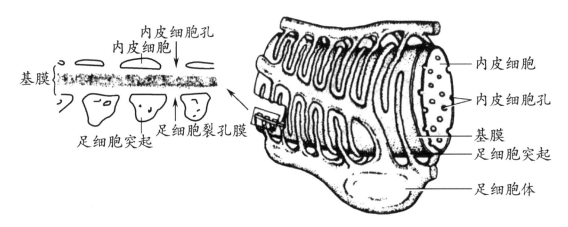

图9-7 滤过膜结构模式图

由近端小管直部、细段和远端小管直部共同构成的"U"形结构，称为**髓袢**，具有减缓小管液流速，重吸收部分水和无机盐的功能（图9-4）。

（2）**集合管**：集合管与远曲小管相延续，自肾皮质行向肾髓质深部，下行时沿途有许多远曲小管汇入。集合管末端与其他集合管再汇合形成管径较粗的乳头管，开口于肾乳头。集合管的管壁由单层立方上皮逐渐变为单层柱状上皮，具有重吸收和分泌的功能。

（3）**球旁复合体**：球旁复合体由球旁细胞和致密斑等构成（图9-8）。

1）球旁细胞：由入球小动脉管壁的平滑肌细胞转变而来，细胞呈立方形或多边形，能分泌肾素。

2）致密斑：靠近肾小球一侧的远端小管，管壁上皮细胞增高变窄、排列紧密，使管腔内局部呈现斑状隆起，称为致密斑。致密斑能感受小管液内 Na^+ 浓度变化，从而调节球旁细胞分泌肾素。

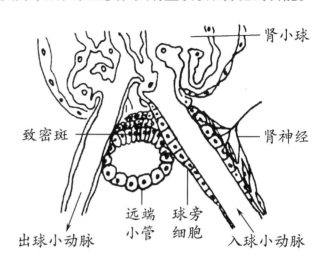

图9-8　球旁复合体模式图

（三）肾的血液循环特点

1. **肾的血液供应**　肾动脉由腹主动脉发出，经肾门入肾后依次分支形成叶间动脉、弓形动脉和小叶间动脉，小叶间动脉在行程中向两侧分出许多入球小动脉。入球小动脉进入肾小体后，分支并相互吻合形成肾小球毛细血管网，再汇集成出球小动脉。出球小动脉离开肾小体后再次分支形成毛细血管网，缠绕于肾小管和集合管周围，然后再汇合成微静脉，依次经小叶间静脉、弓形静脉、叶间静脉、肾静脉出肾。

2. **肾血液循环特点**

（1）肾血流量大：肾的血液供应非常丰富，肾动脉直接发自腹主动脉，血管粗短，血压高，血流量大，人体内每4~5分钟流经肾的血量，相当于全身的血量。肾血流量大有利于血浆滤过、尿液生成、代谢产物的排出。

（2）两次形成毛细血管网：第一次是入球小动脉分支形成肾小球毛细血管网。入球小动脉较出球小动脉口径粗大，故肾小球毛细血管血压较高，有利于肾小球滤过。第二次是出球小动脉再分支形成肾小管周围毛细血管网，其血压较低，有利于肾小管的重吸收（图9-4）。

（3）肾血流量的自身调节：肾血流量的自身调节是指在没有外来神经、体液影响的情况下，机体动脉血压在70~180mmHg范围内波动时，肾血流量保持相对稳定的现象。自身调节的意义主要是保证安静状态下肾泌尿活动正常进行。

二、输尿管道

（一）输尿管

输尿管是一对细长的肌性管道，长25~30cm。位于腹后壁，上端接肾盂，沿脊柱两侧下行入骨盆腔，末端在膀胱底斜穿膀胱壁，开口于膀胱。输尿管全长有三处狭窄，分别位于输尿管起始处、跨越小骨盆上口处和穿膀胱壁处。尿路结石下降时，易嵌顿于输尿管狭窄处，造成输尿管损伤及尿液输送受阻。

（二）膀胱

膀胱是贮存尿液的囊状肌性器官，正常成人膀胱容量为350~500ml，最大可达800ml。膀胱位于小骨盆腔内，耻骨联合的后方。男性膀胱后方与精囊腺、输精管末端及直肠相邻，女性膀胱后方与子宫和阴道相邻。膀胱空虚时呈锥体形，分膀胱尖、膀胱体、膀胱底和膀胱颈四部分。膀胱尖朝向前上方，空虚时一般不超过耻骨联合上缘；膀胱底朝向后下方，底与尖之间的部分，称为膀胱体；膀胱的最下部，称为膀胱颈，颈的下端有尿道内口与尿道相接（图9-9）。

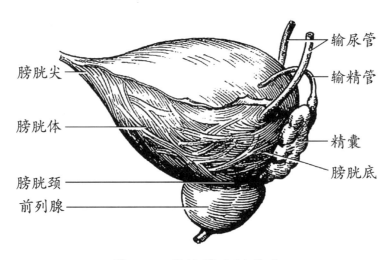

图9-9 男性膀胱侧面观

膀胱壁由内向外依次为黏膜、肌层和外膜。黏膜上皮为变移上皮，膀胱空虚时，黏膜形成许多皱襞，充盈时皱襞消失。在膀胱底的内面，位于两个输尿管口与尿道内口之间的三角形区域，称为膀胱三角（图9-10）。无论膀胱空虚或充盈，此处黏膜始终光滑无皱襞，此三角区是肿瘤和结核的好发部位。肌层由平滑肌构成，肌束相互交叉，又称膀胱逼尿肌。尿道内口处有环形肌增厚形成尿道内括约肌。外膜在膀胱上部为浆膜，其余部分为纤维膜。

（三）尿道

尿道是排尿管道，始于膀胱的尿道内口，穿过尿生殖膈，止于尿道外口。在贯穿尿生殖膈处有尿道括约肌环绕，该括约肌为骨骼肌，受意识支配，可控制排尿。

男女性尿道差别很大，男性尿道长16～22cm，兼具排尿和排精功能（见男性生殖系统）。女性尿道长3～5cm，短、宽而直，仅有排尿功能。其紧贴阴道前壁下行，开口于阴道口的前方，易引起逆行尿路感染（见图9-10）。

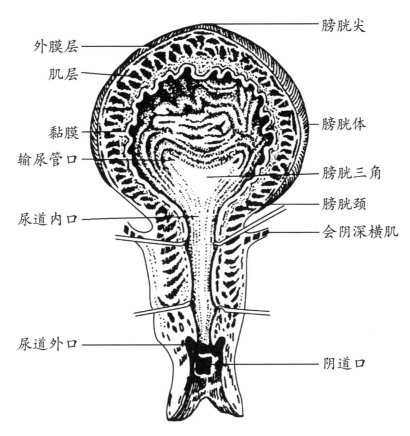

图9-10 女性膀胱和尿道（冠状面）

第三节　尿生成的过程

尿生成包括肾小球的滤过、肾小管和集合管的重吸收、肾小管和集合管的分泌三个基本过程（图9-11）。

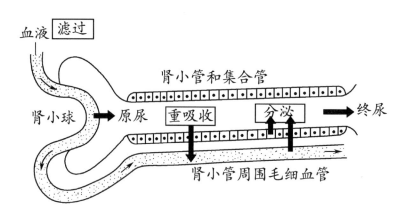

图9-11 尿生成过程示意图

一、肾小球的滤过功能

肾小球的滤过是指血液流经肾小球毛细血管时，除蛋白质外，血浆中的水和小分子溶质，全部通过滤过膜进入肾小囊腔形成原尿（超滤液）的过程。原尿成分与血浆除蛋白质以外的其余成分相同（表9-1）。肾小球的滤过是尿生成的第一步，滤过的结构基础是滤过膜，滤过的动力是肾小球有效滤过压。

表 9-1 血浆、原尿和终尿的成分比较 单位：g/L

成分	血浆	原尿	终尿
水	900	980	960
蛋白质	80	0.3	0
葡萄糖	1	1	0
钠	3.3	3.3	3.5
钾	0.2	0.2	1.5
氯	3.7	3.7	6
磷酸根	0.03	0.03	1.2
尿素	0.3	0.3	20
尿酸	0.02	0.02	0.5
肌酐	0.01	0.01	1.5
氨	0.001	0.001	0.4

（一）滤过膜的结构

滤过膜由肾小球毛细血管有孔内皮、基膜和裂孔膜3层构成（图9-7），3层结构上有大小不等的微细孔道，可限制大分子物质的滤过，构成滤过的机械屏障。一般认为分子量超过70 000Da的物质，如血浆中的球蛋白、纤维蛋白原等不能滤过；而水、无机盐、葡萄糖、维生素、氨基酸和尿素等小分子物质均可滤过。此外，在滤过膜上还覆盖着许多带负电荷的糖蛋白，可限制血浆中带负电荷的物质如白蛋白的滤过，构成滤过的电荷屏障。

正常两肾有近200万个肾单位，肾小球毛细血管总面积即滤过膜面积约1.5m^2，滤过面积大而稳定，有利于肾小球的滤过。但是肾脏疾患可致肾小球数量减少，有效滤过面积也因此减少，肾小球滤过率降低，出现少尿，严重时无尿，导致代谢产物在体内堆积，机体内环境遭到破坏。

（二）肾小球有效滤过压

肾小球有效滤过压是肾小球滤过的动力，由肾小球毛细血管血压、血浆胶体渗透压和肾小囊内压3部分力量相互作用而形成（表9-2）。其中，肾小球毛细血管血压是滤过的动力，血浆胶体渗透压和肾小囊内压是对抗滤过的阻力（图9-12）。

肾小球有效滤过压＝肾小球毛细血管血压－（血浆胶体渗透压＋肾小囊内压）

表9-2　肾小球有效滤过压各组力量数值　　　　　单位：mmHg

部位	毛细血管血压	血浆胶体渗透压	肾小囊内压	有效滤过压
入球端	45	25	10	10
出球端	45	35	10	0

肾小球毛细血管血压平均值为45mmHg，入球端和出球端几乎相等。肾小囊内压约为10mmHg。血浆胶体渗透压在入球端为25mmHg，血液从入球小动脉流向出球小动脉的过程中，由于血浆中水及小分子溶质不断滤出，使血浆蛋白浓缩，血浆胶体渗透压逐渐升高，至出球端升高到35mmHg。根据以上数据，有效滤过压计算如下：

入球端有效滤过压＝45－（25+10）=10mmHg

出球端有效滤过压＝45－（35+10）=0mmHg

可见，肾小球的滤过是从入球端的毛细血管开始，至出球端停止，这是由于入球端有效滤过压为正值，有滤液生成；出球端有效滤过压下降为零，无滤液生成。故肾小球滤过只发生在有效滤过压为零之前的那段毛细血管。

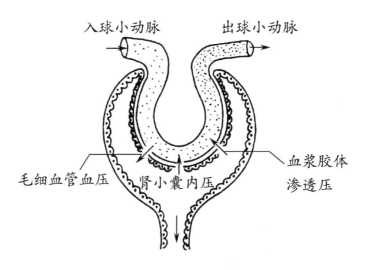

入球小动脉　　　出球小动脉

毛细血管血压　　肾小囊内压　　血浆胶体渗透压

图9-12　肾小球有效滤过压示意图

（三）肾小球滤过率和滤过分数

1. 肾小球滤过率　指单位时间内（每分钟）两肾生成的原尿量。肾小球滤过率是衡量肾功能的重要指标，正常成人安静时约为125ml/min。每昼夜两肾约生成180L原尿。

2. 滤过分数　肾小球滤过率与肾血浆流量的比值，称为滤过分数。正常成人安静时肾血浆流量约为660ml/min，滤过分数为125/660×100%=19%，表明流经肾的血浆有近1/5由肾小球滤过到肾小囊腔内生成原尿。滤过分数也是衡量肾功能的重要指标。

（四）影响肾小球滤过的因素

1. 滤过膜通透性和有效滤过面积　病理情况下，如急、慢性肾小球肾炎，有效滤过面积减少，肾小球滤过率下降，出现少尿，严重时无尿。再如，肾小球发生炎症、缺氧或中毒，滤过膜的屏障被破坏，通透性增加，导致蛋白质甚至红细胞被滤出，出现蛋白尿或血尿。

🔗 知识链接 ···

肾移植

肾是人体最重要的排泄器官，当肾功能不全时，泌尿功能障碍，可致机体代谢产物蓄积、内环境紊乱，严重时导致尿毒症。慢性肾功能不全终末期最理想的治疗方法是肾移植。肾移植是将健康者的肾脏移植给肾功能衰竭的患者。肾移植患者术后能如常人般生活，但须终身服用抗排斥的免疫抑制药。

在我国移植的器官由公民去世后无偿捐献而来，截至2022年1月，我国已有440多万志愿者在中国人体器官捐献管理中心进行器官捐献志愿登记。每一位捐献者都是伟大的，既帮助了病情危重的患者，又让生命的一部分在他人身上得到了延续。

2. 肾小球有效滤过压

（1）肾小球毛细血管血压：当动脉血压在70~180mmHg范围内波动时，肾通过自身调节使肾小球毛细血管血压保持相对稳定，从而肾小球滤过率基本不变。如果大失血或休克等使动脉血压低于70mmHg时，肾血流量减少，导致肾小球毛细血管血压下降，有效滤过压和肾小球滤过率降低，尿量减少。当动脉血压降到40mmHg以下时，肾小球滤过率降到几乎为零，可导致无尿。

（2）血浆胶体渗透压：生理状态下，血浆胶体渗透压不会出现大幅度变化。某些原因如静脉输入大量生理盐水时，血浆蛋白被稀释，蛋白质浓度降低，可使血浆胶体渗透压降低，有效滤过压和肾小球滤过率升高，尿量增多。

（3）肾小囊内压：正常情况下肾小囊内压比较稳定。当肾盂、输尿管结石或肿瘤压迫导致输尿管阻塞时，终尿排出不畅，导致囊内压升高，有效滤过压和肾小球滤过率降低，尿量减少。

3. 肾血浆流量　正常情况下，肾血浆流量相对稳定。某些生理因素（如剧烈运动）和病理因素（如大失血、缺氧），可通过交感神经兴奋，使肾血管（主要是入球小动脉）收缩，肾血浆流量减少，肾小球滤过率降低，尿量减少。

二、肾小管和集合管的重吸收功能

原尿进入肾小管后称为**小管液**，小管液流经肾小管和集合管时，99%的水和某些溶质被上皮细胞转运重新回到血液的过程，称为**肾小管和集合管的重吸收**。正常成人每昼夜生成的原尿量达180L，但经肾小管和集合管重吸收后，最终经尿道排出的终尿仅为1.5L，只占原尿的不到1%。

（一）重吸收的部位

肾小管各段和集合管都具有重吸收能力，其中重吸收能力最强的是近端小管。正常情况下，小管液中的葡萄糖、氨基酸、维生素等营养物质，几乎全部在近端小管重吸收，大部分水、无机盐等也在此被重吸收，其余的水和无机盐等，分别在肾小管其余各段和集合管重吸收，少量随尿排出（图9-13）。

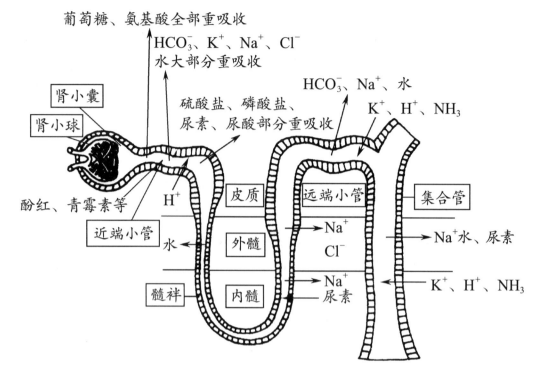

图9-13　肾小管重吸收与分泌示意图

（二）重吸收的特点

1. 选择性　肾小管和集合管的重吸收具有高度选择性。对机体有用的物质，如葡萄糖、氨基酸、维生素等全部被重吸收，Na^+、Cl^-和水等则大部分被重吸收；对机体无用的代谢终产物，如尿素、肌酐、尿酸、氨则很少或不被重吸收，随尿排出体外（表9-1）。

2. 有限性　肾小管的重吸收功能有一定限度，当血浆中某种物质浓度过高，经肾小球滤过后必然使小管液中该物质含量过多，超过肾小管上皮细胞对其重吸收的极限时，则不能被全部重吸收，尿中便出现该物质。

（三）重吸收的方式

重吸收的方式包括主动重吸收和被动重吸收两种。葡萄糖、氨基酸、维生素、Na^+、K^+等为主动重吸收；水、尿素和大部分Cl^-则为被动重吸收。

（四）几种主要物质的重吸收

1. Na^+、Cl^-的重吸收　原尿中99%以上的Na^+和Cl^-可被肾小管和集合管重吸收，其中65%~70%在近端小管重吸收，Na^+的重吸收为主动重吸收，Cl^-为随之发生的被动重吸收（图9-13）。当Na^+和Cl^-的重吸收受药物抑制，或醛固酮作用减弱，使Na^+重吸收减少时，均可产生利尿效应。

2. K^+的重吸收　原尿中90%的K^+在近端小管和髓袢被重吸收，尿中排出的K^+主要是由远曲小管和集合管分泌的。

3. 水的重吸收　原尿中的水99%被重吸收，其中约70%在近端小管重吸收，20%~30%在远曲小管和集合管重吸收。水的重吸收是被动重吸收，主要通过渗透作用完成。

水的重吸收有两种情况：一种在近端小管，随着葡萄糖、Na^+、Cl^-的重吸收，小管液中的水借助溶质重吸收形成的渗透压差进入上皮细胞。由于近端小管对水的重吸收是伴随溶质的吸收而吸收，与体内是否缺水无关，称为**必须性重吸收**，因吸收的液体与血浆渗透压相等，又称**等渗性重吸收**。另一种在远曲小管和集合管，水的重吸收量的多少取决于机体对水的需求量，受血管升压素的调节，称为**调节性重吸收**。当机体缺水时，水的重吸收量增加，反之则水的重吸收量减少，从而调节体内水平衡。

4. 葡萄糖的重吸收　原尿中的葡萄糖浓度与血糖浓度相等，正常生理情况下，葡萄糖在近端小管全部被重吸收，终尿几乎不含葡萄糖（图9-13）。葡萄糖的重吸收只能在近端小管完成，而近端小管对葡萄糖的重吸收具有一定限度。当血液中葡萄糖的浓度升高到一定水平时，上皮细胞对葡萄糖的重吸收达到极限，如果血糖继续升高，小管液中的葡萄糖不能全部被重吸收而随尿排出，尿中出现葡萄糖，称为**糖尿**。通常将尿中开始出现葡萄糖时的最低血糖浓度，称为**肾糖阈**。肾糖阈正常值为8.88~9.99mmol/L，反映了肾小管上皮细胞对葡萄糖的最大重吸收限度。

🔗**知识链接** ···

糖尿病患者多尿的原因

糖尿病是一种以高血糖为特征的代谢性疾病，其病因为胰岛素分泌绝对或相对不足。糖尿病的典型症状为"三多一少"，即多饮、多尿、多食、消瘦。多尿发生的原因是血糖增高超过肾糖阈，导致葡萄糖不能被近端小管全部重吸收，小管液渗透压增高，从而阻碍了水和NaCl的重吸收。其结果是不仅尿中出现葡萄糖，尿量还增多。

三、肾小管和集合管的分泌功能

肾小管和集合管的上皮细胞将自身代谢产物或血浆中的某些物质排入小管液的过程，称为**肾小管和集合管的分泌**。肾小管和集合管分泌的物质包括H^+、NH_3和K^+等。

1. H^+的分泌　肾小管和集合管均能分泌H^+，其中以近端小管为主。在近端小管上皮细胞内，代谢产生以及小管液扩散进来的CO_2和H_2O在碳酸酐酶催化下生成H_2CO_3，H_2CO_3又解离成H^+和HCO_3^-，H^+被主动分泌到小管液中，HCO_3^-则留在上皮细胞内。H^+的分泌是以H^+-Na^+逆向交换的方式进行的，即肾小管上皮细胞每分泌一个H^+，就会有一个Na^+被重吸收。重吸收的Na^+和留在上皮细胞内的HCO_3^-一起被转运回血液（图9-14）。通过H^+的分泌，可以重吸收Na^+和HCO_3^-，因此，H^+的分泌具有排酸保碱、维持机体酸碱平衡的重要作用。

2. K^+的分泌　尿液中的K^+主要由远曲小管和集合管分泌，K^+的分泌为被动过程，与Na^+的主动重吸收密切相关。远曲小管和集合管上皮细胞对Na^+主动重吸收，形成了管腔内负电位，细胞内K^+顺电位差扩散到小管液中，这种K^+的分泌与Na^+的重吸收相互关联的现象，称为K^+-Na^+交换（图9-14）。

H^+-Na^+交换和K^+-Na^+交换之间存在竞争抑制关系。即当H^+-Na^+交换增多时，K^+-Na^+交换减少；反之，K^+-Na^+交换增多时，H^+-Na^+交换减少。如酸中毒时，H^+生成增多，H^+-Na^+交换增多，则K^+-Na^+交换减少，机体排K^+减少，可导致高钾血症，因而酸中毒时常常伴有高血钾；相反，碱中毒时，H^+生成减少，H^+-Na^+交换减少，则K^+-Na^+交换增多，机体排K^+增多，则可导致低钾血症。

3. NH_3的分泌　远曲小管和集合管上皮细胞在代谢过程中会产生NH_3。NH_3是脂溶性物质，可经单纯扩散进入小管液，并与小管液中的H^+结合生成NH_4^+随尿排出（图9-14）。

NH_3的分泌使小管液中H^+浓度降低，可促进H^+的继续分泌。可见，肾小管和集合管H^+的分泌和NH_3的分泌可以相互促进，因此，NH_3的分泌间接发挥着排酸保碱、维持机体酸碱平衡的重要作用。

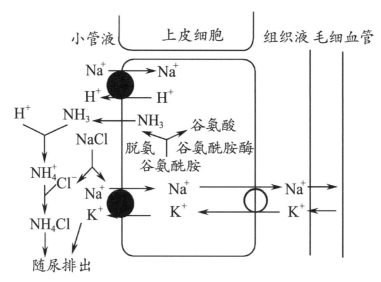

图9-14　H^+、K^+、NH_3的分泌与H^+-Na^+交换、K^+-Na^+交换示意图

四、尿的浓缩和稀释

肾对尿的浓缩和稀释能力很强，机体通过尿的浓缩和稀释，力争保持血液在等渗状态。尿的浓缩和稀释是根据尿的渗透压与血浆渗透压相比较而确定的。远曲小管和集合管通过对尿的调节性重吸收，能较大幅度地改变尿的渗透压，对尿液进行浓缩或稀释。当体内缺水时，尿的渗透压明显高于血浆渗透压，称为**高渗尿**，表明尿被浓缩，这是由于水的重吸收增多以保留体内水分。相反，当体内液体量过大如饮水过多时，尿的渗透压低于血浆渗透压，称为**低渗尿**，表明尿被稀释，这是由于水的重吸收减少以排出体内过多水分。尿的渗透压与血浆渗透压相等或相近，称为**等渗尿**。如果无论机体缺水还是水过剩始终为等渗尿，表明肾小管对尿的浓缩和稀释功能严重减退。肾通过对尿的浓缩和稀释来维持体液渗透压的稳定，保持机体的水平衡。

第四节　尿生成的调节

正常情况下，肾脏通过自身调节机制保持肾血流量相对稳定，从而使肾小球滤过率和终尿的生成量保持相对恒定。此外，在整体状态下，尿生成的全过程包括肾小球的滤过、肾小管与集合管的重吸收和分泌，都受神经和体液因素的调节。

一、肾内自身调节

（一）肾血流量的自身调节
见本章第二节。

（二）球 – 管平衡
近端小管对溶质和水的重吸收率与肾小球滤过率之间存在着定比关系。即无论肾小球滤过率增大或减小，近端小管对 Na^+ 和水的重吸收量总是占肾小球滤过率的65%~70%，即遵循"多滤多吸、少滤少吸"的平衡关系，这种现象称为**球－管平衡**。其生理意义在于使尿中排出的溶质和水不会因肾小球滤过率的增减出现大幅度变化，从而保持尿钠和尿量的相对稳定。

（三）小管液中溶质的浓度

小管液中水分的重吸收受管内、外的渗透压影响。小管液中溶质所形成的渗透压，是肾小管重吸收水分的阻力。如果小管液溶质浓度增大，引起渗透压升高，阻碍水的重吸收，导致尿量增加，这种利尿方式称为渗透性利尿。如糖尿病患者的多尿症状，就是由于血糖升高超过肾糖阈值，滤过到小管液中的葡萄糖不能全部被重吸收，导致小管液溶质浓度增大，渗透压升高，水的重吸收减少，尿量增加。此外，临床常利用渗透性利尿的原理，给患者静脉滴注可经肾小球滤过但不能被肾小管重吸收的药物，如甘露醇等，以提高小管液溶质浓度、增加尿量，达到利尿消肿、降低颅内压的目的。

二、神经调节

肾交感神经兴奋时，释放去甲肾上腺素，通过3种方式调节尿液生成：①去甲肾上腺素与血管平滑肌α受体结合，使入球小动脉和出球小动脉收缩，而前者血管收缩比后者更明显，因此肾小球毛细血管的血浆流量减少，肾小球毛细血管血压下降，肾小球滤过率下降，尿Na^+和水排出减少。②去甲肾上腺素与肾小管上皮细胞α受体结合，增加近曲小管和髓袢上皮细胞重吸收Na^+，减少尿中Na^+排出。③通过激活β受体，刺激球旁细胞释放肾素，导致循环中的血管紧张素和醛固酮含量增加，增加肾小管对Na^+的重吸收。因而，交感神经兴奋时，肾小球毛细血管的血浆流量减少，尿Na^+含量与尿量均是减少的。

抑制肾交感神经活动则有相反的作用，肾交感神经活动减弱，肾小球滤过率增加，肾小管重吸收Na^+减少，尿Na^+排出增多。

三、体液调节

肾小管和集合管的功能受到多种体液因素的调节。各种体液因素相互联系、相互配合，并与神经调节相关联，保证体内水和电解质、血浆渗透压及细胞外液的相对稳定。

（一）血管升压素

血管升压素又称为抗利尿激素，由下丘脑视上核和室旁核的神经元合成，经下丘脑-垂体束运输到神经垂体贮存，当机体需要时释放入血。血管升压素的受体有两类，即V_1和V_2受体。V_1受体分布在血管平滑肌，激活后发挥收缩血管、升高血压的作用。V_2受体分布在集合管上皮细胞，激活后增加集合管上皮细胞对水的通透性，促进水的重吸收，使尿液浓缩，尿量减少。生理情况下，血管升压素主要发挥抗利尿作用，只有在浓度明显升高时，才起到缩血管、升血压效应。血管升压素的分泌主要受血浆晶体渗透压和循环血量的调节（图9-15）。

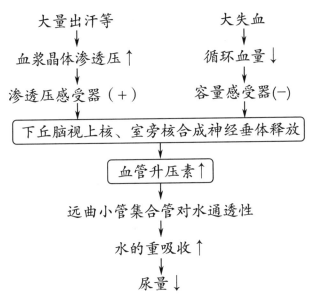

图9-15　血管升压素分泌的调节示意图

1. 血浆晶体渗透压　是调节血管升压素分泌最重要的因素。位于下丘脑前部室周器的渗透压感受器，对血浆晶体渗透压的变化非常敏感，可调节血管升压素的合成和释放。当大量出汗、严重呕吐、腹泻或NaCl增多时，血浆晶体渗透压升高，对渗透压感受器刺激增强，引起血管升压素合成和释放增加，集合管对水的重吸收增强，尿量减少，以保持体内水分。

大量饮清水后，血浆被稀释，血浆晶体渗透压降低，对渗透压感受器刺激减弱，血管升压素合成和释放减少，水的重吸收减少，尿量增多，以排出体内多余的水分。这种大量饮清水后引起尿量增多的现象，称为水利尿。

2. 循环血量　循环血量的改变能反射性影响血管升压素的释放。在左心房和胸腔大静脉壁上有容量感受器，主要感受循环血量的变化。当循环血量增加时，对容量感受器的刺激增强，经迷走神经传入中枢，反射性抑制血管升压素的释放，使水的重吸收减少，尿量增多，排出体内过多的水分，以减少血容量。相反，当循环血量减少，对容量感受器的刺激减弱，迷走神经传入冲动减少，血管升压素释放增加，使水的重吸收增加，尿量减少，有利于循环血量的恢复。此外，恶心、疼痛、情绪紧张也可引起血管升压素合成和释放增加，使尿量减少。

下丘脑、下丘脑-垂体束或神经垂体病变时（如肿瘤），引起血管升压素合成和释放障碍，尿量显著增加，每天可达10L以上，称为**尿崩症**。

（二）醛固酮

醛固酮是肾上腺皮质球状带分泌的一种类固醇激素，其主要作用是促进远曲小管和集合管主动重吸收Na^+，并排出K^+。由于Na^+重吸收的同时伴有Cl^-和水的重吸收，所以醛固酮具有保Na^+、排K^+、保水，维持血容量稳定的作用。

调节醛固酮分泌的主要因素是肾素-血管紧张素-醛固酮系统及血K^+、血Na^+的浓度（图9-16）。

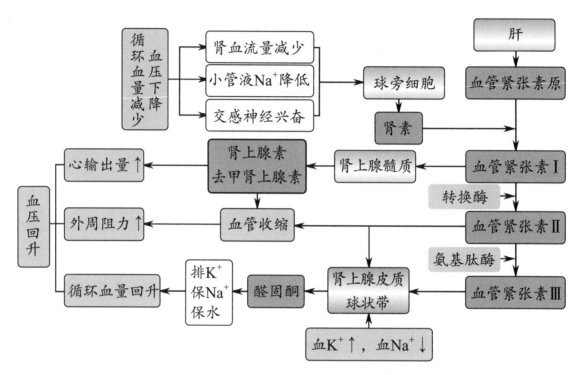

图9-16　肾素-血管紧张素-醛固酮系统作用示意图

1. **肾素-血管紧张素-醛固酮系统**　当循环血量减少时，肾血流量减少，入球小动脉压力降低，球旁细胞兴奋，分泌肾素增多；同时，流经致密斑处的小管液Na^+含量降低时，致密斑兴奋，也促进肾素的分泌。肾素能使血浆中的血管紧张素原水解，生成血管紧张素Ⅰ。血管紧张素Ⅰ在血管紧张素转换酶作用下转变成血管紧张素Ⅱ，血管紧张素Ⅱ在氨基肽酶的作用下，转化成血管紧张素Ⅲ。后两者都具有收缩血管和刺激肾上腺皮质球状带合成及分泌醛固酮的作用。肾素的分泌决定了血浆中血管紧张素的浓度，进而决定了血中醛固酮水平，因此，构成了彼此联系的功能系统，称为**肾素-血管紧张素-醛固酮系统**。

2. **血K^+与Na^+的浓度**　血K^+浓度升高或血Na^+浓度降低，均可直接刺激肾上腺皮质球状带使醛固酮的分泌增多，促进保Na^+排K^+。反之，血K^+浓度降低或血Na^+浓度升高，则醛固酮分泌减少。

（三）心房钠尿肽

心房钠尿肽是由心房肌细胞合成并释放的一种多肽类激素。循环血量增多或摄入钠过多时，刺激其释放，具有舒张血管、降低血压、排钠利尿的作用。

第五节　尿液及其排放

一、尿液

（一）尿量

正常成人每昼夜尿量为1~2L，平均1.5L，足够的尿量是机体完成其排泄功能的前提。尿量的多少取决于机体的摄水量和其他途径的排水量。若每昼夜尿量长期保持在2.5L以上，称为多尿；每昼夜尿量在0.1~0.5L，称为少尿；每昼夜尿量少于0.1L，称为无尿。持续多尿会因水分大量丧失使机体脱水，同时也会导致溶解其中的矿物质和水溶性维生素等营养物质的丢失；少尿或无尿则可导致代谢废物排出不畅而在体内积蓄，严重时引起尿毒症。

（二）尿的化学成分与物理性质

1. 尿的化学成分　尿的主要成分是水，占95%~97%，固体物质占3%~5%（表9-1），固体物质包括有机物和无机物两大类，有机物主要是蛋白质的代谢产物，如尿素、肌酐、尿酸和氨等；无机物主要是电解质，如Na^+、Cl^-、K^+等。

2. 尿的颜色　正常新鲜尿液为淡黄色透明液体。尿液颜色主要来自胆色素代谢产物。大量饮水后，尿液被稀释，颜色变浅；机体缺水时，尿量减少，尿液浓缩，颜色变深。

🔗 知识链接

尿液颜色的变化说明什么？

尿液颜色可受饮食、药物和疾病的影响而发生改变。如食用大量胡萝卜、服用维生素B_2（包括含有维生素B_2的复合维生素）后，尿液可呈亮黄色；患尿路结石、急性肾小球肾炎、肾肿瘤、膀胱肿瘤等疾病者，可出现肉眼血尿，呈

"洗肉水样"改变；阻塞性黄疸、急性肝炎等患者，尿中含有大量胆红素，尿液呈深黄色称胆红素尿；丝虫病患者尿液可呈乳白色称乳糜尿。

3. 尿的比重及渗透压　尿的比重一般为1.015~1.025，受饮食及饮水、其他途径失水量、肾功能状态等多种因素的影响。尿的渗透压一般高于血浆，但大量饮水时，尿量会增加，尿液稀释，尿的比重和渗透压都可暂时低于血浆。

4. 尿的酸碱度　正常尿液一般为弱酸性，其pH为5.0~7.0。尿的酸碱度受饮食和疾病的影响，进食较多蔬菜、水果，尿呈中性或弱碱性。而进食较多蛋白质类食物，由于蛋白质分解产生的硫酸盐、磷酸盐随尿排出，尿常呈酸性。

5. 尿的气味　新鲜尿液的气味是尿的挥发性酸味，放置后在细菌作用下，尿素分解呈氨臭味。某些疾病可使尿液出现特殊气味，如糖尿病酮症酸中毒时，尿液可呈烂苹果味；膀胱及肾盂炎症，可出现腐败性臭味。

二、尿的输送与贮存

尿的生成是个连续不断的过程。持续不断进入肾盂的尿液，由于压力差及肾盂的收缩被送入输尿管，输尿管平滑肌通过周期性蠕动，将尿液输送到膀胱暂时储存。

三、膀胱、尿道的神经支配与排尿反射

（一）膀胱与尿道的神经支配

膀胱逼尿肌和尿道内括约肌受交感神经和副交感神经双重支配。由脊髓骶段发出的盆神经中含副交感神经纤维，它的兴奋可使膀胱逼尿肌收缩、尿道内括约肌松弛，促进排尿。交感神经纤维由脊髓腰段发出，经腹下神经到达膀胱。它的兴奋可使逼尿肌松弛、尿道内括约肌收缩，抑制排尿，在排尿活动中交感神经的作用较为次要。尿道外括约肌受阴部神经支配，阴部神经为躯体运动神经，它的兴奋可使尿道外括约肌收缩，这一作用受意识控制。排尿反射时可反射性抑制阴部神经的活动，使尿道外括约肌松弛。传导尿道感觉的传入纤维在阴部神经中（图9-17）。

（二）排尿反射

排尿是一种脊髓反射并受脑的高级中枢控制，可由意识抑制或促进。当膀胱贮存尿量达到400~500ml时，由于膀胱内压力明显升高，膀胱壁的牵张感受器兴奋，冲动

沿盆神经传入，到达脊髓骶段的初级排尿中枢，同时，冲动也上传至大脑皮质的高级排尿中枢，产生尿意。

若环境条件允许，大脑皮质高级排尿中枢则发出兴奋性冲动，下传至脊髓骶段，一方面兴奋初级排尿中枢，初级排尿中枢发出的冲动沿盆神经传出，引起膀胱逼尿肌收缩、尿道内括约肌松弛；另一方面抑制阴部神经，使尿道外括约肌松弛，产生排尿。同时，进入后尿道的尿液还可以刺激尿道感受器，产生的冲动再次传入脊髓初级排尿中枢，加强膀胱逼尿肌的收缩和尿道外括约肌的松弛，于是尿液被强大的膀胱内压驱出体外。这是一个正反馈过程，可以促进排尿反射不断加强，直至排尿结束。

若膀胱充盈，已产生尿意，但环境条件不允许，大脑皮质的高级排尿中枢则发出抑制冲动，抑制脊髓骶段初级排尿中枢的活动，制止排尿过程。当膀胱过度充盈，如膀胱内尿量超过700ml时，会产生疼痛并难以控制排尿，产生**溢流性尿失禁**，即从尿道溢出少量尿液。

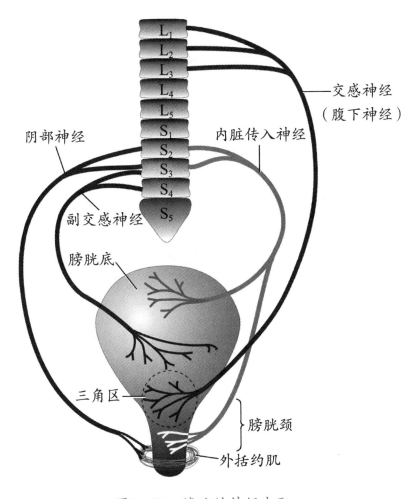

图9-17 膀胱的神经支配

排尿反射弧的任何一个部位受损，或脊髓骶段排尿中枢与高位中枢失去联系，都将导致排尿异常。如脊髓骶段初级排尿中枢受损，则排尿反射不能发生，尿液滞留在膀胱不能自行排出，称为**尿潴留**。当脊髓腰段以上损伤时，初级排尿中枢失去高位中枢的控制，此时反射弧虽然正常，但排尿不受意识控制，出现尿液不自主流出的现象，称为**尿失禁**。儿童大脑皮质发育尚未完善，对初级排尿中枢控制力较弱，难靠意识控制排尿，故排尿次数多，且易发生夜间遗尿。此外，当膀胱发生炎症，炎症刺激膀胱壁的感受器也会引起排尿次数过多，但每次尿量很少，称为**尿频**。

● · · · · 本章小结

1. 泌尿系统由肾、输尿管、膀胱和尿道组成。肾生成尿液，输尿管输送尿液，膀胱暂时贮存尿液，尿道排出尿液。

2. 排泄是指机体将新陈代谢过程中产生的代谢终产物、多余的水、进入体内的异物和过剩物质等，经血液循环运送至排泄器官排出体外的过程。肾是机体最重要的排泄器官。

3. 尿的生成包括肾小球的滤过、肾小管和集合管的重吸收、肾小管和集合管的分泌3个基本过程。

4. 肾小球的滤过是除蛋白质外，血浆中的水和小分子溶质通过滤过膜进入肾小囊腔形成原尿的过程。肾小球滤过的动力是肾小球有效滤过压。肾小球有效滤过压=肾小球毛细血管血压－（血浆胶体渗透压＋肾小囊内压）。

5. 肾小管和集合管的重吸收和分泌功能受血管升压素、醛固酮、心房钠尿肽等激素的调节。

6. 血管升压素对泌尿系统的作用是增加集合管上皮细胞对水的通透性，促进水的重吸收，使尿液浓缩，尿量减少。醛固酮的作用是保Na^+、排K^+、保水，维持血容量稳定。

7. 正常成人每昼夜的尿量为1~2L，平均1.5L，充足的尿量是保证机体完成排泄功能的前提。

1. 尿路结石经过输尿管时，容易滞留在哪些部位？
2. 女性尿道有什么特点，有何临床意义？
3. 尿液的生成包括哪几个过程？
4. 血管升压素有什么作用？

（李利华）

第十章

感觉器官

学习目标

- 熟悉　眼的结构、功能；耳的功能。
- 了解　感受器和感觉器官的概念；感受器的一般生理特性；与视觉有关的若干生理现象；耳的结构；皮肤的微细结构和附属器。

情境导入

情境描述：

患者，女，57岁。因近期视力下降，到医院就诊。患者自述眼痛、头痛，并有恶心、呕吐等症状。经检查，医生诊断为闭角型青光眼急性发作期。

学前导语：

人们能闻到花草的芬芳，能看到缤纷的色彩，能听到悦耳的音乐，还能品尝到饭菜的美味。这是因为人体内有许多能够感受机体内、外环境变化刺激的感受器。感受器是人们获取外界信息的途径，其中最重要的是通过视觉获取。

通过本章的学习，同学们会明确：

1. 什么是感受器？什么是感觉器官？

2. 医生给上述患者做眼底检查时，光线经过哪些结构到达视网膜？眼是怎样看清物体的？

3. 房水的产生和循环途径，及其与青光眼的关系。

感受器用于感知人类生活的外环境以及机体内环境的变化，通过感受器的换能作用，可以将各种刺激转换为神经冲动，再沿着一定的神经传导通路到达神经中枢的特定区域，产生相应的感觉。

第一节　概述

一、感受器与感觉器官的概念

感受器是指分布在体表或机体内部的一些专门感受内、外环境变化的结构或装置。感受器可以是感觉神经元的一部分，如游离感觉神经末梢；也可以是一些在结构、功能上高度分化的感受细胞，如视网膜中的感光细胞和内耳中的毛细胞等。这些感受细胞连同它们的附属结构一起构成了感觉器官，如眼、耳等。

感受器可根据其分布部位，分为内感受器和外感受器；也可根据感受器所接受刺激的性质，分为光感受器、机械感受器、温度感受器和化学感受器等。

二、感受器的一般生理特征

（一）感受器的适宜刺激

每种感受器都有其最敏感、最易接受的刺激，称为该感受器的**适宜刺激**。如视网膜感光细胞的适宜刺激是一定波长的光波；听觉感受器的适宜刺激是一定频率的声波。

（二）感受器的换能作用

感受器能将各种形式的刺激能量，如机械能、光能、热能及化学能等，转换为生物电能并以神经冲动的形式传入中枢，这种特性称为感受器的**换能作用**。因此，可以把感受器看成是生物换能器。

（三）感受器的编码功能

感受器在感受刺激的过程中不仅发生了能量形式的转换，而且把刺激所包含的信息转移到动作电位的序列中，起到了转移信息的作用，这就是感受器的**编码功能**。

（四）感受器的适应现象

当某一恒定强度的刺激持续作用于同一感受器时，传入神经冲动的发放频率会逐渐降低，这种现象称为感受器的**适应现象**。各种感受器适应的快慢有很大差别，如触觉、嗅觉感受器适应很快，有利于机体不断接受新的刺激；而颈动脉窦压力感受器、痛觉感受器等不容易产生适应，有利于机体对某些功能状态进行持续的监测，并根据其变化随时调整机体的功能。

> 🔗 **知识链接** ···

适应现象产生的难与易

西汉史学家刘向编撰的《说苑·杂言》中有一句名言："入鲍鱼之肆，久而不闻其臭；入芝兰之室，久而不闻其香。"意思是到了卖咸鱼的作坊，时间长了就会闻不到臭味；而沐浴在种植芝兰溢满香气的屋子里，时间长了也会闻不到香味。这句名言从生理学角度揭示了嗅觉感受器是非常容易产生适应现象的，就如同我们刚进教室时，往往会觉得有一些异味，但一段时间之后就闻不到了。相反，视觉感受器就非常不容易产生适应现象，就算是一直盯着一个人或者一个物体看，也不会"视而不见"。

第二节　眼的结构与功能

眼又称为视器，是引起视觉的外周感觉器。人眼的适宜刺激是波长为380~760nm的电磁波。来自外界物体的光线，经过眼的折光系统，在眼底视网膜上形成物像，视网膜上的感光细胞接受光线刺激所包含的信息后，信息在视网膜细胞间纵行传递，产生动作电位，神经冲动沿视神经传入大脑视觉中枢，从而产生视觉。据估计，在人脑获得的全部信息中至少70%以上来自视觉，因此，眼是人体最重要的感觉器官。

一、眼的结构

眼包括**眼球**和**眼副器**两部分。

（一）眼球

眼球位于眶内，向后以视神经连于脑。眼球包括**眼球壁**和**眼球内容物**两部分（图10-1）。

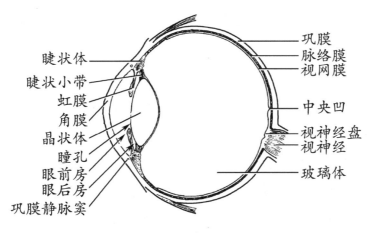

图10-1 右眼球的水平切面

1. 眼球壁 分为外膜、中膜、内膜3层。

（1）外膜：又称**纤维膜**，由坚韧的致密结缔组织构成，分角膜和巩膜两部分。

1）**角膜**：占外膜的前1/6，无色透明，向前突出，有折光作用，角膜无血管，但有丰富的神经末梢，感觉灵敏。

2）**巩膜**：占外膜的后5/6，呈乳白色，坚韧而不透明。角膜与巩膜交界处有环形的**巩膜静脉窦**。

（2）中膜：又称**血管膜**，富含血管和色素。从前向后依次为**虹膜、睫状体和脉络膜**。

1）虹膜：位于角膜后方，黄种人呈棕黑色圆盘状，中央的圆孔为**瞳孔**（图10-2）。虹膜内呈放射状排列的平滑肌为瞳孔开大肌，可使瞳孔扩大；环形排列的平滑肌为瞳孔括约肌，可使瞳孔缩小。虹膜与角膜构成的夹角称为**虹膜角膜角**。

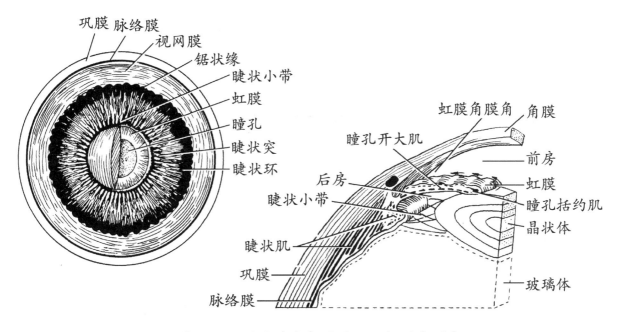

图10-2 眼球前半部后面观及虹膜角膜角

2）睫状体：前接虹膜，后续脉络膜。前部较厚，向内有放射状的突起称为睫状突。睫状突发出的睫状小带与晶状体相连。睫状体内有平滑肌，称睫状肌，可调节晶状体的曲度。

3）脉络膜：连于睫状体的后部，有丰富的血管和色素，具有营养眼球、吸收眼球内散射光线的作用。

（3）内膜：又称视网膜，位于虹膜和睫状体内面的部分称为盲部，位于脉络膜内面的部分称为视部。视网膜后部中央偏鼻侧处，有一白色圆盘状隆起，称视神经盘，又称视神经乳头，有视神经与血管穿过，此处无感光作用，故称生理性盲点。在视神经盘的颞侧3.5mm处稍下方有一黄色小区，称为黄斑。黄斑中央略凹，称为中央凹，是感光与辨色最敏锐之处。视神经盘和黄斑均可通过检眼镜观察到（图10-3）。

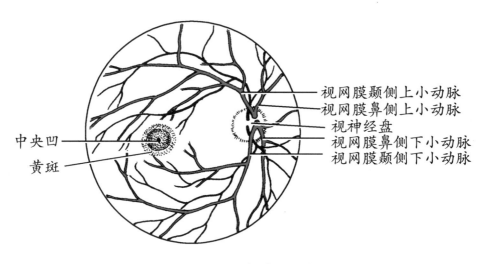

图10-3 眼底（右侧）

视网膜的结构可分两层，外层为色素上皮，与脉络膜紧贴，内层为神经部，由3层细胞组成，由外向内分别为：感光细胞、双极细胞和节细胞。感光细胞又分为视锥细胞和视杆细胞。视锥细胞分布于视网膜中央，尤以中央凹最密集。视杆细胞分布于视网膜的周边。视锥细胞和视杆细胞都与双极细胞发生突触联系，双极细胞再与节细胞联系，节细胞的轴突构成视神经（图10-4）。

2. 眼球内容物 眼球内容物包括房水、晶状体、玻璃体。这些结构都和角膜一样无色透明、无血管，具有折光作用，一起构成眼的折光系统（图10-1）。

（1）房水：为无色透明的液体，充满于眼房内。房水由睫状体产生，从后房经瞳孔流入前房，在虹膜角膜角处渗入巩膜静脉窦，最后汇入眼静脉。房水的正常循环有维持眼压、营养角膜及晶状体的功能。若房水回流受阻，会造成眼压升高，由此引起眼痛、头痛、视力障碍等症状，称为青光眼。

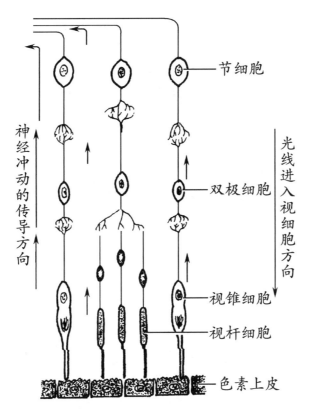

图10-4 视网膜的神经细胞示意图

（2）晶状体：位于虹膜与玻璃体之间，形似双凸透镜、无色透明、富有弹性。表面包有晶状体囊，周围借睫状小带连于睫状突上，晶状体的曲度可随睫状肌的舒缩而改变。因晶状体透明度下降导致的视力下降称白内障，是一种常见的老年疾病。

（3）玻璃体：为无色透明的胶状物质，充填于晶状体与视网膜之间，有折光和支撑视网膜的作用。

（二）眼副器

眼副器包括**眼睑、结膜、泪腺和眼外肌**等（图10-5），对眼球起保护、运动和支持等作用。

1. 眼睑　位于眼球前方，分为上睑和下睑，有保护眼球的作用。上、下睑之间的裂隙，称为睑裂。睑裂的内侧端称为内眦，外侧端称为外眦。眼睑的游离缘称为睑缘，长有睫毛。睫毛毛囊或腺体的急性炎症，称为睑腺炎，俗称麦粒肿。

2. 结膜　是薄而透明黏膜，衬于眼睑内面的部分称为**睑结膜**，覆盖在巩膜前部的称为**球结膜**。睑结膜与球结膜互相移行，其反折处分别形成结膜上穹和结膜下穹，闭眼时共同围成结膜囊。结膜炎是眼科常见的一种炎症。

3. 泪器　包括**泪腺和泪道**（图10-6）。泪腺分泌的泪液具有湿润角膜和冲洗异物的作用，多余的泪液经泪道流入下鼻道。

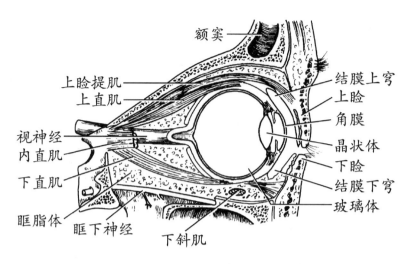

图10-5　右眼眶（矢状切面）

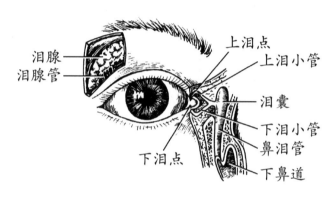

图10-6　泪器

4. 眼外肌　眼外肌配布于眼球周围，均为骨骼肌，共有七条。其中**上睑提肌**能上提上眼睑，其余6条均能运动眼球，分别是：**上直肌、下直肌、内直肌、外直肌、上斜肌和下斜肌**（图10-7）。

二、眼的功能

（一）眼的折光系统的功能

1. 眼的成像原理　光线通过眼内折光系统的成像原理，基本上与凸透镜成像的原理相似（图10-8）。按光学原理，眼在看远物（6m以外）时，由于远物的光线到达人眼时接近平行光线，经过正常眼的折光系统，不需任何调节就可在视网膜上形成清晰的物像，所以可看清远物。当眼看近物（6m以内）时，近物进入眼的光线不是平行的，而呈辐散状，如果眼不做调节，通过眼折光系统，将成像于视网膜之后，只能产生一个模糊的物像。但事实上正常眼看近物时也十分清楚，这是由于眼在看近物时发生了调节反应的缘故。

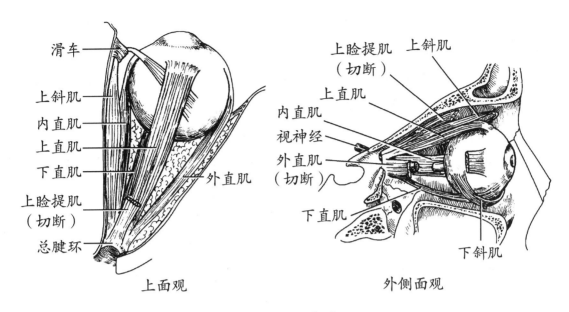

图10-7 眼球外肌

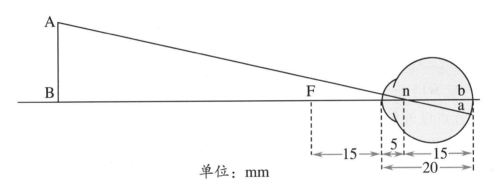

单位：mm

图10-8 眼的成像原理示意图

2. 眼的调节　眼看近物时，发生的一系列调节，最主要的是晶状体变凸，同时瞳孔缩小和眼球汇聚，这一系列调节称为眼的近反射。

（1）晶状体的调节：眼看近物的调节主要是通过改变晶状体的曲度来实现的。当模糊的物像经视神经到达大脑皮质视区时，可反射性引起睫状肌收缩，睫状小带松弛，晶状体靠自身的弹性回位变凸，即曲度变大，折光力增强，从而使物像前移，正好落在视网膜上（图10-9）。

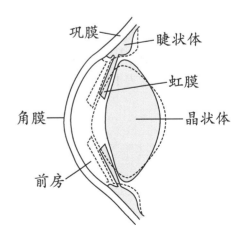

图10-9 晶状体的调节示意图

物体距眼球愈近，进入眼内的光线的辐散程度愈大，则晶状体曲度增大。反之，则晶状体的曲度减小。但晶状体的调节能力是有一定限度的，眼在尽最大能力调节时，所能看清物体的最近距离称为近点。近点愈近，说明晶状体弹性愈好，即调节能力愈强。随着年龄的增长，晶状体的弹性逐渐下降，调节能力也随之减弱，而出现视近物不清的现象，称为**老视**，又称老花眼，可戴适度的凸透镜矫正。

（2）瞳孔的调节：①**瞳孔近反射**，是指看近物时，可反射性地引起瞳孔缩小以减少进入眼内的光线量和减少折光系统的球面差和色像差，使物像清晰。②**瞳孔对光反射**，是指瞳孔的大小随光线的强弱而改变，强光下瞳孔缩小，弱光下瞳孔散大。此反射的效应是双侧性的，即一侧眼被照射时，除本侧眼的瞳孔缩小外，对侧眼的瞳孔也缩小，这种现象称为**互感性对光反射**。瞳孔对光反射的中枢在中脑，其反应灵敏便于检查，临床常把它作为判断中枢神经系统病变部位、全身麻醉深度和病情危重程度的重要指标。

（3）眼球会聚：视近物时，可反射性地引起双眼向鼻侧聚拢，这种现象称为**眼球会聚**。它可使双眼看近物时，物体成像于双眼视网膜的对称点上，产生单一清晰视觉，否则将出现复视。

3. 眼的折光异常　正常眼不需要调节，即能看清6m以外的物体；6m以内、近点以外的物体通过调节也能够看清楚，称为正视眼。因眼球的形态或折光能力异常，在安静状态下平行光线不能在视网膜上聚焦成像，这种现象称为**屈光不正**（或称折光异常），包括近视、远视和散光（图10-10）。其主要原因和矫正方法，见表10-1。

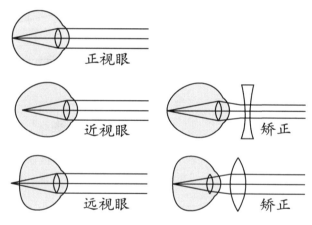

图10-10　正视眼以及近视眼和远视眼及其矫正的示意图

表10-1　3种折光异常的比较

折光异常	产生原因	矫正方法
近视	眼球前后径过长或折光力过强，物体成像于视网膜之前	配戴适宜凹透镜
远视	眼球前后径过短或折光力过弱，物体成像于视网膜之后	配戴适宜凸透镜

折光异常	产生原因	矫正方法
散光	角膜经纬线曲率半径不一致，不能在视网膜上清晰成像	配戴与角膜经纬曲率相反的柱面透镜

🔗 **知识链接** ....

近视眼的形成与预防

近视眼大多是由于不良的用眼习惯造成的，如长时间近距离读书或写作业，或在照明条件不良、摇晃不定的车厢内读书，或书的字号过小等，使眼持续处于过度紧张的调节状态或调节痉挛。预防近视眼，要养成看书写字的正确姿势，不要趴在桌上或歪头看书、躺在床上看书、吃饭时看书、在强光下或暗淡的光线下看书以及在开动的车上及走路时看书等；眼与书本之间应保持一定的距离，看书时间不宜过长，书的字号不可太小或字迹模糊；不要长时间看手机、玩游戏等，以防眼睛过度疲劳。多到户外运动、多做眼保健操，都能起到预防近视的作用。

（二）眼的感光系统的功能

视网膜上有2种感光细胞，视锥细胞具有感受强光、辨色能力、对物体细节分辨能力强；视杆细胞具有感受弱光、无辨色能力、对物体细节分辨能力差。

视网膜具有感光换能作用，是因为感光细胞内含有视色素，可将来自外界物体的光能转换为电能，最后形成沿视神经上传的神经冲动。

视杆细胞内的视色素，称为视紫红质，由视黄醛和视蛋白在暗光处合成。视紫红质在光的作用下可迅速分解为视黄醛和视蛋白，同时释放能量，使视杆细胞产生电位变化，最后引起视神经上的传入神经冲动。实际上人在暗处视物时，视紫红质既有分解又有合成（图10-11），这是人在暗处能视物的基础。在这个反应过程中有一部分视黄醛被消耗，要靠血液中的维生素A来补充。如果长期缺乏维生素A会引起**夜盲症**。

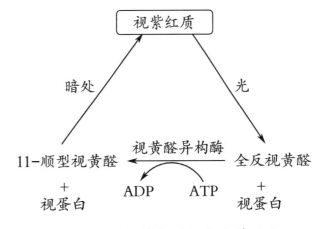

图10-11 视紫红质的光化学反应

视锥细胞有3种，分别含有对红、绿、蓝3种光敏感的视色素，因此视锥细胞具有辨色功能。视物时，3种视锥细胞按不同比例兴奋，可产生不同的色觉。人眼无法正确感知部分或全部颜色之间区别的视觉异常，称为色盲，常见的有全色盲及红、绿色盲。

三、与视觉有关的若干生理现象

（一）暗适应与明适应

当人从亮处进入暗处时，最初看不清任何物体，经过一定时间后视觉敏感度逐渐增强，视物逐渐清晰，这种现象称为暗适应，此过程时间较长。暗适应是由于人在亮处时大部分视紫红质处于分解状态，视紫红质存量减少，到暗处后不足以引起对暗光的感受，需要重新合成才能使用。相反，从暗处突然到强光处时，最初感到一片耀眼的光亮，不能视物，稍待片刻后才能恢复视觉，这种现象称为明适应，明适应适用时间较短。明适应是由于视杆细胞在暗处合成了较多的视紫红质，在强光下迅速分解释放能量，因而出现耀眼的光感，随着视紫红质的减少，视锥细胞又恢复了在强光下的感光功能。

（二）视力

视力又称视敏度，是指眼分辨物体上两点之间最小距离的能力，以标准对数视力表5.0为正常。

（三）视野

单眼固定不动，正视前方一点时，该眼所能看到的范围称为视野。各种颜色的视野范围不一致，白色最大，蓝、黄、红色次之，绿色最小。正常人的鼻侧和上侧视野较小，颞侧和下侧视野较大。

🔗 **知识链接** ··

立体视觉和3D电影

人在双眼视物时，能够分辨被视物体的厚度以及空间的深度或距离，这种能力称为立体视觉。其主要原因是双眼同时看一个物体时，该物体在两眼视网膜上的像并不完全相同，来自两眼的图像信息经过视觉中枢的处理后，便产生了一个有立体感的物体形象。

3D电影形象逼真，观看者犹如身临其境，深受影迷的欢迎。3D电影就是根据人眼立体视觉的原理制作的。利用3D眼镜使银幕上不同的图像分别在两眼的视网膜上成像，经过大脑的整合便产生了立体的视觉效果。

第三节　耳的结构与功能

耳又称前庭蜗器，是人类的听觉和平衡觉器官。听觉感受器能将声波的机械能转变为听觉神经冲动，沿听神经传到大脑皮质的听觉中枢产生听觉。听觉对动物适应环境和人类认识自然具有重要意义。在人类，语言的交流一半要依赖听觉。耳还是平衡觉器官，能感受机体姿势和运动状态以及头部在空间的位置，并做出调整以维持身体平衡。

一、耳的结构

耳包括**外耳、中耳**和**内耳**3部分（图10-12）。外耳和中耳收集和传导声波，内耳有听觉感受器和平衡觉感受器。

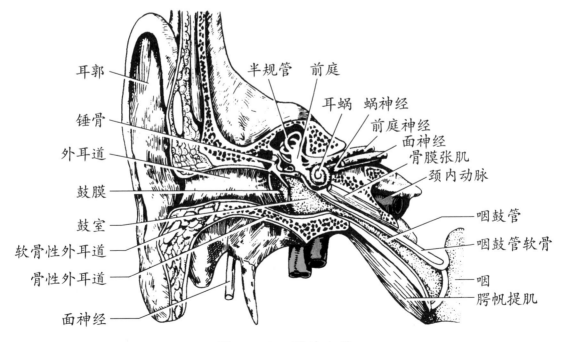

图10-12　耳的全貌

（一）外耳

外耳包括耳郭、外耳道和鼓膜。

1. 耳郭 位于头部两侧，与外耳道共同组成漏斗状结构，可收集声波（图10-13）。耳郭大部分以弹性软骨为支架，外覆皮肤，中部靠前的深凹为外耳门，下部无软骨部分为耳垂，是常用的采血部位。

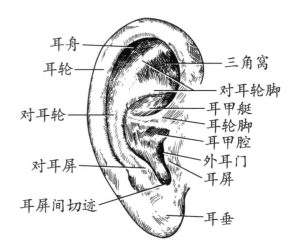

图10-13 耳郭

2. 外耳道 是外耳门至鼓膜的一段弯曲的管道（图10-12）。其外侧1/3为软骨部，内侧2/3为骨部。外耳道皮肤内有耵聍腺，可分泌耵聍，有保护作用。

3. 鼓膜 位于外耳道与鼓室之间，为一半透明薄膜（图10-14）。

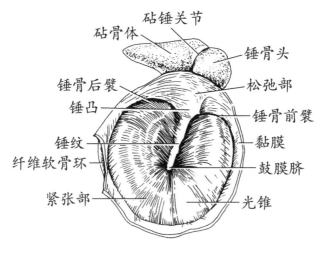

图10-14 鼓膜（右侧）

（二）中耳

中耳位于外耳和内耳之间，包括**鼓室、咽鼓管、乳突窦和乳突小房**。

1. 鼓室 是位于鼓膜和内耳之间的含气小腔，有6个壁，其外侧壁为鼓膜。听小骨位于鼓室内，有3块，分别为**锤骨、砧骨和镫骨**，三者依次连结构成听骨链（图10-15），相连鼓膜与前庭窗。听骨链对声波有传导和调节作用。

2. 咽鼓管 咽鼓管为中耳与鼻咽部的通道，通常处于关闭状态，当吞咽或打哈欠时可暂时开放，使鼓室与外界气压均衡，以维持鼓膜的正常形态和位置，利于鼓膜的振动。

3. 乳突小房和乳突窦 乳突小房为颞骨乳突部内的蜂窝状含气小腔隙。乳突窦是介于鼓室和乳突小房之间一个较大的窦腔。

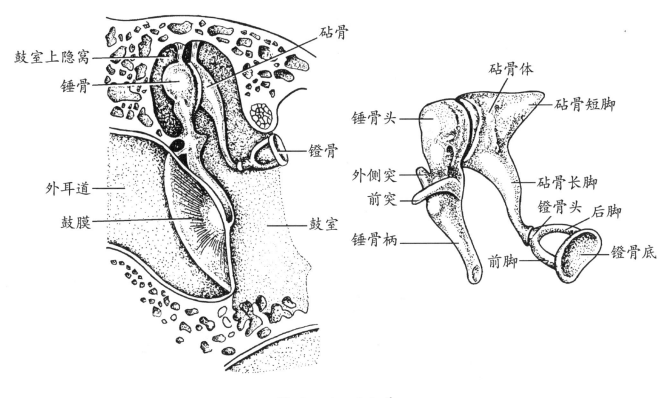

图10-15　听小骨

（三）内耳

内耳位于颞骨岩部，由一系列复杂的管道组成，故又称为**迷路**。迷路分为**骨迷路**和**膜迷路**。骨迷路是骨性的隧道；膜迷路是套在骨迷路内的膜性管和囊，形态与骨迷路基本一致。骨迷路与膜迷路之间的间隙含外淋巴，膜迷路内含内淋巴，内、外淋巴互不相通。

1. 骨迷路　由后外向前内依次为**骨半规管、前庭和耳蜗**（图10-16）。

（1）骨半规管：为3个互相垂直的半环形骨管。每个骨半规管的一端均有一个膨大部，称为**骨壶腹**。骨半规管均开口于前庭。

（2）前庭：介于骨半规管和耳蜗之间，略呈椭圆形。前庭外侧壁上有2个孔，分别称为**前庭窗和蜗窗**。

（3）耳蜗：位于前庭的前方，形似蜗牛，由骨性蜗螺旋管围绕蜗轴旋转两圈半构成。蜗螺旋管的内腔被前庭膜和基底膜分为3部分：上部是前庭阶，中间是蜗管，下部是鼓阶。其中前庭阶和鼓阶内充满外淋巴，而蜗管内充满内淋巴。

2. 膜迷路　由膜半规管、椭圆囊与球囊、蜗管组成（图10-17）。

（1）膜半规管：膜半规管位于骨半规管内，有3个，每一骨壶腹中也各有一膨大的膜壶腹。膜壶腹内的隆起，称为壶腹嵴，是位置觉感受器。

（2）椭圆囊与球囊：位于前庭内，两囊相互连通。两囊内均有向囊腔内形成的突起，称为**椭圆囊斑**和**球囊斑**，是位置觉感受器。

（3）蜗管：位于耳蜗内，是连于骨螺旋板游离缘的膜性管，断面呈三角形（图10-18）。其下壁为基底膜，上壁为前庭膜，外侧壁与骨螺旋管的内面相贴。基底膜上有由毛细胞、支持细胞和盖膜等结构形成的**螺旋器**（也称柯蒂器）。毛细胞的游离面有排列整齐的纤毛，称为**听毛**。

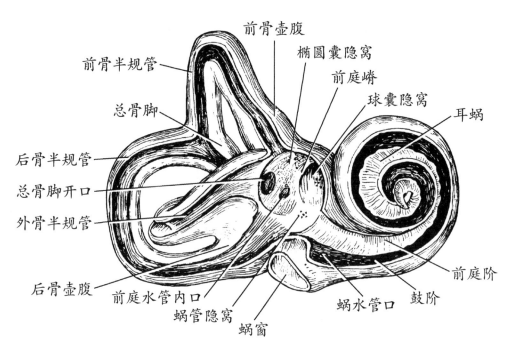

图10-16　骨迷路

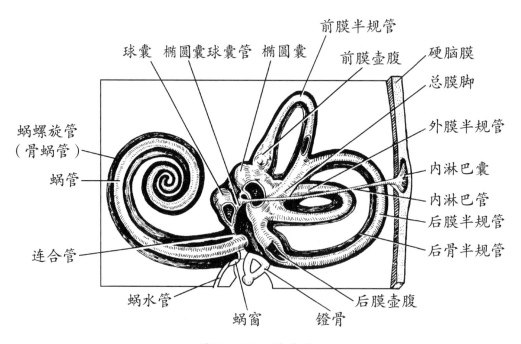

图10-17　膜迷路

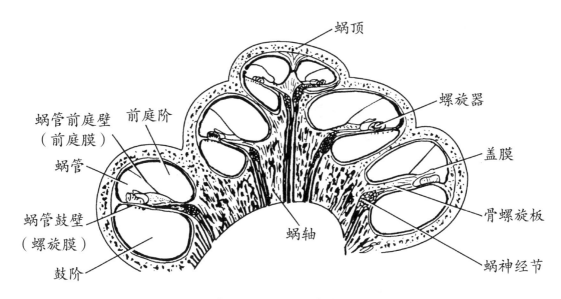

图10-18 耳蜗轴切面

二、耳的功能

（一）耳的听觉功能

声波经外耳、中耳传到耳蜗的听觉感受器，通过耳蜗的换能作用使听神经兴奋，其神经冲动沿听觉传导通路上传至大脑皮质听觉中枢引起听觉。

1. 外耳和中耳的功能　外耳和中耳的主要功能是传导声波，其中耳郭还具有收集声波并协助定位声源的作用，鼓膜与听骨链共同完成使声波增压减幅的功能，咽鼓管可平衡鼓膜两侧的气压以维持鼓膜的位置、形态和功能。

声波传入内耳的途径有气传导和骨传导两种，正常情况下以气传导为主（图10-19）。

（1）气传导：声波→外耳道→鼓膜→听骨链→前庭窗→耳蜗，这个传导途径为气传导，是声波传导的主要途径。

（2）骨传导：声波直接引起颅骨振动，经颅骨直接传入耳蜗，这个传导途径称为骨传导。当气传导发生障碍时，骨传导可相对增强。

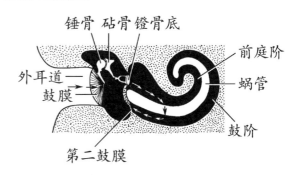

图10-19 声波的传导

2. 内耳的感音功能　耳蜗是内耳的感音部位。耳蜗内基底膜上的螺旋器是听觉感受器的所在部位，能把传到耳蜗的机械振动转变为神经冲动，上传至听觉中枢，产生听觉，这称为耳蜗的感音换能功能。

（二）耳的平衡觉功能

半规管、椭圆囊和球囊组成内耳的前庭器官，内有平衡觉感受器，在保持身体平衡中起重要的作用。椭圆囊斑和球囊斑能感受头部位置及直线变速运动的刺激。半规管的壶腹嵴能感受旋转变速运动的刺激。前庭器官的传入冲动除引起一定的位置觉和运动觉外，还可引起各种姿势调节反射，以保持身体平衡。

> **知识链接** ....
>
> 耳聋与晕动症
>
> 耳聋是常见的听觉障碍，可分为传导性耳聋和感觉神经性耳聋。传导性耳聋是由外耳及中耳病变引起的听觉障碍；感觉神经性耳聋，简称神经性耳聋，是由耳蜗或听觉神经系统损害引起的听力障碍。临床上通过检查气传导和骨传导受损的情况，可以帮助判断听觉异常的产生部位和原因。如果声波的两种传导都减弱，则为神经性耳聋；如果气传导减弱而骨传导正常或者增强，则为传导性耳聋。
>
> 前庭器官功能过度敏感的人，受到轻微刺激，如旋转、颠簸、变速运动便可引起恶心、呕吐、眩晕和皮肤苍白等反应，易发生晕车、晕船等现象，称晕动症。

第四节　皮肤

皮肤被覆于身体表面，是人体面积最大的器官。皮肤是人体与外界环境之间的屏障，具有保护、吸收、排泄、调节体温、感受刺激和参与代谢等多种功能。

一、皮肤的微细结构

皮肤由**表皮**和**真皮**两部分构成，并借皮下组织与深部组织相连。

（一）表皮

表皮位于皮肤的浅层，由角化的复层扁平上皮组成，内有丰富的游离神经末梢。

表皮细胞可分为两大类，一类为**角质蛋白形成细胞**，另一类为**非角质蛋白形成细胞**。

1. 角质蛋白形成细胞　构成表皮的主体，由深层至浅层，分为基底层、棘层、颗粒层、透明层、角质层5层结构（图10-20）。正常生理情况下，表皮角层细胞不断脱落和基底层细胞不断分裂增殖保持着动态平衡，维持表皮一定的厚度和结构。正常表皮更新周期为3~4周。

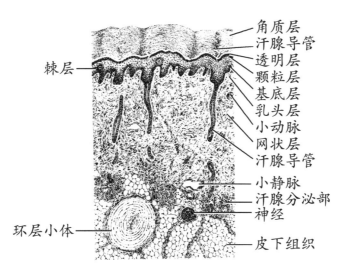

图10-20　手指皮肤模式图

（1）基底层：为位于基膜上的一层矮柱状细胞，称为基底细胞。基底细胞是未分化的幼稚细胞（干细胞），有活跃的分裂能力。新生细胞向浅层推移并分化为其他各层细胞（图10-21）。在皮肤的创伤愈合中，基底细胞具有重要的再生修复作用。

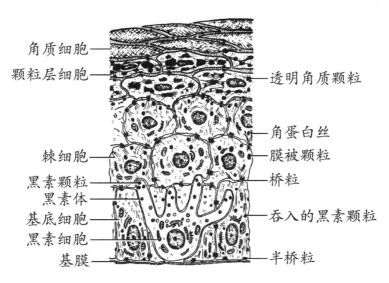

图10-21　角质形成细胞和黑素细胞超微结构模式图

（2）棘层：有很多细小突起，呈棘状。

（3）颗粒层：胞质内充满嗜碱性颗粒。

（4）透明层：细胞核与细胞器退化消失，成均质透明状。

（5）角质层：为表皮的表层，由数层至数十层扁平的角质细胞组成，是皮肤的重要保护层，逐渐脱落，形成皮屑。

2. 非角质蛋白形成细胞　包括黑色素细胞、朗格汉斯细胞和梅克尔细胞。

（二）真皮

真皮位于表皮下方，由致密结缔组织构成，分为浅部的**乳头层**和深部的**网织层**。

1. 乳头层　位于真皮与表皮交界处，含成纤维细胞、肥大细胞和巨噬细胞及毛细血管、触觉小体和游离神经末梢。

2. 网织层　为乳头层深面较厚的致密结缔组织，此层内除含大血管、环层小体及神经纤维以外，还含有汗腺、毛囊及皮脂腺。

（三）皮下组织

皮下组织又名浅筋膜，位于真皮的深部。皮下组织由疏松结缔组织和脂肪细胞构成，它的主要功能是将皮肤与深层组织器官相连，并使二者之间有一定的可移动性。皮下组织具有缓冲、保温、储存能量等功能。

🔗 知识链接

皮内注射和皮下注射

皮内注射是将小量药液注入表皮与真皮之间的方法。主要用于各种药物过敏试验和预防接种，药液在连接紧密的表皮和真皮之间，皮肤表面会因此而隆起一个皮丘。皮下注射是将小量药液注入皮下组织的方法，液体在组织间隙弥散，迅速达到药效。

二、皮肤的附属器

皮肤有表皮衍生的附属器（图10-22），包括毛发、指（趾）甲、皮脂腺和汗腺等。

（一）汗腺

1. 外泌汗腺　简称汗腺。汗腺分泌汗液，在调节体温上起重要作用。

2. 顶泌汗腺　也称大汗腺，分布于腋窝、会阴等区域，分泌物被细菌分解后有异味。

（二）毛发

毛发分为**毛干**、**毛根**和**毛球**3部分。露出皮肤外面的为**毛干**，埋于皮肤内部的是**毛根**。包在毛根外面的上皮和结缔组织形成的鞘，称为**毛囊**。竖毛肌附于毛囊与真皮乳头层之间，竖毛肌受交感神经支配，当寒冷或惊恐时，竖毛肌收缩，使毛发竖立。

（三）皮脂腺

皮脂腺位于毛囊与竖毛肌之间，以短导管开口于毛囊，可分泌皮脂，润滑皮肤。

（四）指（趾）甲

甲位于手指和足趾远端的背面，由表皮角质层增厚而成。甲的前部称为**甲体**；后部埋入皮肤内，称为**甲根**。甲根深部的上皮为**甲母质**，是甲的生长点。甲体两侧和甲根浅面的皮肤皱襞，称为甲襞。甲襞和甲体之间的沟，称为甲沟。

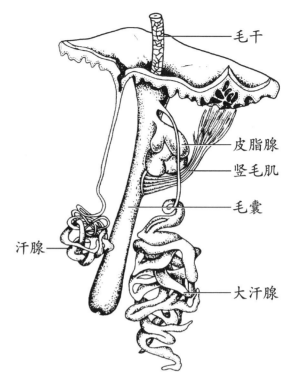

图10-22 皮肤及附属器模式图

> 毛干
>
> 皮脂腺
>
> 竖毛肌
>
> 毛囊
>
> 汗腺
>
> 大汗腺

·· 本章小结 ·

1. 视器由眼球和眼副器共同构成。眼球由眼球壁和眼球内容物构成。眼球壁分为纤维膜、血管膜和视网膜3层，纤维膜包括角膜和巩膜，血管膜由前向后包括虹膜、睫状体和脉络膜3部分，视网膜可分为虹膜部、睫状体部和脉络膜部3部分。眼球内容物包含房水、晶状体和玻璃体。

2. 角膜、房水、晶状体和玻璃体称为眼的折光系统，眼看近物时，睫状肌收缩、睫状小带松弛、晶状体变凸。晶状体是折光系统中唯一可调节的部分。

3. 视网膜上的视锥细胞具有感受强光、辨色的能力，对物体细节分辨能力强；视杆细胞具有感受弱光、无辨色的能力，对物体细节分辨能力差。

4. 耳按部位可分为外耳、中耳和内耳3部分。外耳和中耳是声波的收集和传导装置。内耳又称迷路，由骨迷路和膜迷路两部分组成。内耳有感音和位置觉功能。内耳耳蜗内基底膜上的螺旋器为听觉感受器，能感受声波的刺激。

5. 皮肤由表皮和真皮两部分构成。

1. 光线到达视网膜的视细胞要经过哪些结构?

2. 简述房水的产生及循环途径。

3. 简述视锥细胞和视杆细胞的作用。

4. 试用箭头表示声波传至内耳的途径。

（韩　磊）

第十一章
神经系统

学习目标

- 掌握　自主神经系统的递质与受体类型，及其相互结合的作用。
- 熟悉　中枢神经系统的形态结构；突触传递的过程；感觉投射系统的结构及特点；自主神经的功能与意义。
- 了解　神经系统的组成及区分；脑神经和脊神经的分布；内脏神经的分布及特点；神经系统对躯体运动的调节；内脏活动的调节中枢；脑的高级功能。

情境导入

情境描述：

　　每天清晨我们从睡梦中醒来，开始了一天的学习生活。体育课上，我们活力四射、挥汗如雨；艺术课上，美妙的音符、绚丽的色彩令我们心旷神怡；理论课上，我们沉静思考、积极回答；实训课上我们反复练习、精益求精；我们立志为祖国的医药卫生事业努力学习、奉献青春。

学前导语：

　　神经系统是人体结构和功能最复杂的系统，在人体生理功能调节过程中发挥主导作用。它接受内、外环境变化的刺激，对信息进行分析、整合，调节人体各系统、器官的功能，以适应环境变化、维持机体内环境的稳定。人类在长期从事社会活动的过程中，人脑逐渐具备了语言、学习、思维等高级功能。神经系统有哪些结构，又是如何发挥调节功能的呢？我们一起进入神秘的神经系统吧。

第一节　概述

一、神经系统的区分

神经系统分为中枢神经系统和周围神经系统（图11-1）。中枢神经系统包括脑和脊髓，周围神经系统指除脑和脊髓之外的所有神经结构。周围神经系统按连接中枢部位的不同分为脊神经和脑神经，按照分布范围不同分为**躯体神经**（分布于体表、骨、关节和骨骼肌）和**内脏神经**（分布于心肌、平滑肌和腺体），按功能不同分为**感觉神经**（即传入神经）和**运动神经**（即传出神经）。

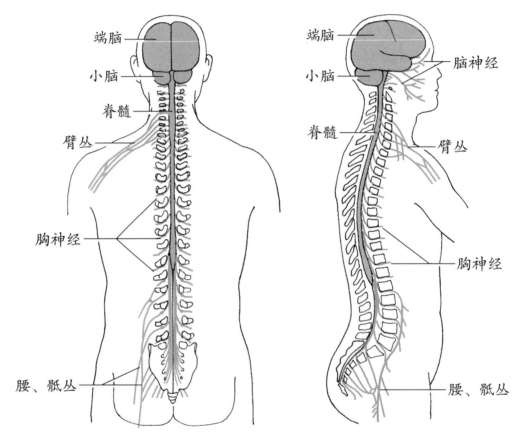

图11-1　神经系统概况

二、神经系统的组成

神经系统主要由神经组织构成，其中主要有神经元和神经胶质细胞两种细胞成分，详见第二章第二节中的神经组织。

三、神经系统的常用术语

在中枢神经系统，神经元胞体和树突聚集的部位色泽灰暗，称**灰质**（大脑、小脑表面的灰质亦称**皮质**）；神经纤维聚集的部位色泽白亮，称**白质**（大脑和小脑内的白质又称**髓质**）；在脑髓质内，形态和功能相似的神经元胞体聚集形成的灰质团块称为**神经核**；在白质内，起止和功能相同的神经纤维聚集成束称为**纤维束**。在脑干等部位，神经元胞体和神经纤维混杂交错，交织成网状，称为**网状结构**。

在周围神经系统，神经元胞体聚集处称为**神经节**；神经纤维聚集形成**神经**。

第二节　神经系统的结构

一、中枢神经系统

（一）脊髓

脊髓是中枢神经系统的低级部分，脊髓和脑之间有广泛的纤维联系。正常生理状态下，脊髓的活动受脑的控制。

1. 位置　脊髓位于椎管内，上端在枕骨大孔处与延髓相连，成人脊髓下端平第1腰椎体下缘，新生儿可达第3腰椎体下缘。

2. 形态　脊髓（图11-2）呈前后略扁的圆柱形，在颈段和腰骶段有两处膨大，分别称为**颈膨大**和**腰骶膨大**。脊髓自腰骶膨大以下逐渐变细，称为**脊髓圆锥**。脊髓圆锥向下延续为无神经组织的细丝，称为**终丝**。腰骶部的神经根走行于终丝周围，呈马尾状，称马尾。

脊髓表面有6条纵沟，前面正中为**前正中裂**；后面正中为**后正中沟**；两侧

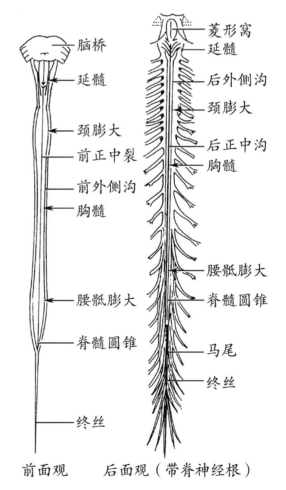

图11-2　脊髓的形态

有一对**前外侧沟**和一对**后外侧沟**，分别有脊神经的前根和后根附着（图11-3）。

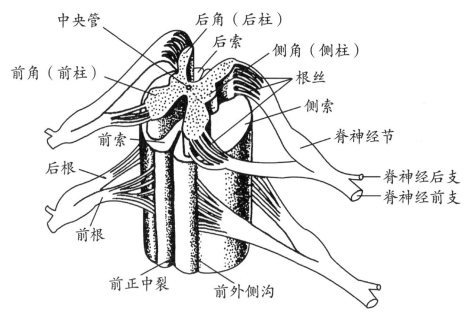

图11-3　脊髓结构示意图

脊髓两侧连有31对脊神经，每对脊神经相连的一段脊髓称为一个节段，因此脊髓全长分31个节段，包括8个颈节、12个胸节、5个腰节、5个骶节和1个尾节。

3. 内部结构　脊髓由灰质和白质两部分构成（图11-3、图11-4）。在脊髓的横切面上，灰质位于中央，呈"H"形；白质位于灰质的周围。脊髓灰质中央有一贯穿脊髓全长的细长管道，称**中央管**，向上通第四脑室，内含脑脊液。

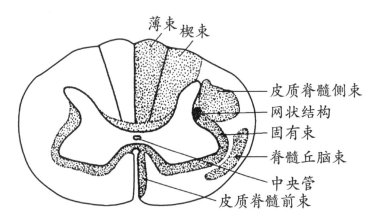

图11-4　脊髓水平切面示意图

脊髓灰质前部扩大，称为**前角**，前角含运动神经元；后部较细，称为**后角**，后角主要由联络神经元构成；胸1到腰3节段前、后角之间向外侧突出的部分，称为**侧角**，含交感神经神经元，是交感神经的低级中枢。骶2到骶4节段相当于侧角的部位有**骶副交感核**。

每侧白质借脊髓表面的沟裂分为3个索。前正中裂与前外侧沟之间为**前索**，前、后外侧沟之间为**外侧索**，后正中沟与后外侧沟之间为**后索**。白质主要由上行和下行的纤维束组成。上行纤维束又称感觉传导束，主要有薄束和楔束、脊髓丘脑束。下行纤维束又称运动传导束，主要有皮质脊髓束。

🔗 知识链接 ....

脊髓的临床应用

1. 临床腰椎穿刺（抽取脑脊液或麻醉）常在第3、4或4、5腰椎棘突之间进行，不会损伤脊髓。

2. 薄束和楔束传导同侧躯干和四肢的深感觉以及精细触觉，脊髓丘脑束传导对侧躯干和四肢的浅感觉；皮质脊髓束管理同侧躯干和四肢骨骼肌的随意运动。脊髓出现横断损伤时，损伤平面以下所支配部位出现感觉障碍及肢体瘫痪。

3. 脊髓灰质炎（小儿麻痹症）病变在脊髓前角运动神经元，表现为病变部位所支配的骨骼肌瘫痪，但感觉正常。

（二）脑

脑位于颅腔内，是中枢神经的高级部分，分为端脑、间脑、小脑和脑干四部分（图11-5）。

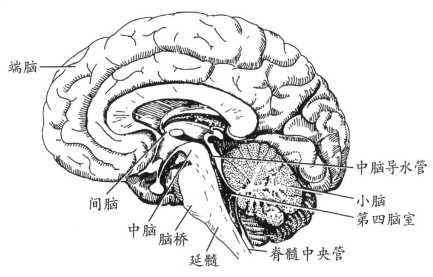

图11-5　脑的正中矢状切面

1. 脑干　脑干（图11-6）位于颅后窝前部，上连间脑，下续脊髓，后连小脑。脑干自下而上依次为延髓、脑桥和中脑。延髓、脑桥和小脑之间的腔隙为第四脑室。

（1）外形：延髓是脑干最下部较细的部分，向下延续为脊髓。在延髓腹侧面，前正中裂两侧的纵行隆起为**锥体**，其下端为**锥体交叉**；延髓上端与脑桥之间横行的沟为**延髓脑桥沟**。延髓背侧面下部后正中沟两侧各有一对膨大，内侧为**薄束结节**，外侧为**楔束结节**（图11-7）；延髓背侧面上部与脑桥背面共同围成的菱形凹陷称菱形窝，即第四脑室底。

脑桥腹侧面宽阔隆起，称为**脑桥基底部**，其正中线上的纵行浅沟为**基底沟**，沟内有基底动脉通过。基底部向两侧延续为小脑中脚，向后连于小脑。

中脑腹侧面两侧各有一个粗大的纵行隆起，称为**大脑脚**。两侧大脑脚之间的凹陷，称为**脚间窝**。背侧面上、下各有一对圆形隆起，分别称为上丘和下丘（图11-7）。

（2）内部结构：脑干内部由灰质、白质和网状结构组成。灰质分散于白质中形成很多神经核，白质主要由上行、下行的纤维束组成。脑干内网状结构发达，结构、功能复杂。

脑干内的神经核分为脑神经核和非脑神经核。**脑神经核**指直接与脑神经相连的神经核，多数以相连的脑神经命名，还有疑核、泌涎核、孤束核等不以脑神经命名。**非脑神经核**不与脑神经直接相连，如薄束核、楔束核、红核、黑质等。

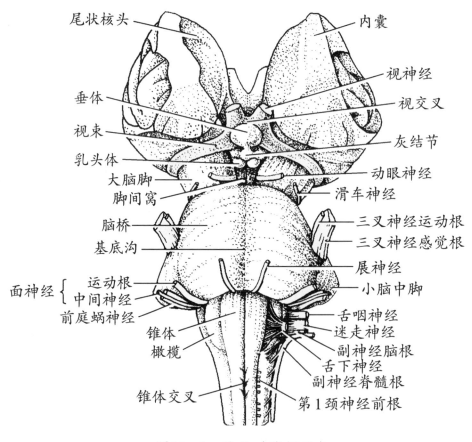

图11-6　脑干（腹侧面）

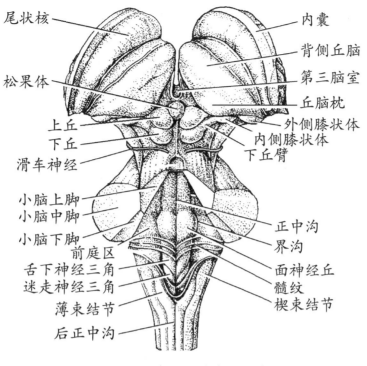

图11-7　脑干（背侧面）

脑干的上行纤维束主要有**内侧丘系**、**脊髓丘脑束**、**三叉丘系**等，下行纤维束主要有皮质脊髓束和皮质核束等。

2. 小脑　位于颅后窝，脑干背侧，端脑枕叶的下方（图11-8）。

（1）外形：小脑两侧的膨大称**小脑半球**，中间狭窄称**小脑蚓**。上面较平坦，与端脑相邻，在前、中1/3交界处有一条深沟称**原裂**；前面借3对小脑脚与脑干相连；下面膨隆，小脑半球下面前内侧突出的部分，称为**小脑扁桃体**（图11-8、图11-9）。

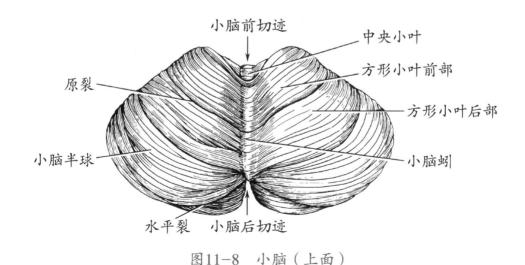

图11-8　小脑（上面）

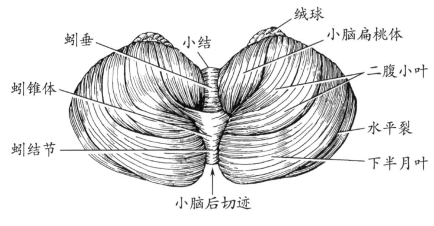

图11-9 小脑（下面）

小脑扁桃体疝

　　小脑扁桃体位于枕骨大孔上方两侧，紧邻延髓，颅后窝病变或颅腔内高压时，小脑扁桃体可被挤入枕骨大孔形成小脑扁桃体疝（枕骨大孔疝），压迫延髓内的生命中枢，可危及生命。

　　（2）分叶：小脑借原裂和后外侧裂分为**前叶**、**后叶**和**绒球小结叶**（图11-10）；根据在进化过程中出现的早晚以及功能不同，小脑可分为原小脑、旧小脑和新小脑3部分。

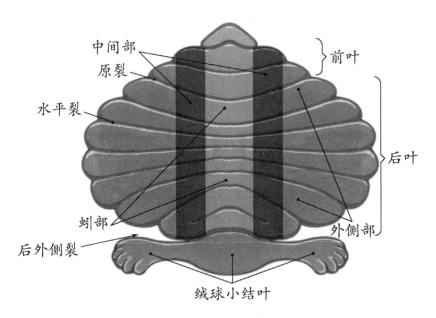

图11-10 小脑分叶

小脑的分叶

原裂的前上方为前叶，原裂与后外侧裂之间为后叶，绒球小结叶占据后外侧裂。绒球小结叶在进化上出现最早，称为原小脑，又称前庭小脑；小脑体（即前叶和后叶）中间带出现较晚，称为旧小脑，又称脊髓小脑；小脑体外侧部出现最晚，称为新小脑，又称皮质小脑或大脑小脑。小脑的功能详见本章第五节。

（3）内部结构：位于小脑的表面灰质称小脑皮质，其深面的白质为小脑髓质，位于髓质内的灰质核团称小脑核，最大的小脑核为齿状核。

3. 间脑　位于脑干和端脑之间，可分为背侧丘脑、后丘脑、上丘脑、底丘脑和下丘脑5个部分。两侧间脑之间呈矢状位的狭窄腔隙，称为**第三脑室**，向后下经**中脑导水管**通第四脑室，前上部借室间孔与侧脑室相通。

（1）背侧丘脑：又称**丘脑**，为一对卵圆形的灰质团块。其灰质内部的白质纤维板称内髓板，在水平切面呈"**Y**"形，将灰质分为前核群、内侧核群和外侧核群（图11-11）。

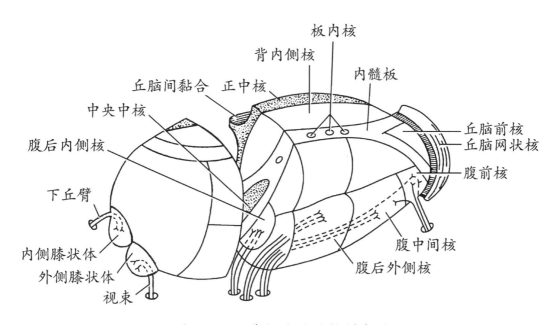

图11-11　背侧丘脑结构模式图

（2）后丘脑：位于背侧丘脑的后下方，包括**内侧膝状体**和**外侧膝状体**（图11-11）。内侧膝状体是听觉传导通路的中继核，外侧膝状体是视觉传导通路的中继核。

（3）上丘脑：位于第三脑室顶后部的周围，包括松果体等结构。

（4）底丘脑：位于背侧丘脑和内囊之间，是间脑和中脑的过渡区。

（5）下丘脑：位于背侧丘脑的前下方。在脑的下面，由前向后可见视交叉、视束、灰结节和乳头体等结构。灰结节向前下移行为漏斗，漏斗下端与垂体相连（图11-12）。下丘脑的主要神经核有视上核、室旁核和漏斗核等。

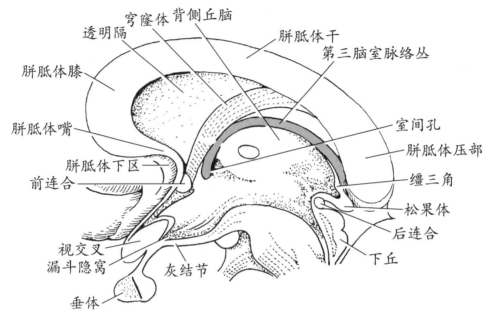

图11-12　下丘脑

4. 端脑　是脑的最高级部位，主要由左、右大脑半球组成。两侧大脑半球之间的纵行裂隙，称为**大脑纵裂**，纵裂底部连接两侧大脑半球的纤维束，称为**胼胝体**。大脑半球后部与小脑上面之间的裂隙，称为**大脑横裂**。端脑表面的凹陷称为**大脑沟**，沟与沟之间的隆起称为**大脑回**。

（1）外形和分叶：每侧大脑半球分为上外侧面、内侧面和下面，并借**外侧沟、中央沟**和**顶枕沟**3条叶间沟分为5个叶，即额叶、颞叶、顶叶、枕叶和岛叶。外侧沟上方、中央沟之前为额叶，外侧沟以下为颞叶，中央沟与顶枕沟之间、外侧沟以上为顶叶，顶枕沟以后为枕叶；外侧沟深面有被额叶、顶叶和颞叶掩盖的岛叶（图11-13、图11-14）。

在上外侧面，中央沟前方有与其平行的中央前沟，两沟之间为中央前回；中央沟后方有与其平行的中央后沟，两沟之间为中央后回。在中央沟前方有两条近似水平走行的沟，即额上沟和额下沟。额叶以此二沟为界分为**额上回、额中回**和**额下回**。在颞叶，有两条与外侧沟平行的沟，即颞上沟和颞下沟，把颞叶分成**颞上回、颞中回**和**颞下回**。颞上回中部转入外侧沟下壁的横行短回，称为**颞横回**（图11-13）。

在内侧面，中央前、后回延伸到内侧面的部分，称为**中央旁小叶**。枕叶内侧面有一条近似水平位的弓形深沟，称**距状沟**（图11-14）。

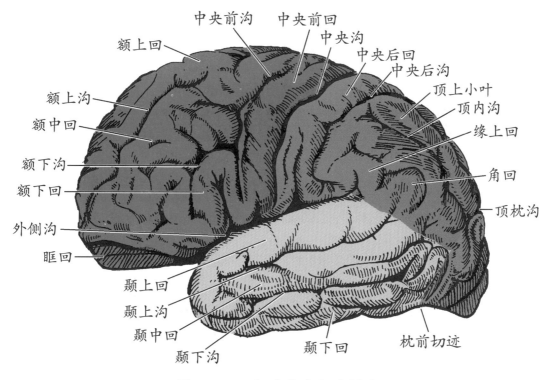

图11-13　大脑半球上外侧面

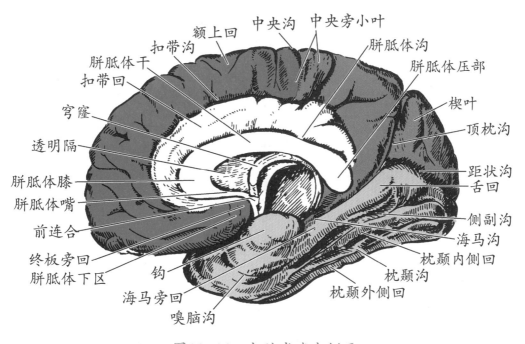

图11-14　大脑半球内侧面

（2）端脑的内部结构：大脑半球表面的灰质称**大脑皮质**，是高级神经活动的基础，各种功能活动中枢在大脑皮质的定位，见表11-1。皮质深面的白质称为大脑髓质。髓质内靠近基底部的灰质核团称为**基底核**（基底神经节），包括尾状核、豆状核、屏状核和杏仁体等结构，尾状核与豆状核合称为纹状体（图11-15）。大脑半球内不规则的腔隙称侧脑室，借室间孔与第三脑室相通（图11-16）。

表 11-1 大脑皮质的功能定位

功能区		定位
躯体运动区		中央前回和中央旁小叶前部
躯体感觉区		中央后回和中央旁小叶后部
视区		距状沟两侧的皮质
听区		颞横回
语言中枢	运动性语言区	额下回后部
	书写区	额中回后部
	听觉性语言区	颞上回后部
	视觉性语言区	角回

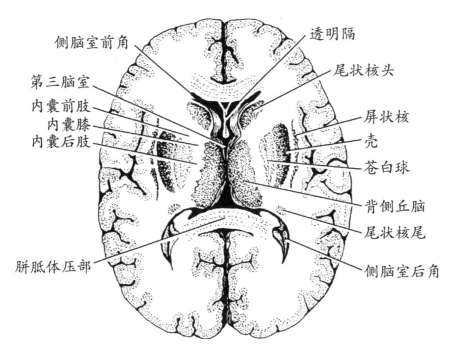

图11-15 基底核、背侧丘脑和内囊（脑水平切面）

大脑半球髓质的神经纤维可分为3类：①**联络纤维**，联系同侧半球内各部分皮质的神经纤维；②**连合纤维**，连接左、右大脑半球的神经纤维，胼胝体即由连合纤维构成；③**投射纤维**，联系大脑皮质与皮质下结构的神经纤维，大部分经过内囊。

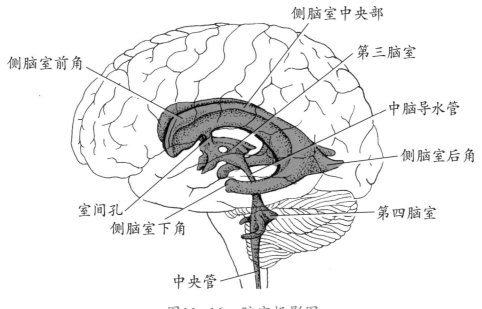

图11-16 脑室投影图

内囊是位于背侧丘脑、尾状核与豆状核之间的白质纤维束。在水平切面上呈向外开放的"V"形，分前肢、膝和后肢3部分。前肢位于豆状核与尾状核之间；后肢位于背侧丘脑和豆状核之间，有皮质脊髓束、丘脑中央辐射、视辐射等通过；内囊膝位于前、后肢交界处，有皮质核束通过（图11-17）。

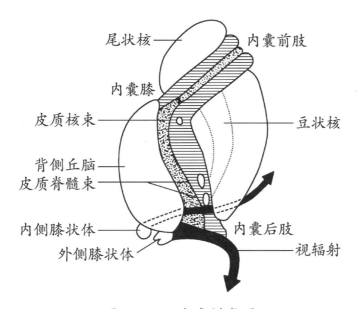

图11-17 内囊模式图

三偏综合征

当一侧内囊损伤时（如脑出血、脑梗死），患者可出现对侧偏身感觉障碍（损伤丘脑中央辐射所致），对侧偏瘫（损伤了皮质脊髓束、皮质核束），双眼对侧半视野偏盲（视辐射损伤）等表现，临床上称为三偏综合征。

（三）脑和脊髓的被膜、血管及脑脊液循环

1. 脑和脊髓的被膜　脑和脊髓的表面有3层被膜，由外向内依次为硬膜、蛛网膜和软膜，它们对脑和脊髓有支持、保护的作用。

（1）硬膜：由致密结缔组织构成，厚而坚韧，分硬脊膜和硬脑膜两部分。

1）硬脊膜：硬脊膜上端附于枕骨大孔周缘，下端包绕马尾及终丝，附于尾骨。硬脊膜与椎管骨膜之间的间隙，为**硬膜外隙**，略呈负压，不与颅腔相通，有脊神经根通过（图11-18）。临床上硬膜外麻醉即是将药物注入此间隙，阻滞脊神经的传导。

2）硬脑膜：硬脑膜分内、外两层。外层为颅骨内面的骨膜，内层折叠成板状伸入脑各部之间，如大脑镰和小脑幕等。硬脑膜某些部位两层分开，内衬内皮细胞，称**硬脑膜窦**，内含静脉血。主要的硬脑膜窦有上矢状窦、下矢状窦、直窦、横窦、乙状窦、海绵窦等（图11-19）。

（2）蛛网膜：为半透明的薄膜，分脊髓蛛网膜和脑蛛网膜两部分。蛛网膜与软膜之间的间隙，称为**蛛网膜下隙**，充满脑脊液。蛛网膜下隙自脊髓末端至第2骶椎水平扩大形成**终池**，内有脑脊液和马尾，可在此进行腰椎穿刺抽取脑脊液。脑蛛网膜紧贴硬脑膜，在上矢状窦处突入窦内形成的颗粒状结构称**蛛网膜粒**（图11-20）。脑脊液经蛛网膜粒渗入上矢状窦，回流入血。

（3）软膜：薄而富含血管，紧贴于脑和脊髓的表面并伸入其沟裂内。在脑室内的某些部位，富含血管的软脑膜与室管膜上皮相贴突入脑室形成**脉络丛**，是产生脑脊液的结构。

2. 脑和脊髓的血管

（1）脑的血管

1）脑的动脉：脑血液供应来自颈内动脉和椎动脉。

颈内动脉起自颈总动脉，经颈动脉管入颅后，分出**大脑前动脉**、**大脑中动脉**等，主要供应大脑半球的前2/3和部分间脑（图11-21、图11-22）。

椎动脉起自锁骨下动脉，经枕骨大孔入颅，在脑桥腹侧面左右椎动脉汇合成**基底动脉**，其主要分支为**大脑后动脉**，主要营养脑干、小脑、间脑后部和大脑半球的后1/3（图11-23）。

　　2）脑的静脉：脑的静脉不与动脉伴行，分浅深两组，注入硬脑膜窦。

　　（2）脊髓的血管：脊髓的动脉有椎动脉和节段性动脉（肋间后动脉和腰动脉）两个来源。脊髓的静脉注入硬膜外隙的椎内静脉丛。

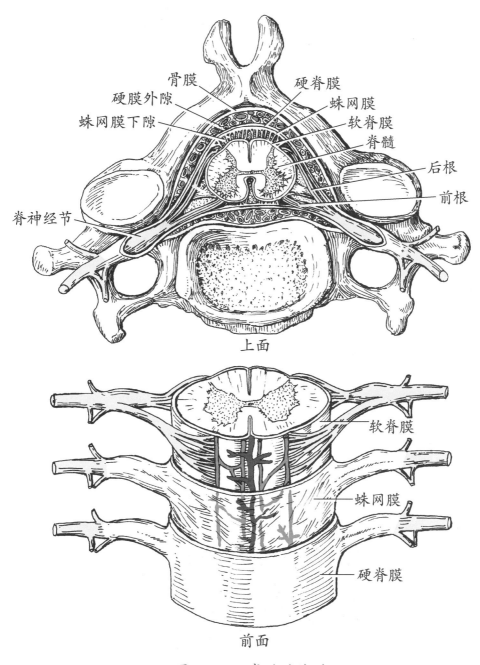

图11-18　脊髓的被膜

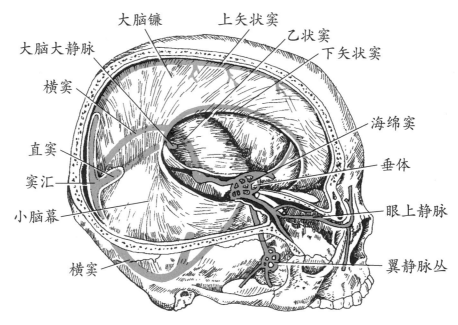

图11-19 硬脑膜及硬脑膜窦

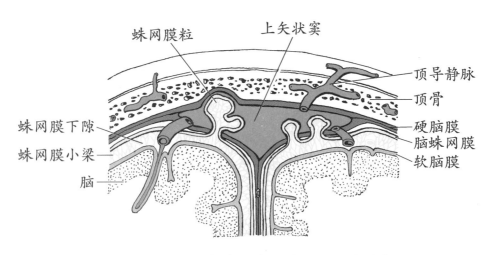

图11-20 脑的被膜、蛛网膜粒和硬脑膜窦

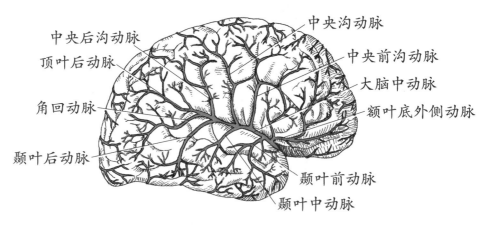

图11-21 脑的动脉（上外侧面）

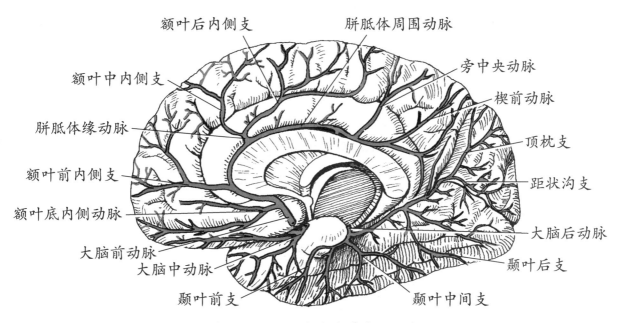

额叶后内侧支　　　　　　　胼胝体周围动脉
额叶中内侧支　　　　　　　　　旁中央动脉
胼胝体缘动脉　　　　　　　　　楔前动脉
额叶前内侧支　　　　　　　　　顶枕支
额叶底内侧动脉　　　　　　　　距状沟支
大脑前动脉　　　　　　　　　　大脑后动脉
大脑中动脉　　　　　　　　　　颞叶后支
颞叶前支　　　　　　颞叶中间支

图11-22　脑的动脉（内侧面）

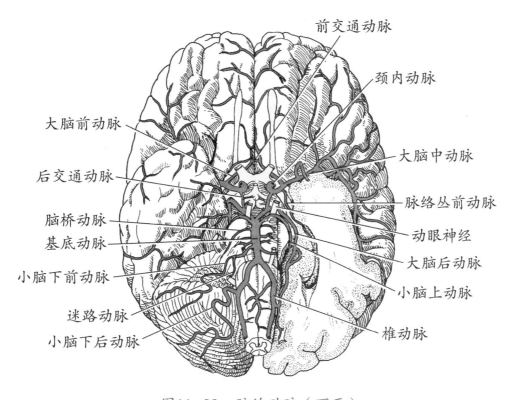

前交通动脉
颈内动脉
大脑前动脉　　　　　　　　　　大脑中动脉
后交通动脉　　　　　　　　　　脉络丛前动脉
脑桥动脉　　　　　　　　　　　动眼神经
基底动脉　　　　　　　　　　　大脑后动脉
小脑下前动脉　　　　　　　　　小脑上动脉
迷路动脉　　　　　　　　　　　椎动脉
小脑下后动脉

图11-23　脑的动脉（下面）

3. 脑脊液及其循环　　**脑脊液**是充满脑室、脊髓中央管和蛛网膜下隙的无色透明液体，对中枢神经系统起缓冲、保护、运输代谢产物以及调节颅内压的作用。成人脑脊液总量约150ml。

脑脊液主要由各脑室脉络丛产生，依次经侧脑室→室间孔→第三脑室→中脑导水管→第四脑室→正中孔和外侧孔→蛛网膜下隙→蛛网膜粒→上矢状窦，最终回流入血液（图11-24）。注入蛛网膜下隙的药物，除可直接作用于神经根（如麻醉药），还可通过脑脊液循环进入中枢神经系统，或经血液循环到达全身。

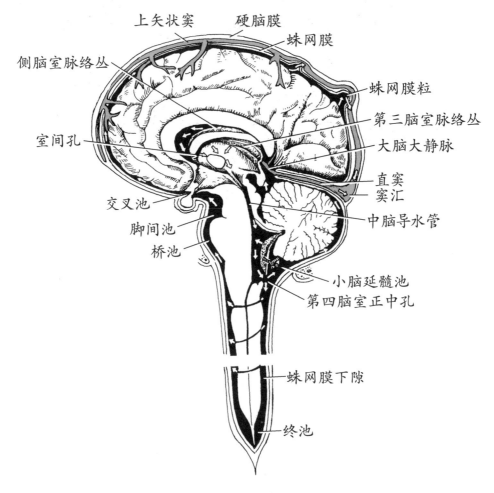

图11-24　脑脊液循环模式图

4. 血-脑屏障　在中枢神经系统内，毛细血管内的血液与神经组织之间具有选择性通透作用的屏障结构，称为血-脑屏障。其结构基础是连续的毛细血管内皮、内皮基膜以及星形胶质细胞。血-脑屏障允许营养物质和代谢产物顺利通过，但可以阻止血液中一些大分子物质进入脑组织，以维持中枢神经系统内环境的相对稳定。因此中枢神经系统疾病药物治疗时，应选择可通过血-脑屏障的药物。

二、周围神经系统

（一）脊神经

脊神经有31对，包括颈神经8对，胸神经12对，腰神经5对，骶神经5对，尾神经1对。

脊神经借前、后根连于脊髓的两侧，前根连于前外侧沟属运动性纤维，后根连于后外侧沟属感觉性纤维。后根在椎间孔处有椭圆形的膨大，称**脊神经节**，内有感觉神经元。前根和后根在椎间孔处合为一条脊神经，因此脊神经属混合性神经，有躯体感觉、内脏感觉、躯体运动、内脏运动四种纤维成分（图11-25）。

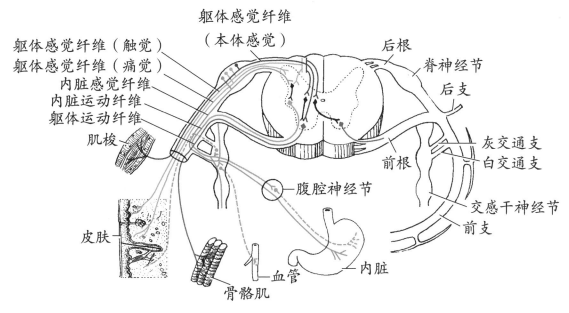

图11-25　脊神经的组成、分支、分布示意图

脊神经出椎间孔后，立即分为前支、后支。其中前支粗大，主要分布于躯干前、外侧部和四肢的肌肉和皮肤。胸神经前支呈节段性分布，其余脊神经前支形成4个神经丛，即颈丛、臂丛、腰丛和骶丛，再由各丛分支分布于相应的区域（表11-2，图11-26、图11-27、图11-28、图11-29、图11-30和图11-31）。

表11-2　各神经丛的主要分支及分布

起源丛	神经名称	分布
颈丛	膈神经	运动纤维，膈肌；感觉纤维，胸膜心包、部分腹膜
臂丛	腋神经	肌支，三角肌、小圆肌；皮支，肩臂外侧上部皮肤
臂丛	肌皮神经	肌支，臂前群肌；皮支，前臂外侧皮肤
臂丛	正中神经	肌支，旋前圆肌、桡侧腕屈肌、掌长肌、指浅屈肌、指深屈肌桡侧半、拇长屈肌、旋前方肌拇短展肌、拇短屈肌和拇对掌肌，第一、二蚓状肌；皮支，手掌桡侧半，桡侧3个半指掌面及其中节和远节指背皮肤

起源丛	神经名称	分布
臂丛	尺神经	肌支，尺侧腕屈肌和指深屈肌尺侧半，小鱼际肌、拇收肌、骨间肌及第三、四蚓状肌；皮支，手背尺侧半，小指、环指及中指尺侧半背面，小鱼际、小指和环指尺侧半掌面的皮肤
臂丛	桡神经	肌支，肱三头肌、肱桡肌、前臂伸肌；皮支，臂和前臂后部，手背桡侧半以及桡侧两个半手指近节背面皮肤
腰丛	股神经	肌支，大腿前群肌；皮支，大腿和膝前面、髌下、小腿内侧面和足内侧缘皮肤
腰丛	闭孔神经	肌支，闭孔外肌大腿内侧群肌；皮支，大腿内侧面皮肤
骶丛	臀上神经	支配臀中肌、臀小肌和阔筋膜张肌
骶丛	臀下神经	支配臀大肌
骶丛	坐骨神经	肌支，大腿后群肌；分支，胫神经、腓总神经（见下）
骶丛	胫神经	肌支，小腿后群肌和足底肌；皮支，小腿后部、足底和足背外侧缘皮肤
骶丛	腓总神经	肌支，小腿外侧群肌前群肌，足背肌；皮支，小腿外侧、足背大部和趾背侧皮肤

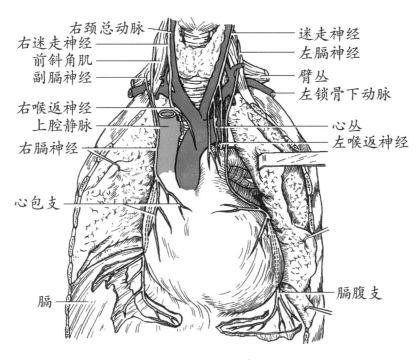

图11-26 膈神经

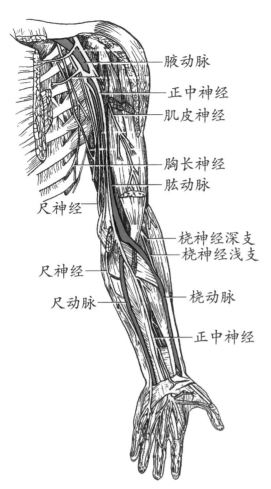

图11-27 上肢的神经（左侧，前面）

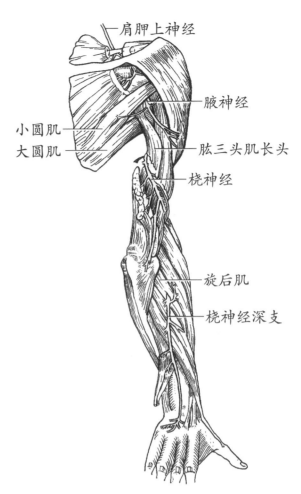

图11-28 上肢的神经（右侧，后面）

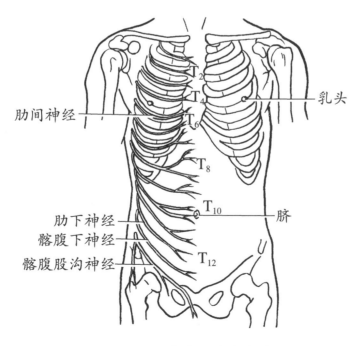

图11-29 胸神经前支分布

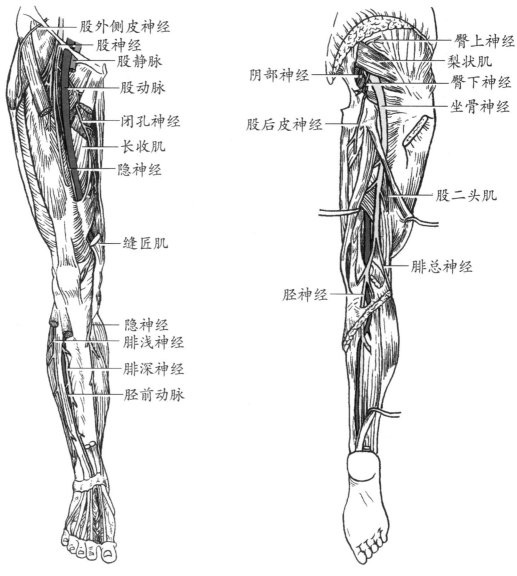

图11-30 下肢的神经（前面）　　　　图11-31 下肢的神经（后面）

（二）脑神经

　　脑神经与脑相连，共12对（图11-32）。依其与脑相连部位的顺序，用罗马数字作为序号，具体如下： Ⅰ嗅神经、Ⅱ视神经、Ⅲ动眼神经、Ⅳ滑车神经、Ⅴ三叉神经（图11-33）、Ⅵ展神经、Ⅶ面神经（图11-34）、Ⅷ前庭蜗神经、Ⅸ舌咽神经、Ⅹ迷走神经（图11-35）、Ⅺ副神经、Ⅻ舌下神经。脑神经按所含纤维成分不同，分为运动性神经、感觉性神经和混合性神经。各脑神经简况，见表11-3。

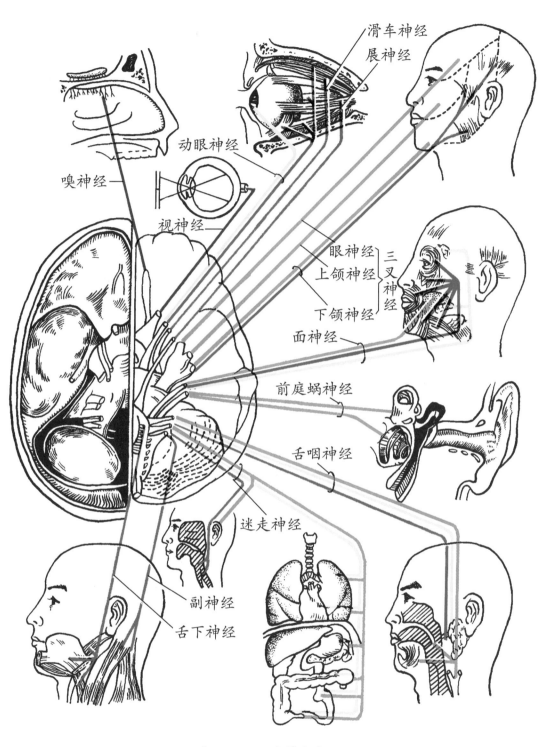

滑车神经

展神经

动眼神经

嗅神经

视神经

眼神经
上颌神经　三叉神经
下颌神经

面神经

前庭蜗神经

舌咽神经

迷走神经

副神经

舌下神经

图11-32　脑神经概况

表 11-3 脑神经的连脑部位、性质及分布

顺序和名称	连脑部位	性质	分布
I 嗅神经	端脑	感觉性	鼻腔嗅黏膜
II 视神经	间脑	感觉性	眼球视网膜
III 动眼神经	中脑	运动性	上、下、内直肌，下斜肌、上睑提肌 瞳孔括约肌、睫状肌
IV 滑车神经	中脑	运动性	上斜肌
V 三叉神经	脑桥	混合性	头面部皮肤，眼球及眶内结构，口、鼻腔 黏膜，舌前2/3黏膜，牙及牙龈 咀嚼肌
VI 展神经	脑桥	运动性	外直肌
VII 面神经	脑桥	混合性	面肌、颈阔肌 泪腺、下颌下腺、舌下腺、鼻腔及腭腺体 舌前2/3味蕾
VIII 前庭蜗 神经	脑桥	感觉性	半规管壶腹嵴、椭圆囊斑和球囊斑、螺旋器
IX 舌咽神经	延髓	混合性	咽肌 腮腺 咽、软腭、鼓室黏膜，颈动脉窦、颈动脉 小球，舌后1/3黏膜及味蕾
X 迷走神经	延髓	混合性	咽、喉肌 胸、腹腔脏器的平滑肌、腺体，心肌 咽、喉黏膜 硬脑膜、耳郭及外耳道皮肤
XI 副神经	延髓	运动性	随迷走神经至咽喉肌、胸锁乳突肌、斜方肌
XII 舌下神经	延髓	运动性	舌内、外肌

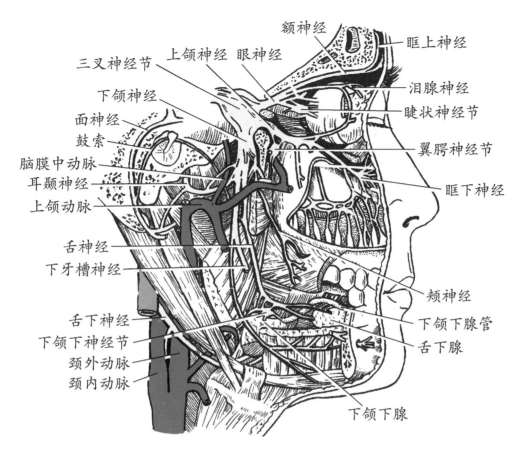

额神经
上颌神经　眼神经
三叉神经节
下颌神经
面神经
鼓索
脑膜中动脉
耳颞神经
上颌动脉
舌神经
下牙槽神经
舌下神经
下颌下神经节
颈外动脉
颈内动脉
眶上神经
泪腺神经
睫状神经节
翼腭神经节
眶下神经
颊神经
下颌下腺管
舌下腺
下颌下腺

图11-33　三叉神经

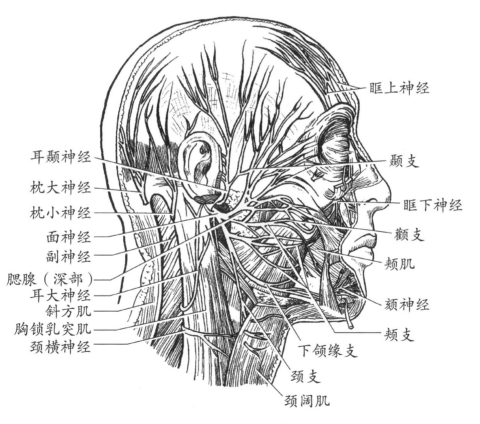

眶上神经
耳颞神经
枕大神经
枕小神经
面神经
副神经
腮腺（深部）
耳大神经
斜方肌
胸锁乳突肌
颈横神经
颞支
眶下神经
颧支
颊肌
颊神经
颊支
下颌缘支
颈支
颈阔肌

图11-34　面神经

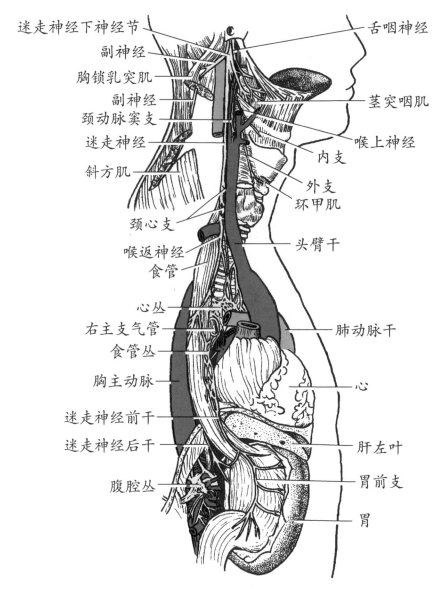

图11-35　迷走神经

（三）内脏神经

内脏神经主要分布于内脏、心血管和腺体，分为**内脏感觉神经**和**内脏运动神经**。

1. 内脏运动神经　指调节平滑肌、心肌、腺体活动的神经，通常不受人的意识控制，又称自主神经系统或植物神经系统。内脏运动神经由低级中枢（位于脑干和脊髓）到效应器有两级神经元。第一级神经元即低级中枢，发出神经纤维先到第二级神经元即**内脏运动神经节**，再发出纤维到效应器。通常将第一级神经元称为**节前神经元**，其发出的纤维称为**节前纤维**；第二级神经元称为**节后神经元**，其发出的纤维称为**节后纤维**。内脏运动神经有交感神经和副交感神经两种成分，除血管、汗腺和竖毛肌外，多数脏器接受交感和副交感神经的双重支配（图11-36）。

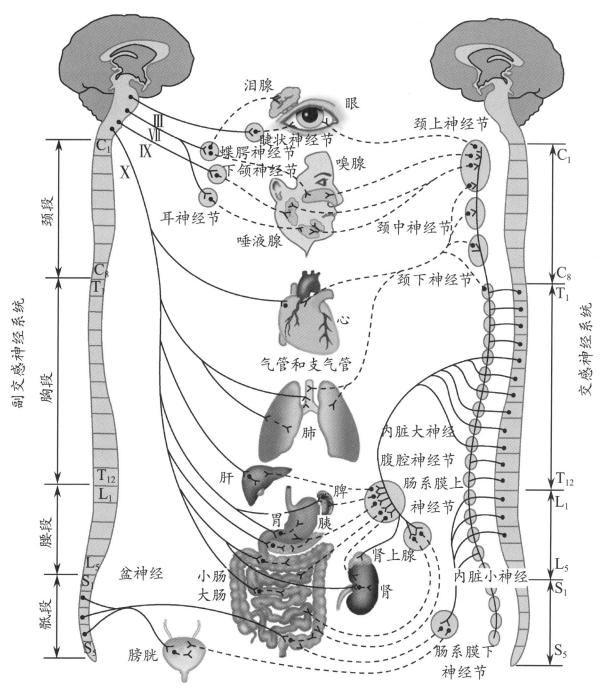

泪腺

眼

颈上神经节

睫状神经节

蝶腭神经节

下颌神经节

嗅腺

耳神经节

颈中神经节

唾液腺

颈下神经节

心

气管和支气管

肺

内脏大神经

腹腔神经节

肝

脾

肠系膜上神经节

胃

胰

肾上腺

盆神经

小肠
大肠

肾

内脏小神经

膀胱

肠系膜下神经节

副交感神经系统

颈段

胸段

腰段

骶段

交感神经系统

C_1　C_8　T_1　T_{12}　L_1　L_5　S_1　S_5

III　VII　IX　X

图中未显示支配血管、汗腺和竖毛肌的交感神经。

实线表示节前纤维，虚线表示节后纤维。

图11-36　交感与副交感神经系统分布示意图

（1）交感神经：其低级中枢位于脊髓胸1—腰3节段的侧角。交感神经节在脊柱附近，分为椎旁神经节和椎前神经节。**椎旁神经节**又称交感干神经节，位于脊柱两侧，同侧椎旁神经节借节间支相连形成交感干。**椎前神经节**位于脊柱前方，包括腹腔神经节、肠系膜上神经节、肠系膜下神经节及主动脉肾神经节，位于同名动脉根部。

交感神经节后纤维通过加入脊神经、伴随动脉和/或直接分布到所支配的器官。

（2）副交感神经：其低级中枢位于脑干和脊髓骶部第2—4节段灰质的骶副交感核。副交感神经节位于支配器官的周围或器官壁内，称**壁旁神经节**或**壁内神经节**。来自脑干的副交感神经节前纤维加入动眼神经、面神经、舌咽神经和迷走神经等，其节后纤维随这些脑神经分布至相应器官。脊髓骶部的副交感神经组成盆内脏神经，节后纤维分布于盆腔脏器和结肠左曲以下消化管。

交感神经与副交感神经的主要区别，见表11-4。

表11-4　交感神经与副交感神经的主要区别

区别点	交感神经	副交感神经
低级中枢	脊髓灰质胸1—腰3节段侧角	脑干副交感神经核、脊髓灰质骶副交感核
节前纤维	短	长
周围神经节	椎旁神经节、椎前神经节	壁旁神经节、壁内神经节
节后纤维	长	短
分布范围	全身血管及胸、腹、盆腔脏器，汗腺、立毛肌和瞳孔开大肌等	胸、腹、盆腔脏器，瞳孔括约肌、睫状肌等

2. 内脏感觉神经　分布于内脏及心血管，其神经末梢接受刺激后产生神经冲动，经内脏感觉通路传至大脑皮质，产生内脏感觉，同时可通过内脏反射调节内脏器官活动。

三、神经系统的传导通路

（一）感觉传导通路

感受器接受内、外环境的各种刺激，将其转化为神经冲动，由传入神经传入中枢最终传到大脑皮质产生感觉，其传导途径称感觉（上行）传导通路。

1. 躯干和四肢的深感觉传导通路　**深感觉**又称**本体感觉**，指骨骼肌、肌腱、关节等处的位置觉、运动觉和振动觉。躯干和四肢的深感觉传导通路有两条，一条传至大脑皮质产生意识性感觉，另一条传至小脑产生非意识性感觉，在此仅介绍前者。躯干和四肢的意识性本体感觉传导通路，还传导皮肤的精细触觉，由3级神经元组成（图11-37）。

（1）**第一级神经元**：为脊神经节细胞，其周围突分布于躯干和四肢的本体觉感受器和精细触觉感受器；中枢突经脊神经后根进入脊髓后索，形成薄束或楔束，上行止于延髓薄束核和楔束核。

（2）**第二级神经元**：胞体位于薄束核和楔束核，由此发出纤维交叉到对侧，上行形成内侧丘系，止于背侧丘脑。

（3）**第三级神经元**：胞体位于背侧丘脑，发出纤维组成丘脑中央辐射，经内囊后肢投射到大脑皮质中央后回中、上部和中央旁小叶后部，部分纤维投射至中央前回。

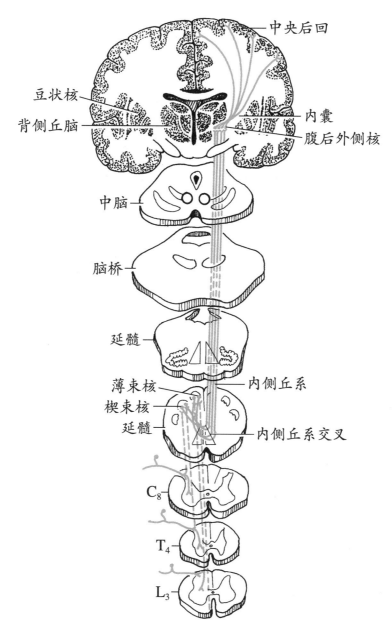

图11-37 深感觉传导通路

2. 躯干和四肢的浅感觉传导通路 浅感觉包括痛、温、触、压觉等。此通路由3级神经元组成（图11-38）。

（1）第一级神经元：胞体位于脊神经节内，其周围突分布于躯干和四肢皮肤的感受器；中枢突经脊神经后根进入脊髓，止于脊髓灰质后角联络神经元。

（2）第二级神经元：胞体位于脊髓灰质后角，发出纤维上升1~2个节段后交叉至对侧，组成脊髓丘脑束上行至背侧丘脑。

（3）第三级神经元：胞体位于背侧丘脑，发出纤维组成丘脑中央辐射，经内囊后肢投射到大脑皮质中央后回中、上部和中央旁小叶后部。

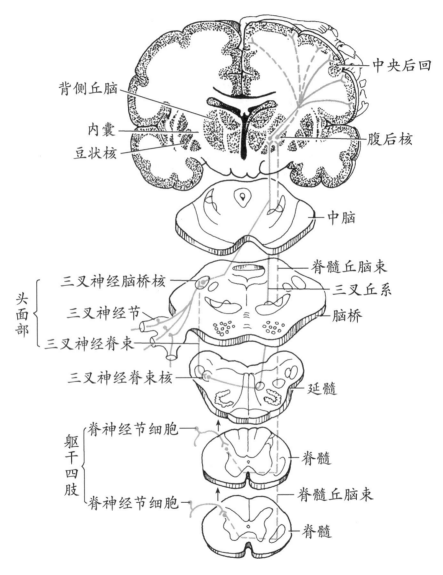

图11-38　浅感觉传导通路

3. 头面部的浅感觉传导通路　由3级神经元组成（图11-38）。

（1）第一级神经元：胞体位于三叉神经节内，其周围突随三叉神经分布于头面部感受器；中枢突经三叉神经根进入脑桥，止于三叉神经感觉核群。

（2）第二级神经元：胞体位于三叉神经感觉核群，发出纤维交叉到对侧组成三叉丘脑束（又称三叉丘系），上行止于背侧丘脑。

（3）第三级神经元：胞体位于背侧丘脑，发出纤维加入丘脑中央辐射，经内囊后肢投射到大脑皮质中央后回下部。

4. 视觉传导通路　由3级神经元组成（图11–39）。

（1）第一级神经元：为视网膜内的双极细胞，其周围突分布于视锥细胞和视杆细胞，中枢突与节细胞形成突触。

（2）第二级神经元：为节细胞，其轴突在视神经盘处聚集形成视神经，两侧视神经入颅后形成视交叉，再延续为视束。在视交叉，只有来自双眼视网膜鼻侧半的纤维发生交叉；每侧视束由来自同侧视网膜颞侧半和对侧视网膜鼻侧半的纤维组成。视束向后止于外侧膝状体。

（3）第三级神经元：位于外侧膝状体，由此发出视辐射，经内囊后肢投射到枕叶距状沟两侧的皮质，产生视觉。

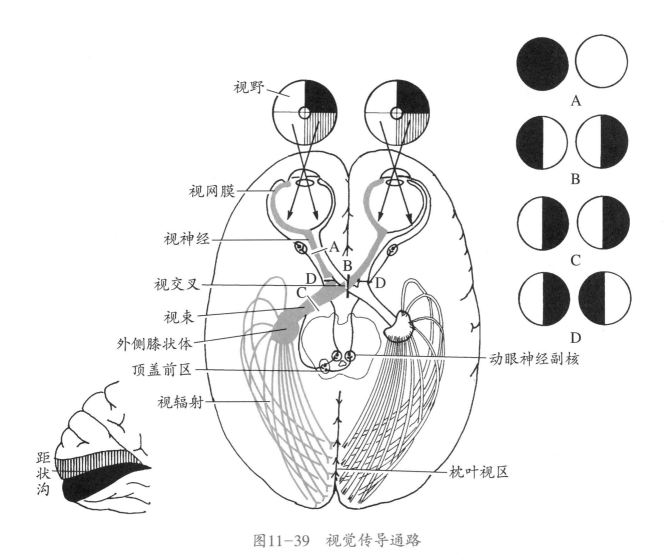

图11–39　视觉传导通路

视觉传导通路损伤

视觉传导通路不同部位损伤的临床表现不同，如一侧视神经损伤，表现为患侧眼全盲；视交叉中部损伤可致双眼颞侧半视野偏盲；一侧视束完全损伤，则引起患侧眼的鼻侧半视野偏盲，健侧眼的颞侧半视野偏盲，即双眼对侧半视野同向性偏盲（图11-39）。

（二）运动传导通路

从大脑皮质至骨骼肌的神经通路为躯体运动传导通路，包括锥体系和锥体外系，管理全身骨骼肌的随意运动。

1. 锥体系　由上、下两级神经元组成：上运动神经元的胞体位于中央前回和中央旁小叶前部，其轴突组成下行纤维束，大部分经过延髓锥体，故称锥体束，包括皮质脊髓束和皮质核束；下运动神经元胞体位于脊髓灰质前角和脑干躯体运动核，其轴突参与组成脑神经和脊神经，支配头面部、躯干和四肢骨骼肌的随意运动。

（1）**皮质脊髓束**：由中央前回中、上部和中央旁小叶前部的锥体细胞轴突聚集而成，经内囊后肢下行，至延髓锥体。在锥体下端大部分纤维交叉至对侧，在脊髓外侧索下行，称**皮质脊髓侧束**，止于脊髓灰质前角运动神经元，支配四肢肌。未交叉的纤维大部分在脊髓前索下行，称**皮质脊髓前束**，其中大部分纤维在脊髓交叉至对侧前角运动神经元，支配躯干肌和四肢肌；小部分纤维始终不交叉，止于同侧前角运动神经元，支配躯干肌（图11-40）。

由此可见，四肢肌只受对侧大脑皮质支配，而躯干肌受双侧大脑皮质支配，因此皮质脊髓束损伤后主要表现为一侧肢体瘫痪（锥体交叉以上损伤为对侧，锥体交叉以下损伤为同侧），躯干肌的运动不受明显影响。

（2）**皮质核束**：由中央前回下部锥体细胞的轴突聚集而成，经内囊膝下行至脑干，小部分纤维完全交叉，止于对侧面神经核的下部和舌下神经核，支配面下部（眼裂以下）面肌和舌肌；大部分纤维止于双侧脑干躯体运动核，支配其他头面部肌肉以及部分颈部肌肉（图11-41）。

2. 锥体外系　是指锥体系以外与躯体运动有关的所有传导通路，其结构包括大脑皮质、纹状体、小脑、红核、黑质及脑干网状结构等及其纤维联系，经多次换元，最后到达脊髓前角或脑神经运动核。主要功能是调节肌张力、协调肌群运动、维持姿势，与锥体系共同完成习惯性动作和精细运动。

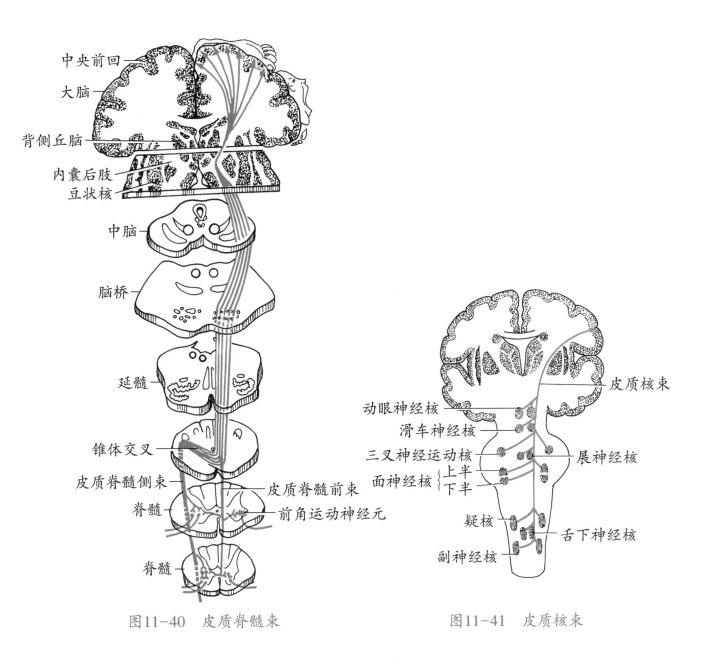

图11-40　皮质脊髓束

图11-41　皮质核束

第三节　神经系统功能活动的基本原理

一、神经元的一般功能

（一）神经元的功能

神经元在结构上分为胞体和突起（树突和轴突）两部分，其主要功能是感受刺激、整合信息和传导兴奋。胞体和树突主要接受和整合信息，轴突起始段是产生神经冲动的部位，轴突负责传导兴奋，突触负责将信息传递给其他神经元或效应细胞（图11-42）。

（二）神经纤维的功能

神经纤维的主要功能是传导兴奋（动作电位）。此外，神经纤维还具有轴浆运输功能，以及对所支配的组织有营养性作用。

神经纤维传导兴奋具有以下特征：

1. 生理完整性　神经纤维只有在结构完整、功能正常时才能传导兴奋。当神经纤维结构受损或使用局部麻醉药物时，兴奋传导受阻。

2. 绝缘性　或称互不干扰性，即同一条神经干的多条神经纤维在同时传导兴奋时互不干扰。

3. 双向性　刺激神经纤维中间任何一点，产生的动作电位可沿神经纤维向两端同时传导。但在活体内，神经兴奋的传导是单向的。

4. 相对不疲劳性　在实验条件下，神经纤维在长时间连续接受电刺激时，始终能保持其传导兴奋的能力，不易发生疲劳。

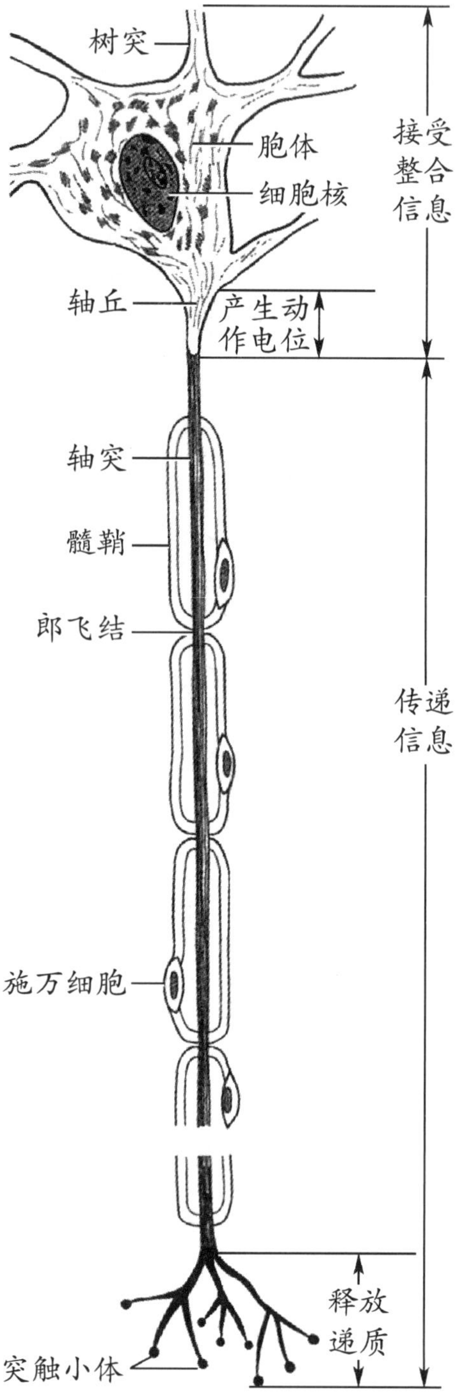

二、突触传递

图11-42　运动神经元的结构与功能示意图

神经系统在发挥调节功能时，需要两个或多个神经元相互联系，共同完成。神经元之间、神经元与效应细胞之间通过突触传递信息。突触的分类和基本结构详见第二章第二节中的神经组织。

1. 突触传递的过程　信息从突触前神经元传到突触后细胞的过程，称为**突触传递**。化学性突触传递是电－化学－电的过程，基本过程如下：①当动作电位传至突触前神经元轴突末梢时，突触前膜去极化；②细胞外Ca^{2+}内流进入突触小体；③突触小体内Ca^{2+}浓度升高，触发突触囊泡内的神经递质通过出胞作用进入突触间隙；④神经递质与突触后膜受体结合；⑤~⑦突触后膜对离子的通透性发生改变，并产生电位变化，即突触后电位（图11-43）。

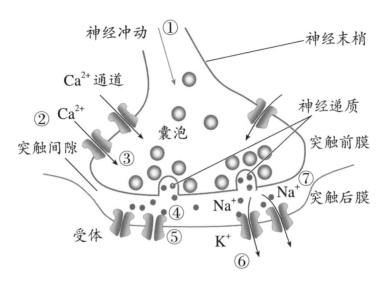

图11-43　化学性突触传递过程示意图

2. 突触后神经元的活动

（1）兴奋性突触后电位：突触前膜释放兴奋性递质，与突触后膜受体结合后，主要引起突触后膜对Na^+通透性增大，Na^+内流使突触后膜发生去极化，称**兴奋性突触后电位**。兴奋性突触后电位经过叠加达到阈电位时，可引起突触后神经元爆发动作电位，产生兴奋效应。

（2）抑制性突触后电位：突触前膜释放抑制性递质，与突触后膜受体结合后，主要引起突触后膜对Cl^-通透性增大，Cl^-内流使突触后膜发生超极化，称为**抑制性突触后电位**。抑制性突触后电位使突触后神经元难以产生动作电位，表现为抑制效应。

中枢神经系统内的神经元通常与多个神经元形成突触联系，有的产生兴奋性突触后电位，有的产生抑制性突触后电位。突触后神经元是兴奋还是抑制主要取决于这些突触传递产生的总和效应。

3. 突触传递的特征　兴奋在反射弧中枢部分传递时，往往需要经过多次突触传递。突触传递主要有以下特征：

（1）单向传递：化学性突触传递过程中，兴奋只能从突触前神经元传向突触后神经元。这是因为突触前膜释放的递质与突触后膜的受体结合才能实现突触传递。

（2）中枢延搁：在反射过程中，兴奋在中枢部传导过程往往耗时较长，此现象称为**中枢延搁**。其原因是突触传递时要经历递质的释放、扩散、与突触后膜受体结合、产生突触后电位等等多个环节。反射通路上经过的突触越多，中枢延搁的时间就越长。

（3）兴奋的总和：在反射活动中，多个神经元同时传来或一个神经元连续传来高频神经冲动时，突触后膜上的兴奋性突触后电位可发生叠加而产生总和效应。兴奋性突触后电位叠加达到阈电位时，才能使突触后神经元爆发动作电位。

（4）兴奋节律的改变：在反射活动中，突触前神经元和突触后神经元在兴奋传递过程中放电频率往往不同，其最后传出冲动的频率取决于各种影响因素（如突触数目、中间神经元性质、突触后神经元功能状态等）对突触后神经元的综合效应。

（5）后发放：在反射活动中，当传入神经元停止传入冲动后，传出神经元仍可在一定时间内发放神经冲动，此现象称为后发放。

（6）对内环境变化敏感和易疲劳：突触传递过程最易受内环境变化的影响。如缺氧、CO_2过多、麻醉剂以及某些药物等均可影响化学性突触传递。长时间连续刺激突触前神经元，突出后神经元的放电频率会逐渐降低，说明突触传递易发生疲劳，其原因可能与突触前神经元递质的耗竭有关。

三、神经递质和受体

（一）神经递质

神经递质是指由突触前神经元合成并释放，能特异性地与突触后神经元或效应器细胞膜上的受体结合并产生一定效应的化学物质。神经递质的种类很多，根据产生部位不同，分为外周神经递质和中枢神经递质两大类。

1. **外周神经递质** 指由周围神经末梢释放的神经递质，主要有乙酰胆碱（ACh）和去甲肾上腺素（NE）。

2. **中枢神经递质** 指中枢神经系统内的神经递质，种类繁多，功能复杂，其主要分类及成分见表11-5。

表11-5 中枢神经递质的主要分类

分类	主要成分
胆碱类	乙酰胆碱
单胺类	去甲肾上腺素、肾上腺素、多巴胺、5-羟色胺、组胺等

続表

分类	主要成分
氨基酸类	兴奋性：谷氨酸、天冬氨酸等 抑制性：γ-氨基丁酸、甘氨酸、牛磺酸等
肽类	P物质、阿片肽、下丘脑调节肽、血管升压素、缩宫素等
嘌呤类	腺苷、ATP等

（二）神经递质的受体

在细胞膜上或细胞内能与神经递质等物质发生特异性结合并引起生理效应的物质，称为受体。在外周，主要有**胆碱能受体**和**肾上腺素能受体**；在中枢除这两种受体外，其他神经递质也都有相应的受体，如多巴胺受体、组胺受体、谷氨酸受体、阿片受体等。能与受体特异结合并激动受体，从而产生生理效应的物质，称为该受体的**激动剂**；能与受体特异结合但不能激动受体的物质，称为该受体的**拮抗剂**，拮抗剂本身不产生作用，但因占据受体而拮抗激动剂的效应。

第四节　神经系统的感觉功能

一、脊髓和脑干的感觉传导功能

躯干和四肢的浅感觉和深感觉传导通路的纤维束（脊髓丘脑束，薄束和楔束及内侧丘系）均经脊髓、脑干上行到达丘脑；头面部浅感觉以及听觉传导通路亦经脑干上行至丘脑。

二、丘脑与感觉投射系统

（一）丘脑

丘脑含有许多神经核团，包括特异性感觉中继核（内侧膝状体和外侧膝状体也属于此类核团）、非特异性感觉中继核以及联络核。各种感觉纤维（除嗅觉外）均在丘脑的感觉中继核换元，然后向大脑皮质投射，形成丘脑感觉投射系统。

（二）感觉投射系统

根据丘脑向大脑皮质投射特征的不同，将感觉投射系统分为非特异性投射系统和特异性投射系统（图11-44，表11-6）。

1. 特异性投射系统　人体的浅感觉、深感觉以及视觉和听觉等传导通路均经丘脑特异性感觉中继核换元，发出投射纤维，点对点投射到大脑皮质的特定区域，称为**特异性投射系统**。在此系统，每一种感觉及每一部位的感觉传导投射路径都是专一的，外周感受器与大脑皮质之间具有点对点的投射关系。其生理功能是引起特定的感觉，并激发大脑皮质发放传出冲动。各种感觉传导通路详见本章第二节。

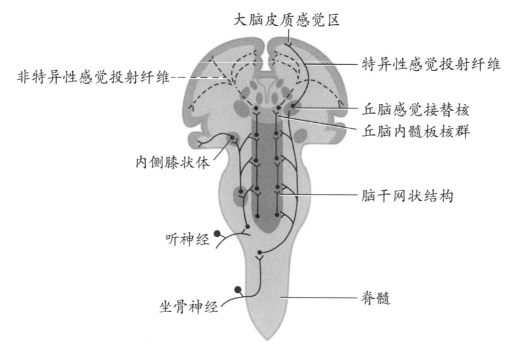

图11-44　感觉投射系统示意图

2. 非特异性投射系统　各种感觉传导通路的上行纤维经过脑干时发出许多侧支，与脑干网状结构的神经元发生联系，经多次换元后到达丘脑非特异性感觉中继核，再发出纤维弥散地投射到大脑皮质的广泛区域，称为**非特异性投射系统**。其功能是维持和改变大脑皮质的兴奋，保持觉醒状态。非特异性投射系统是特异性投射系统产生特定感觉的基础。

脑干网状结构中维持大脑皮质觉醒状态的上行纤维束，称为**脑干网状结构上行激活系统**，是上行激活系统的关键部位。实验中，电刺激脑干网状结构可唤醒动物，网状结构损害可引起意识障碍。脑干网状结构上行激活系统易受药物影响而发生传导阻滞，如巴比妥类镇静催眠药物等就是通过阻断上行激活系统而发挥作用的。

表 11-6　特异性投射系统和非特异性投射系统的区别

投射途径	特异性投射系统	非特异性投射系统
传导途径	各部位及各种感觉都有专一传导途径	无专一的传导途径
投射特点	点对点投射	弥散性投射
投射部位	大脑皮质特定感觉区	大脑皮质广泛区域
主要功能	产生特定感觉，激发大脑皮质发出传出冲动	维持与改变大脑皮质的兴奋，保持觉醒状态

三、大脑皮质的感觉分析功能

大脑皮质是感觉的高级中枢，各种感觉冲动传至大脑皮质的感觉中枢，产生相应的感觉。各种感觉在大脑皮质均有相应的代表区，其中管理躯体感觉的代表区主要有体表感觉区和本体感觉区。

（一）体表感觉区

体表感觉区主要位于中央后回与中央旁小叶后部，此处被称为**第一躯体感觉区**，接受背侧丘脑传导的对侧半身的感觉。其投射规律如下：①左右交叉，一侧躯体的感觉投射到对侧感觉区；②上下颠倒，但头部正立；③投影区域大小取决于该部位感觉敏感程度，如手指和唇的感受器最为密集，其感觉投射区的范围就最大（图11-45）。此外，在人和高等动物还存在第二躯体感觉区。

（二）本体感觉区

人类的本体感觉区位于中央前回，感知身体的活动方向、位置、空间定位和速度等信息。

（三）特殊感觉代表区

1. 视区　位于枕叶距状沟两侧的皮质，接受外侧膝状体发出的视辐射。一侧视区接受双眼同侧一半视网膜的传入信息，管理双眼对侧半视野的视觉。

2. 听区　位于颞横回，接受内侧膝状体发出的听辐射。一侧听区接受两侧螺旋器的听觉信息。

3. 嗅觉区　位于边缘叶的前底部。

4. 味觉区　位于中央后回头面部感觉投射区的下侧。

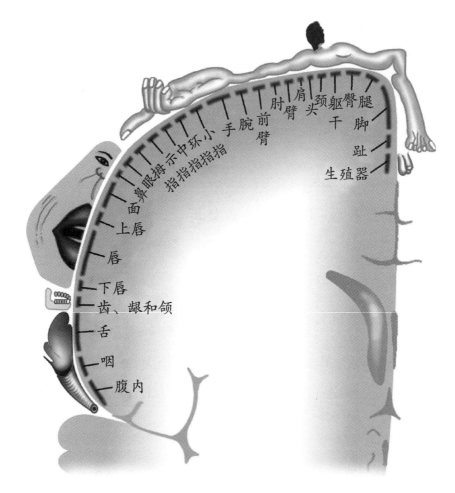

图11-45　大脑皮质体表感觉区示意图

四、痛觉

痛觉是机体对伤害性刺激的感觉。痛觉感受器是组织中的游离神经末梢，任何形式的刺激达到一定强度，就会对机体造成伤害，组织细胞可释放致痛物质，作用于游离神经末梢产生痛觉。目前发现的致痛物质有K^+、H^+、5-羟色胺、缓激肽、前列腺素和P物质等。疼痛是常见的临床症状，通常分为躯体痛和内脏痛。

（一）躯体痛

躯体痛分为体表痛和深部痛。

1. 体表痛　指发生在体表的疼痛，即皮肤痛，由伤害性刺激作用于皮肤引起。首先引起的是尖锐的、定位明确的快痛，发生快，消失也快，一般不伴明显的情绪反应；继而出现定位不明确的慢痛，发生慢，消退也慢，常伴有明显的不愉快情绪。临床上用局麻药做神经封闭治疗，就是阻断了痛觉的传导而起到止痛作用的。

2. 深部痛　指发生在躯体深部组织，如肌肉、韧带、骨膜等处的疼痛，一般表现为慢痛，可伴有恶心、出汗和血压改变等自主神经反应。

（二）内脏痛和牵涉痛

1. 内脏痛　指内脏器官因机械性牵拉、痉挛、缺血和炎症等刺激引起的疼痛，与躯体痛相比，具有如下特点：①定位不准确，对刺激的分辨能力差；②发生缓慢，持续时间长，且有明显的情绪反应；③对膨胀、牵拉、痉挛及缺血、炎症等刺激敏感，对切割、灼烧等引起皮肤痛的刺激不敏感。

2. 牵涉痛　是指某些内脏疾病，常引起远隔的体表部位产生疼痛或痛觉过敏的现象。如心绞痛时，患者常感觉心前区、左肩及左上臂内侧皮肤疼痛；肝胆疾病时，常在右肩部感觉疼痛；阑尾炎时常见脐周或上腹部疼痛。

第五节　神经系统对躯体运动的调节

运动是人体生命活动的基本功能之一。躯体运动指骨骼肌的随意运动，是在神经系统的控制下完成的。神经系统对躯体运动的调节是通过复杂的反射活动实现的。

一、脊髓对躯体运动的调节

脊髓灰质前角运动神经元接受脑的调控信息，并发出神经纤维支配躯干和四肢骨骼肌的随意运动；同时脊髓也是许多躯体运动反射的初级中枢，其反射活动受高位中枢的控制。

（一）牵张反射

脊髓对躯体运动的调节是通过牵张反射实现的。牵张反射是指由神经支配的骨骼肌受外力牵拉而伸长时，能反射性地引起受牵拉同一块肌肉的收缩。包括腱反射和肌紧张。

1. 腱反射　是指快速牵拉肌腱时发生的牵张反射，表现为受牵拉肌肉迅速而明显的收缩，如膝关节半屈位时叩击髌韧带可引起膝跳反射。

2. 肌紧张　是指缓慢持续牵拉肌腱时发生的牵张反射，表现为受牵拉的肌肉处于持续轻度收缩的状态。肌紧张是维持身体姿势最基本的反射，也是随意运动的基础。

临床上常通过检查腱反射和肌紧张以了解神经系统的功能状态。腱反射和肌紧张减弱或消失提示反射弧损害；腱反射和肌紧张亢进则提示高位中枢病变，牵张反射失去了高位中枢的调控。

（二）脊髓休克

动物的脊髓与高位中枢突然离断后，脊髓横断面以下暂时丧失反射活动能力而进入无反应状态的现象，称为**脊髓休克**，简称**脊休克**。脊休克主要表现为横断面以下躯体感觉和躯体运动障碍，躯体及内脏反射减退或消失，如肌紧张减弱甚至消失，外周血管扩张、发汗反射消失、排便和排尿反射障碍等。脊休克发生后，一些脊髓反射可逐渐有不同程度的恢复，但断面以下的感觉和随意运动不能恢复。

二、高位中枢对躯体运动的调节

（一）脑干对肌紧张的调控

1. 脑干网状结构抑制区和易化区　脑干网状结构中存在抑制或加强肌紧张的区域，分别称为抑制区和易化区（图11-46）。抑制区较小，位于延髓；易化区较大，分布较为广泛。易化区的活动较抑制区强，在肌紧张的平衡调节中略占优势，从而维持一定程度的肌紧张。

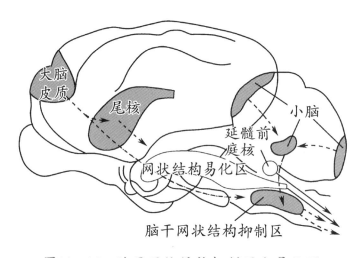

图11-46　脑干网状结构抑制区和易化区

2. 去大脑僵直　实验证明，在动物中脑上、下丘之间切断脑干，动物表现为四肢伸直、头尾昂起、脊柱硬挺等伸肌肌紧张亢进的状态，此现象称为**去大脑僵直**（图11-47）。去大脑僵直的发生是由于在中脑水平切断脑干后，大脑皮质、纹状体等部位与脑干网状结构的联系中断，导致抑

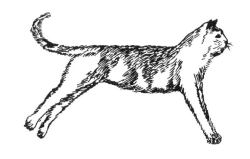

图11-47　猫去大脑僵直示意图

制区和易化区活动失衡，抑制区活动减弱，易化区活动明显占优势，而引起伸肌肌紧张亢进的结果。人类在某些疾病时也有类似去大脑僵直现象。

（二）小脑对躯体运动的调节

小脑在维持身体平衡、调节肌紧张、协调随意运动中发挥重要作用。根据小脑的传入、传出纤维联系，可将小脑分为前庭小脑、脊髓小脑和皮质小脑3个功能部分（图11-48）。

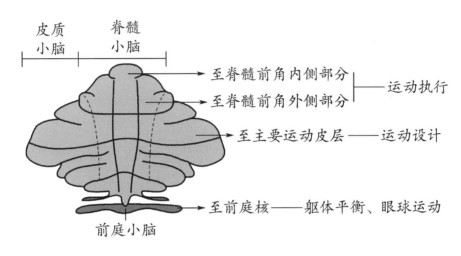

图11-48　小脑功能分区示意图

1. 前庭小脑　与脑干内前庭神经核之间有纤维联系，参与躯体平衡的调节。前庭小脑受损后，患者表现为不能维持身体平衡，出现站立不稳、步态蹒跚、容易跌倒等症状，而随意运动的协调不受影响。

2. 脊髓小脑　与脊髓和脑干有大量的纤维联系，其主要功能为调节肌紧张和协调随意运动。脊髓小脑受损后可出现小脑性共济失调，同时还有肌张力减弱、四肢乏力等表现。小脑性共济失调的表现有意向性震颤、精细运动协调障碍、双手不能做快速轮替动作等。

3. 皮质小脑　与大脑皮质有纤维联系，主要参与随意运动的修正和运动程序的编制。例如，在学习一项精巧运动时，开始动作不协调，经过练习动作逐渐协调、熟练，此过程中就有一套运动程序储存于皮质小脑；再次做同样的动作时，将提取储存的程序来完成这项运动，这样运动就表现得快速、协调、准确。

（三）基底神经节对躯体运动的调节

基底神经节包括纹状体、丘脑底核、黑质和红核等结构，是皮层下与皮层构成神经回路的重要脑区之一，参与运动的策划和运动程序的编制。基底神经节的功能失调可产生两类运动障碍性疾病，一类表现为运动过少而肌紧张增强，如帕金森病；另一类表现为运动过多而肌紧张减弱，如亨廷顿舞蹈症。

帕金森病

帕金森病又称震颤麻痹，主要症状是全身肌紧张增强，肌肉强直，随意运动减少，动作缓慢，面部表情呆板，常伴有静止性震颤。其病因为中脑黑质的多巴胺递质释放减少，导致纹状体内乙酰胆碱递质系统功能亢进，而出现上述临床症状。左旋多巴或M受体拮抗剂等药物，对帕金森病有治疗作用。

（四）大脑皮质对躯体运动的调控

大脑皮质是躯体运动调节的最高级中枢。大脑皮质中参与躯体运动控制和调节的区域称为运动区，可以策划和发动随意运动。运动区损伤后可导致随意运动障碍。

1. 大脑皮质运动区　主要位于中央前回和中央旁小叶前部，又称第一躯体运动区，主要管理对侧半身的随意运动。其特点为：①上下倒置，但头部正立；②左右交叉，一侧运动区支配对侧肢体的运动；③投射区域大小取决于功能的重要性和复杂程度，与形体大小无关（图11-49）。

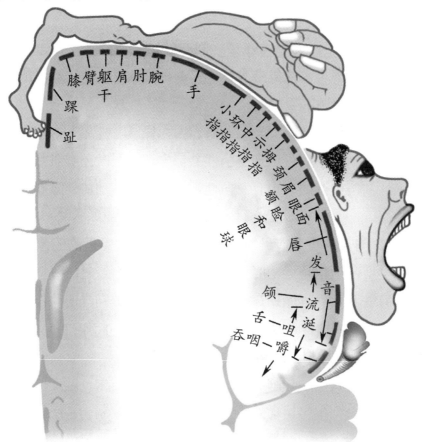

图11-49　大脑皮质运动区示意图

2. 运动传出通路　大脑皮质运动区的运动指令通过皮质脊髓束和皮质核束，管理全身骨骼肌的随意运动，详见本章第二节中的运动传导通路。

第六节　神经系统对内脏活动的调节

📀 案例分析 ··

案例

患者，男，52岁。患者某日下午喷洒对硫磷农药后，当晚20时左右感觉困倦、视力模糊，22时左右出现头痛、腹痛，伴呕吐、全身出汗、言语不清等症状，由家人抬入医院急诊科就诊。体格检查：呼吸30次/min，心率70次/min，血压110/50mmHg。烦躁不安，双侧瞳孔明显缩小，呼出气有大蒜味，全身皮肤潮湿。呼吸急促，双肺有少许湿啰音。四肢肌肉震颤。诊断：急性有机磷农药中毒。

分析

正常人乙酰胆碱与受体结合产生生物效应后，很快被突触间隙内的胆碱酯酶分解失去活性。有机磷农药可抑制胆碱酯酶活性，引起突触间隙内乙酰胆碱蓄积，持续激活M受体，出现副交感神经兴奋所致心肌抑制、平滑肌收缩、腺体分泌增多的表现，如心率减慢、瞳孔缩小、恶心、呕吐、腹痛、腹泻、大小便失禁，唾液腺和呼吸道腺体分泌增多，呼吸困难等M样作用的表现；以及激活N受体出现骨骼肌震颤等N样作用的表现。临床上通常使用M受体拮抗剂阿托品，来缓解M样症状。要恢复胆碱酯酶的活性，还需要使用胆碱酯酶复活剂，如解磷定等。

··

人体内脏器官的活动主要受自主神经系统（即内脏运动神经）的调控。自主神经系统包括交感神经和副交感神经，其结构特点详见本章第二节中的内脏神经。

一、自主神经系统的递质与受体

自主神经系统对内脏活动的调节，是通过神经末梢释放神经递质，作用于效应器相应受体来实现的。神经递质和受体是化学性突触传递的物质基础，也是临床药学治疗疾病的重要环节。

（一）自主神经系统的递质

自主神经系统的递质主要有乙酰胆碱（ACh）和去甲肾上腺素（NE）两类。释放乙酰胆碱的神经纤维称胆碱能纤维，包括交感神经和副交感神经的节前纤维、副交感神经的节后纤维、小部分交感神经节后纤维（支配汗腺和竖毛肌的交感神经，以及支配骨骼肌血管的交感舒血管神经）。躯体运动神经纤维也属于胆碱能纤维。释放去甲肾上腺素的神经纤维称肾上腺素能纤维，包括除交感胆碱能纤维之外的大部分交感神经节后纤维（图11-50）。

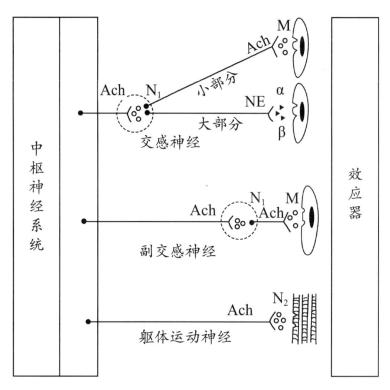

图11-50　外周神经纤维的分类及释放的递质示意图

○代表乙酰胆碱；▶代表去甲肾上腺素

（二）自主神经系统的受体

自主神经系统的受体主要有胆碱能受体和肾上腺素能受体。

1. 胆碱能受体　能与乙酰胆碱特异性结合的受体，称为胆碱能受体，根据其药理学特性，可分为毒蕈碱受体和烟碱受体两种（表11-7）。

（1）**毒蕈碱受体**（M受体）：是能与毒蕈碱结合并发挥生理效应的胆碱受体。M受体分布于胆碱能纤维所支配的心肌、平滑肌、腺体等效应细胞膜上。M受体激活时产生的效应称为毒蕈碱样作用，简称M样作用，主要表现为心脏抑制，支气管、胃肠平滑肌和膀胱逼尿肌收缩，消化腺、汗腺分泌增多，瞳孔缩小等。阿托品是M受体拮抗剂，能与M受体结合而阻断M样作用。临床上使用阿托品，可缓解平滑肌痉挛引起的疼痛，同时也可引起心跳加快、瞳孔扩大，唾液和汗腺分泌减少等反应。

（2）**烟碱受体**（N受体）：是能与烟碱结合并发挥生理效应的胆碱受体，可分为N_1受体和N_2受体两个亚型。N_1受体分布于自主神经节节后神经元细胞膜上，乙酰胆碱能激活N_1受体，引起节后神经元兴奋；N_2受体分布于神经-肌肉接头处运动终板膜上，与乙酰胆碱结合可引起骨骼肌兴奋并收缩。六烃季铵是N_1受体拮抗剂，十烃季铵是N_2受体拮抗剂。筒箭毒碱可阻断N_1和N_2受体，使肌肉松弛，是临床上常用的肌肉松弛剂。

表 11-7　自主神经系统递质、受体、主要生理效应及拮抗剂

递质	神经纤维类别	受体	主要生理效应	拮抗剂
ACh	副交感神经节后纤维	M	心率减慢、心肌收缩力减弱 部分血管（如脑膜、消化腺和外生殖器血管等）舒张 支气管平滑肌收缩、腺体分泌增加 胃肠平滑肌收缩、腺体分泌增加 胆囊和胆道收缩、膀胱逼尿肌收缩	阿托品
	少数交感神经节后纤维	M	汗腺分泌、竖毛肌收缩 骨骼肌血管舒张	阿托品
	自主神经节前纤维	N_1	自主神经节突触传递	筒箭毒碱（N） 六烃季铵（N_1）
	躯体运动神经纤维	N_2	骨骼肌收缩	戈拉碘铵（N_2） 十烃季铵（N_2）
NE	大多数交感神经节后纤维	α_1	腹腔内脏血管、皮肤黏膜血管、脑血管等收缩，瞳孔开大肌收缩	酚妥拉明（α） 哌唑嗪（α_1）

递质	神经纤维类别	受体	主要生理效应	拮抗剂
NE	大多数交感神经节后纤维	α_2	小肠平滑肌舒张 胃肠腺体分泌减少	育亨宾 （α_2）
		β_1	心率加快、心肌收缩力增强	普萘洛尔 （β） 阿替格尔 （β_1）
		β_2	支气管平滑肌舒张 胃肠平滑肌舒张、胆囊和胆道舒张 膀胱逼尿肌舒张	丁氧胺 （β_2）

2. 肾上腺素能受体　能与肾上腺素或去甲肾上腺素结合的受体称肾上腺素能受体，可分为 α 受体和 β 受体两种（表11-7）。

（1）α 受体：分为 α_1 和 α_2 两种亚型。α_1 受体主要分布于脑、皮肤和黏膜血管平滑肌及瞳孔开大肌等，其激动效应表现为平滑肌收缩；α_2 受体主要分布于突触前膜，其激动效应为神经递质释放减少。酚妥拉明为 α 受体拮抗剂，可以对抗去甲肾上腺素引起的血管收缩，使血压降低。

（2）β 受体：有 β_1、β_2 和 β_3 三种亚型。β_1 受体主要分布于心肌，其激动效应为心肌兴奋，引起心率加快、心肌收缩力增强等；β_2 受体主要分布于支气管、胃肠道、子宫、血管等处平滑肌，其激动效应为平滑肌舒张；β_3 受体主要分布于脂肪细胞。普萘洛尔是 β 受体拮抗剂，对 β_1、β_2 受体都有阻断作用。阿替洛尔主要阻断 β_1 受体，丁氧胺主要阻断 β_2 受体。

二、自主神经系统的功能与意义

（一）自主神经系统的功能

自主神经系统的主要功能，是通过交感和副交感神释放递质与相应受体结合，调节心肌、平滑肌和腺体的活动。多数内脏器官受交感神经和副交感神经的双重支配，二者的作用往往是相拮抗的（表11-8）。

表 11-8　交感神经和副交感神经的主要功能

器官	交感神经兴奋	副交感神经兴奋
心	心率加快、心肌收缩力增强	心率减慢、心肌收缩力减弱
血管	腹腔内脏、皮肤、外生殖器等血管均收缩；骨骼肌血管收缩（肾上腺素能）或舒张（胆碱能）	部分血管（如软脑膜动脉与外生殖器血管等）舒张
支气管	管壁平滑肌舒张，管腔扩大	管壁平滑肌收缩，管腔缩小
胃肠道	胃肠平滑肌舒张，蠕动减弱	胃肠平滑肌收缩，蠕动增强
消化腺	抑制消化液分泌	促进消化液分泌
膀胱	逼尿肌舒张，括约肌收缩（贮尿）	逼尿肌收缩，括约肌舒张（排尿）
子宫	有孕子宫平滑肌收缩，无孕子宫平滑肌舒张	
瞳孔	瞳孔开大肌收缩	瞳孔括约肌收缩
皮肤	汗腺分泌增加，竖毛肌收缩	

（二）自主神经系统的生理意义

在环境急剧变化时，交感神经系统活动增强，其生理意义在于动员机体许多器官的潜在能力，使机体适应环境的急剧变化。如在剧烈运动、寒冷、缺氧、失血等情况下，交感神经兴奋增强同时伴有肾上腺髓质激素大量分泌，表现为心率加速、血压升高，皮肤与内脏血管收缩、骨骼肌血管舒张，呼吸加快、支气管扩张，肝糖原分解加速、血糖升高，代谢活动加强等，以保证重要器官的能量供给。

在机体处于安静状态时，副交感神经系统活动增强，其生理意义主要在于保护机体、休整恢复、促进消化、积蓄能量以及加强排泄和生殖功能等。如在安静状态下，副交感神经兴奋增强，表现为心率减慢、血压下降，瞳孔缩小，胃肠活动增强、消化液分泌增多，肝糖原合成增多、血糖下降等。

三、中枢对内脏活动的调节

（一）脊髓对内脏活动的调节

脊髓是许多内脏反射的初级中枢，如血管张力反射、发汗反射、排尿反射、排便反射、阴茎勃起反射等可在脊髓水平完成。正常生理状态下，脊髓对内脏活动的调节受高位中枢的控制，仅靠脊髓本身调节，不能满足正常生理功能的需要。如高位截瘫患者虽能完成排尿反射，但不受意识控制，表现为尿失禁。

（二）脑干对内脏活动的调节

脑干内有许多重要的内脏活动中枢。延髓内有心血管活动中枢、呼吸中枢等，因此延髓被称为"生命中枢"。此外，中脑内有瞳孔对光反射中枢，中脑和脑桥对心血管、呼吸、排尿等内脏活动也有调节作用。

（三）下丘脑对内脏活动的调节

下丘脑是调节内脏活动的较高级中枢，主要参与体温、水平衡、本能行为（摄食、饮水和性行为等）、情绪、内分泌及生物节律等生理功能的调节。

（四）大脑皮质对内脏活动的调节

在大脑半球的内侧面，围绕脑干的一些结构（包括扣带回、海马旁回及海马等）称为**边缘叶**。边缘叶及其相关的皮质和皮质下结构合称为**边缘系统**，是调节内脏活动的重要中枢，参与对血压、心率、呼吸、消化、体温、排便、排尿等活动的调节；还与情绪、食欲、生殖、学习和记忆等活动有密切关系。

新皮质（大脑半球外侧面皮质，在进化过程中出现较晚）是调节内脏活动的高级中枢。动物实验中，电刺激新皮质不同区域，可引起动物不同的内脏反应；切除新皮质，也会出现血压、排尿、体温调节等内脏活动的异常。

第七节 脑的高级功能

人的大脑皮质除了能产生感觉、协调躯体运动和调节内脏活动外，还有一些更复杂的高级功能，如睡眠和觉醒、学习和记忆、复杂的条件反射、思维、语言等。

一、大脑皮质的电活动

大脑皮质许多神经元的集群电活动形成脑电活动，大脑皮质在无明显刺激情况下产生的节律性电位变化称自发脑电活动，在头皮表面记录到的自发脑电活动波形称**脑电图**。正常脑电图的波形不规则，基本波形有α、β、θ、δ四种（图11-51，表11-9）。

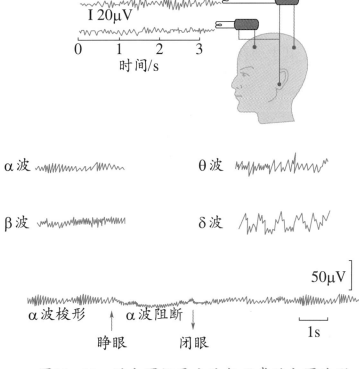

图11-51　脑电图记录方法与正常脑电图波形

表 11-9　正常脑电图基本的波形的参数和主要特征

波形	频率/Hz	波幅/μV	常见部位	主要特征
α	8~13	20~100	枕叶	慢波，成人安静、闭眼、清醒时出现
β	14~30	5~20	额、顶叶	快波，成人觉醒睁眼、活动时出现
θ	4~7	100~150	颞、顶叶	慢波，成人困倦时出现
δ	1~3	20~200	颞、枕叶	慢波，成人熟睡时及婴幼儿正常时出现

二、睡眠与觉醒

觉醒与睡眠是人体正常生活中必不可少的两个生理过程，具有明显的昼夜节律性。人类觉醒时从事各种体力和脑力活动，对环境变化随时做出适应性反应。睡眠时，体力和脑力得到恢复。

（一）睡眠

睡眠是人类生存所必须的，一般成人每天需睡眠7~9小时，儿童睡眠时间比成人长，新生儿可达18~20小时，而老年人睡眠时间则较短。

睡眠时，机体的感觉功能减退，骨骼肌反射和肌紧张减弱，并伴有一系列自主神经功能的改变，如心率减慢、血压下降、呼吸变慢、代谢率降低等。根据睡眠时眼电图、肌电图和脑电图的特点，将睡眠分为**快波睡眠**（快速眼动睡眠）和**慢波睡眠**（非快速眼动睡眠）两种时相，其生理特征见表11-10。

表 11-10　两种不同睡眠时相的生理特征

生理特征	慢波睡眠	快波睡眠
脑电图	同步化慢波	去同步化快波
眼	无快速眼动	出现快速眼动
肌反射及肌紧张	减弱，仍有较多的肌紧张	肌肉几乎完全松弛，部分肢体抽动
心率、呼吸频率	减慢，但不显著	加快，变化不规则
血压	降低，但较稳定	升高或降低，变化不规则
做梦	偶尔	经常
唤醒阈值	低	高
生理意义	生长素释放明显增多，有利于消除疲劳，恢复体力和促进儿童生长	脑组织的蛋白质合成增加，促进幼儿神经系统的发育、成熟，促进成人建立新的突触联系，增强记忆功能

（二）觉醒

觉醒可分脑电觉醒和为行为觉醒两种状态。脑电觉醒是指脑电波呈去同步化快波（β波），而行为上不一定处于觉醒状态。行为觉醒是指机体出现了觉醒时的行为表现。

三、学习与记忆

学习与记忆是两个密切联系的神经活动过程。学习是指人和动物获取外界信息使自身的行为发生适应性变化的过程；记忆是将获得的信息进行编码、储存和提取的过程。

（一）学习

学习通常分为**非联合型学习**和**联合型学习**两大类。

1. 非联合型学习　是一种简单的学习形式，是对单一刺激做出行为反应的过程，不需要将刺激与反应之间形成明确联系，包括习惯化和敏感化。习惯化是指机体对反复出现的温和刺激的反应逐渐减弱的过程，可使人们学会忽略无意义的重复性刺激。

敏感化是指机体在受到较强伤害刺激之后，对较弱刺激的反应明显增强的过程，有助于人们躲避伤害性刺激。

2. 联合型学习　是指两种不同刺激或刺激与机体行为之间建立联系的过程。人类的学习方式多数是联合型学习，如条件反射的建立和消退。学习的过程实际上是建立条件反射的过程。

条件反射是在非条件反射基础上，经过学习和训练形成的高级反射活动。20世纪初俄国生理学家巴甫洛夫，通过动物实验提出了经典条件反射理论。狗进食时分泌唾液为非条件反射，食物是非条件刺激。狗听到铃声不会分泌唾液，因为铃声是无关刺激。如果每次喂狗前先给予铃声刺激，食物和铃声多次结合后，单独的铃声刺激也会使狗分泌唾液（图11-52）。此时铃声已经成为进食的信号，变为条件刺激。无关刺激和非条件反射在时间上反复结合的过程称为强化。条件反射建立后，如没有反复强化，则已经建立的条件反射将逐渐减弱甚至消失，此过程为条件反射的消退。条件反射的建立需要大脑皮质的参与，在数量上是无限的，其意义在于使机体对环境的适应更具灵活性和预见性。

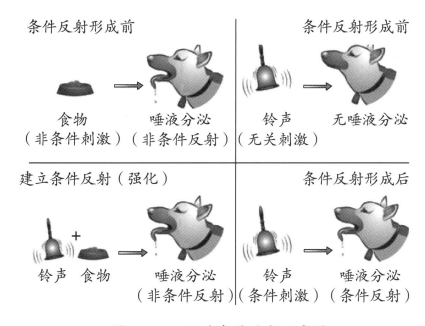

图11-52　经典条件反射示意图

（二）记忆

1. 记忆的形式　根据记忆储存和提取的方式，可将记忆分为陈述性记忆和非陈述性记忆。根据记忆保留的时间长短，可分为短时程记忆和长时程记忆。

陈述性记忆是指与特定的时间、地点和任务有关的事实或事件的记忆。日常所说的记忆，通常是指陈述性记忆，可以用语言表述，或以影像形式保存在记忆中。非陈述性记忆是指对规律性操作程序的记忆，是一种下意识的感知和反射，是在反复练习的过程中逐渐形成的，又称为反射性记忆。例如，游泳、舞蹈等技巧性动作的完成均属于非陈述性记忆。

短时程记忆的特点是保存时间短，仅几秒到几分钟，容易受干扰，不稳定，记忆容量有限。长时程记忆的特点是保留时间长，可持续数小时甚至数年。短时程记忆可以通过反复运用和强化转化为长时程记忆。

2. 记忆的过程　人类记忆的过程可以分成4个阶段，即感觉性记忆、第一级记忆、第二级记忆和第三级记忆（图11-53）。前两个阶段相当于短时程记忆，后两个阶段相当于长时程记忆。

感觉性记忆是指感觉器官获得信息后在脑内感觉区短暂储存的阶段，一般不超过1秒。感觉性记忆的信息如果经过加工处理，整合成新的连续的印象，即可转入第一级记忆。第一级记忆保留的时间从数秒到数分钟，大部分信息会迅速消退。其中少部分信息经过反复运用、强化，得以在第一级记忆中循环，并转入第二级记忆。第二级记忆持续时间可由数分钟至数年，储存的信息可因其他信息的干扰而造成遗忘。有些特殊的记忆，如自己的名字和每天重复操作的技能等，经过长时间的反复运用则不易遗忘，这类信息储存在第三级记忆中，成为永久记忆。若想要知识在脑内形成较长久的第二级或第三级记忆，必须经过反复学习、运用的强化过程，老师课后对重点知识总结、学生对讲完的知识及时复习，都是记忆级别提高的方法。

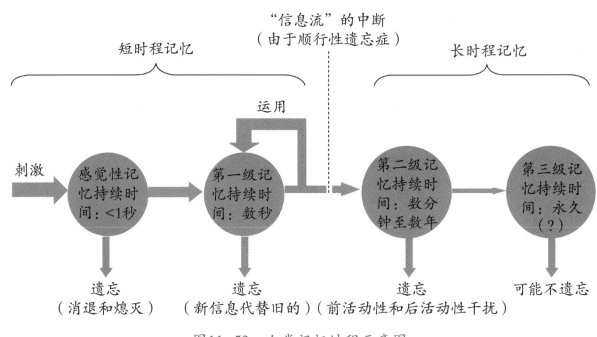

图11-53　人类记忆过程示意图

四、大脑皮质的语言功能

（一）大脑皮质的语言中枢

语言是人类特有的高级神经活动，是人类相互交流和传递信息的工具。大脑皮质中与听、说、读、写有关的功能区称语言中枢（图11-54），这些部位损伤可导致相应的语言功能障碍。

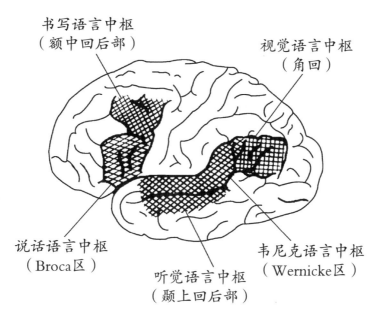

书写语言中枢
（额中回后部）

视觉语言中枢
（角回）

说话语言中枢
（Broca区）

听觉语言中枢
（颞上回后部）

韦尼克语言中枢
（Wernicke区）

图11-54　人类大脑皮质语言中枢示意图

1. 运动性语言区　位于额下回后1/3部，管理说话功能。该区损伤后引起运动性失语症，患者发音器官正常，虽能发音，但不会讲话，不能用词语进行口头表达。

2. 书写区　位于额中回后部，紧靠手肌的运动区，主管书写功能。该区损伤引起失写症，患者手的运动功能正常，但不能完成写字、绘画等精细动作。

3. 视觉性语言区　位于角回，靠近视觉区，主要负责文字的理解。该区损伤引起失读症，患者视觉功能正常，但看不懂文字的含义。

4. 听觉性语言区　位于颞上回后部，其功能为调整自己的语言和理解别人的语言。该区损伤出现感觉性失语症，患者虽能听到别人讲话，但听不懂讲话的意思，自己讲话混乱，往往词不达意。

（二）大脑皮质功能的一侧优势现象

人类两侧大脑半球的功能是不对等的。习惯使用右手（右利手）的成人，其语言功能主要集中在左侧大脑半球；而右侧大脑半球在非语词性认知功能上占优势，如对空间的辨认、深度知觉、图像视觉认识、音乐欣赏等。一般将语言功能占优势的大脑半球称为优势半球。一侧优势现象除与遗传因素有一定关系外，主要是在后天生活实践中逐步形成的，这与人类习惯使用右手劳动有关。有研究表明，右利手者和左利手者的优势半球大多数均为左侧大脑半球，仅有少数人的优势半球为右侧大脑半球。

• · · · 本章小结

1. 神经系统分为中枢部和周围部。神经元是神经系统的基本结构与功能单位，神经元之间通过突触传递信息。

2. 中枢神经系统包括脊髓和脑，脑分为脑干、间脑、小脑、端脑4部分。在中枢，神经元胞体和树突聚集的部位形成灰质，如大脑和小脑皮质、神经核以及脊髓灰质；神经纤维聚集形成白质，其中包含重要的感觉和运动传导束。脑内的腔隙为脑室，可产生脑脊液。脑和脊髓的被膜由外向内依次为硬膜、蛛网膜和软膜。脑的血液供应来自颈内动脉和椎动脉。在中枢，毛细血管内的血液与神经组织之间存在血-脑屏障。

3. 周围神经依据连接中枢部位的不同分为脊神经和脑神经。依据分布部位不同分为躯体神经和内脏神经。脊神经共31对，脑神经有12对。内脏神经分为内脏感觉神经和内脏运动神经。

4. 机体各种感觉主要经脊髓和/或脑干上行到丘脑更换神经元，经特异性投射系统投射至大脑皮质特定感觉区，产生感觉。体表感觉区主要位于中央后回与中央旁小叶后部。

5. 躯体运动受大脑皮质、脑干、小脑和脊髓等结构的控制和调节。脊髓通过牵张反射调节躯体运动；小脑的功能，维持身体平衡、调节肌紧张、协调随意运动以及参与运动程序的编制；大脑皮质运动区主要位于中央前回和中央旁小叶前部，通过皮质脊髓束和皮质核束，管理全身骨骼肌的随意运动。

6. 内脏器官的活动主要受自主神经系统的调节，包括交感神经和副交感神经。自主神经系统的递质主要有乙酰胆碱和去甲肾上腺素，其受体分别为胆碱能受体和肾上腺素能受体。

1. 简述突触传递的过程。

2. 神经系统主要有哪些神经递质？

3. 列表说出丘脑特异性投射系统和非特异性投射系统的区别。

4. 试述牵张反射的概念、分类及其生理意义。

5. 自主神经系统外周有哪些神经递质和受体，其激动效应如何，各有哪些拮抗剂？

（闫　勇）

第十二章
内分泌系统

学习目标

- 掌握　甲状腺激素、糖皮质激素、胰岛素的生理作用。
- 熟悉　激素的概念与分类；腺垂体、神经垂体释放的激素，肾上腺髓质激素的作用。
- 了解　内分泌系统的组成与功能；激素作用的共同特征、作用机制与分泌调节；下丘脑与垂体的结构与功能联系；甲状腺、甲状旁腺、肾上腺和胰岛的形态与微细结构，胰高血糖素的生理作用及其分泌调节，甲状腺功能的调节；调节钙磷代谢的激素。

情境导入

情境描述：

　　1920年10月末，生理学教师班廷备课糖代谢的时候，读到一份关于患者的胰脏导管被胆结石堵塞致胰腺萎缩，但胰岛细胞依然存活良好的病例报告。他脑中立即出现一个想法：结扎狗的胰导管，待胰腺萎缩后，用其提取治疗糖尿病的物质。在没有设备、没有研究场所、没有人手的困境下，班廷锲而不舍，信心十足，经过几个月的艰苦奋斗，终于发现了胰岛素。1923年10月，班廷获得诺贝尔生理学或医学奖，随后以一元钱的价格将胰岛素的专利转交给多伦多大学。

学前导语：

　　关于如何合成有活性的胰岛素，无数人前仆后继，却毫无进展。终于在1965年9月17日，世界上首次人工合成的、具有生物活性的蛋白质——牛胰岛素在中国诞生。我国再一次向世界证明了中华民族勇于探索的伟大精神。

　　胰岛素是体内唯一能降血糖的激素。那什么是激素？激素又是如何发挥作用的？通过本章的学习，同学们将得到答案。

第一节 概述

一、内分泌系统的组成与功能

内分泌系统由经典的内分泌腺和分散于某些组织器官中的内分泌细胞共同构成，是发布信息、整合机体功能的调节系统（图12-1）。内分泌系统通过其分泌的激素发挥作用；常与神经系统共同调节机体功能活动，如调节机体的生长发育和代谢活动、调控生殖行为和功能，维持内环境相对稳定等。

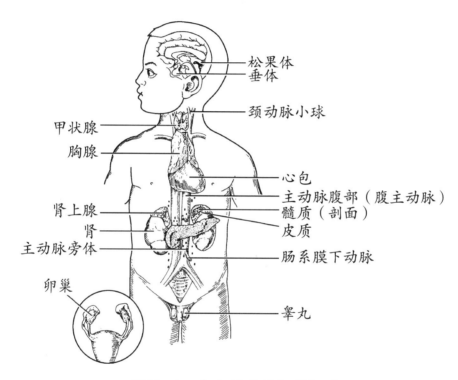

图12-1 内分泌系统组成概况

内分泌是指腺细胞将其产生的高效能生物活性物质（即激素）直接分泌到血液或者细胞外液等体液中，并以体液为媒介对靶细胞产生调节效应的一种分泌形式。具有内分泌功能的细胞称为**内分泌细胞**，其构成的组织称为**内分泌组织**。内分泌组织构成以主要功能为内分泌的器官称为**内分泌腺**。经典的内分泌腺有垂体、甲状腺、甲状旁腺、胰岛、肾上腺、性腺（女性卵巢和男性睾丸）等。

二、激素的概念与分类

激素是由内分泌腺或器官组织的内分泌细胞所合成和分泌的高效能的生物活性物

质。体内主要内分泌腺及具有内分泌功能的器官组织所分泌的激素，见表12-1。

表 12-1　主要内分泌腺及器官组织所分泌的激素

腺体/组织	激素
下丘脑	促甲状腺激素释放激素、促性腺激素释放激素、生长激素抑制激素（生长抑素）、生长激素释放激素、促肾上腺皮质激素释放激素、催乳素释放因子、催乳素抑制因子、血管升压素、缩宫素
腺垂体	生长激素、催乳素、促甲状腺激素、促肾上腺皮质激素、卵泡刺激素、黄体生成素/间质细胞刺激素
松果体	褪黑素
甲状腺	甲状腺素、三碘甲腺原氨酸、降钙素
甲状旁腺	甲状旁腺激素
胸腺	胸腺素
胰岛	胰岛素、胰高血糖素
肾上腺皮质	皮质醇、醛固酮
肾上腺髓质	肾上腺素、去甲肾上腺素
睾丸	睾酮、抑制素
卵巢	雌二醇、孕酮、松弛素
胎盘	绒毛膜生长激素、绒毛膜促性腺激素
心脏	心房钠尿肽
血管内皮	内皮素
肝	胰岛素样生长因子
肾脏	肾素、促红细胞生成素、1,25-二羟维生素 D_3
胃肠道	促胰液素、缩胆囊素、促胃液素

根据激素的化学结构将激素分为3大类型：①胺类激素，多为氨基酸的衍生物，如肾上腺素、甲状腺激素、褪黑素等。②多肽或蛋白质类激素，如胰岛素、促性腺激素释放激素、促甲状腺激素等。③脂类激素，以脂质为原料合成的激素，主要为类固醇激素和甘烷酸类物质，如孕酮、醛固酮、皮质醇、前列腺素等。多肽与蛋白质类激素易受消化液分解而破坏，作为药物不宜口服；胺类、脂类激素不能被消化液破坏，

部分可作为口服药，但作为食物摄入若过多，会导致功能亢进。

三、激素作用的共同特征

激素的种类繁多，对靶细胞的调节效应不尽相同，但可表现出一些共同特征。

（一）相对特异性

激素可通过体液接触人体全身的器官、组织和细胞，但每种激素只选择性作用于与其亲和力高的器官、组织和细胞，此为激素作用的特异性。该激素特定作用的器官、组织和细胞分别称为靶器官、靶组织和靶细胞。激素的特异性主要取决于分布在靶细胞上的相应受体。激素作用的特异性并非绝对，有些激素可与多个受体结合，即有交叉现象，只是与不同受体亲和力有所差异。如糖皮质激素既可与糖皮质激素受体结合，也可与盐皮质激素受体结合等。

（二）信使作用

激素携带某种特定含义的信号，起传递某种信息的作用，将调节信息以化学方式传递给靶细胞，从而改变靶细胞原有的生理活动。它在发挥作用过程中，既不能对靶细胞添加新功能，也不额外提供能量，而是增强或减弱原有的生理功能。故只充当了"信使"角色。

（三）高效性

激素是体内高效能的生物活性物质。生理状态下，激素在血液中的浓度很低，多在纳摩尔（nmol/L）甚至皮摩尔（pmol/L）的数量级，但具有显著的作用。当激素与受体结合后，可引发细胞内一系列酶促效应，逐级放大产生效能极高的生物效应。例如，1分子肾上腺素与靶细胞结合后，使肝产生1亿分子以上的1-磷酸葡萄糖。因此，一旦激素的分泌量稍有变化，即可明显增强或减弱靶组织或靶器官的生理功能。

（四）相互作用

体内各种激素作用是相互关联、相互影响的，所产生的效应有消有长。这些相互作用归为4类：①协同作用，指多种激素对某一生理功能具有相同的作用，且产生的总效应大于其中激素单独作用的效应总和。如生长激素、肾上腺素，两者均能使血糖升高。在相同浓度情况下，它们联合作用产生升高血糖的浓度数值，大于它们单独作用升高血糖的浓度数值的总和。②拮抗作用，指不同激素对某一生理功能产生相反的作用，即一种激素对抗或减弱另一种激素的作用。例如，胰岛素降低血糖，而胰高血糖素升高血糖。③允许作用，某种激素本身不能直接对某些组织细胞产生生理效应，但它的存在却是其他激素发挥效应的必要条件，这种现象称为激素的允许作用。例如，糖皮质激素本身没有缩血管作用，但它缺乏或不足时，去甲肾上腺素的缩血管作用就难以充分发挥。这称为糖皮质激素对去甲肾上腺素在缩血管中的允许作用。④竞争作用，指化学结构相似的激素竞争结合同一受体。如醛固酮与孕激素在结构上有相似性，都可结合盐皮质激素受体，但醛固酮与盐皮质激素受体的亲和力远高于孕激素，所以醛固酮在较低浓度就可发挥作用。当高浓度孕激素与醛固酮一起作用时，前者竞争结合盐皮质激素受体，从而减弱后者的作用。

四、激素的作用机制与分泌调节

（一）激素的作用机制

激素在与靶细胞上的受体结合后，随即把化学信息传递到细胞内部，通过改变靶细胞内的生理活动产生相应的生物学效应，主要经历以下几个步骤。

1. 受体识别　激素受体位于靶细胞膜或细胞内（包括胞质和胞核内），而靶细胞受体从体液中识辨出能与之结合的激素。激素与受体结合，引起生物效应。

2. 信号转导和细胞反应　激素与靶细胞的特异性受体结合后启动细胞内信号转导系统。有两种启动机制：①膜受体介导的作用机制，基于经典的第二信使学说，该学说认为，激素作为第一信使与靶细胞中的特定受体结合后，激活细胞膜内的腺苷酸环化酶，在 Mg^{2+} 存在下，催化三磷酸腺苷（ATP）转变为环-磷酸腺苷（cAMP）。cAMP作为第二信使通过激活细胞内蛋白激酶系统使蛋白质磷酸化或脱磷酸化，最终引起靶细胞内的生物学效应。②胞内受体介导的作用机制，某些激素无需膜受体介导，它们可进入细胞与胞内受体结合成复合物，直接充当介导靶细胞效应的信使。

3. 激素作用的终止　激素产生的效应要及时终止，才能保证靶细胞不断接受新信号，使其产生精确的调节功能。例如，进餐使血糖升高，刺激胰岛素分泌，使血糖降低，倘若这一作用不能及时终止将会发生低血糖症，严重影响脑功能。

（二）激素分泌的调节

1. 激素分泌方式　激素在内分泌细胞内合成后，由质膜包裹成分泌颗粒。在适宜的刺激下，内分泌细胞通过出胞作用，将激素释放到体液中称为激素分泌。根据激素分泌部位与靶器官或靶组织距离的远近，将分泌方式分为远距分泌、旁分泌、自分泌及神经内分泌（图12-2）。①远距分泌是指激素由内分泌器官分泌后，由血液运输至较远的靶器官或靶组织。如生长激素、甲状腺激素等大多数激素的分泌。②旁分泌是指某些激素通过组织液扩散到邻近的组织细胞发挥作用。如胰岛 α 细胞分泌的胰高血糖素刺激邻近的 β 细胞分泌胰岛素。③自分泌是指激素由某个内分泌细胞分泌后，又作用于该细胞。如胰岛素可抑制β细胞自身分泌胰岛素。④神经内分泌是指人体内某些神经细胞也具有内分泌功能，如下丘脑视上核、室旁核的神经元分泌血管升压素和缩宫素。

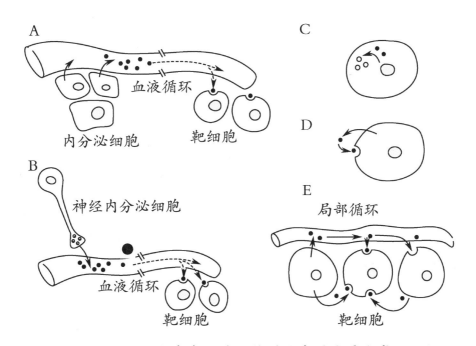

图12-2　激素在细胞间传递信息的主要方式
A. 远距分泌；B. 神经内分泌；C. 内在分泌；D. 自分泌；E. 旁分泌

2. 激素分泌的调节　激素分泌主要受体液和神经因素的调节。

（1）体液调节：①许多激素都参与体内物质代谢的调节，所致的终末效应又反过来调节相应激素的分泌水平，以维持其血中浓度的相对稳定。如甲状旁腺激素可促进骨钙入血，引起血钙升高；而血钙升高则可负反馈性引起甲状旁腺激素分泌减少，从而维持血钙水平的稳态。②多轴系反馈调节也属体液调节，最典型的是下丘脑-腺垂体-靶腺轴分泌激素的调节，即下丘脑激素调节腺垂体的分泌，腺垂体激素又调节其他靶腺的分泌，而被调节系统又通过反馈活动影响调节系统，以维持激素水平的相对稳定。

（2）神经调节：是由神经系统来调控体内许多内分泌腺或内分泌细胞的分泌功能。如人体在应急状态下，交感神经兴奋，促使肾上腺髓质分泌儿茶酚胺类激素增多，机体释放更多的能量，以适应活动需求。

第二节　下丘脑与垂体

　　神经系统的活动能引起内分泌功能的变化，下丘脑是神经系统与内分泌系统相互联络的主要部位。

一、下丘脑与垂体的结构联系

　　下丘脑位于背侧丘脑前下方，向前下通过漏斗与垂体相连。主要的核团有：视上核、室旁核、漏斗核、视交叉上核等。垂体位于垂体窝内，借漏斗柄与下丘脑相连。垂体（图12-3）呈灰红色，椭圆形，分为腺垂体和神经垂体两部分。腺垂体包括远侧部、结节部和中间部；神经垂体包括神经部和漏斗。其中远侧部和结节部合称垂体前叶，中间部和神经部合称垂体后叶。

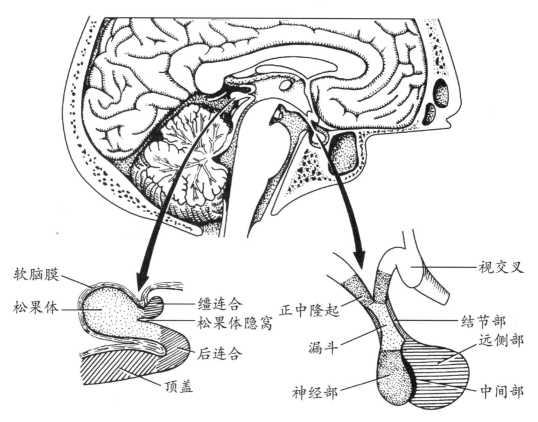

图12-3　垂体的位置与形态

二、下丘脑与垂体的功能联系

下丘脑与垂体在功能上联系密切：①下丘脑与腺垂体的联系，下丘脑促进垂体区分泌一些调节腺垂体分泌的激素，称为**下丘脑调节激素**（表12-2）。沿垂体门脉系统到达腺垂体，调节腺垂体激素分泌。腺垂体分泌的激素又反过来影响下丘脑的分泌。②下丘脑与神经垂体的联系，下丘脑视上核和室旁核等神经内分泌细胞分泌的激素，沿神经纤维运输至神经垂体进行贮存与释放（图12-4）。

表 12-2　主要下丘脑调节激素

激素中文名称和英文缩写	主要功能
促甲状腺激素释放激素（TRH）	促进腺垂体分泌促甲状腺激素（TSH）
促性腺激素释放激素（GnRH）	促进腺垂体分泌卵泡刺激素（FSH）、黄体生成素（LH）
生长激素抑制激素（GHIH）/生长抑素（SST）	抑制腺垂体分泌生长激素（GH）
生长激素释放激素（GHRH）	促进腺垂体分泌生长激素（GH）
促肾上腺皮质激素释放激素（CRH）	促进腺垂体分泌促肾上腺皮质激素（ACTH）
催乳素释放因子（PRF）	促进腺垂体分泌催乳素（PRL）
催乳素抑制因子（PIH）	抑制腺垂体分泌催乳素（PRL）

三、下丘脑－腺垂体内分泌

腺垂体主要的内分泌细胞及分泌的激素：嗜酸性细胞分泌生长激素（GH）和催乳素（PRL）；嗜碱性细胞分泌促甲状腺激素（TSH）、促肾上腺皮质激素（ACTH）、卵泡刺激素（FSH）和黄体生成素（LH）；嫌色细胞约占腺细胞总数的50%，可分泌多种生长因子和细胞因子。

（一）生长激素

生长激素有以下作用：

1. 促进全身的生长发育　能促进骨骼的生长、促进肌肉蛋白质的合成。对肝细胞、骨骼肌细胞和成纤维细胞也有促进生长的作用，但对神经细胞的生长发育没有明显影响。幼年时生长激素分泌不足，会导致身材矮小，但智力正常，称为**侏儒症**；幼年时生长激素分泌过多则会出现身材发育过于高大，称为**巨人症**。如果成年后生长激素分泌过多，则刺激肢端短骨及面骨增生，主要表现为手足粗大、颊部宽厚等体征，称为**肢端肥大症**。

2. **对新陈代谢的影响** 生长激素促进蛋白质的合成，有利于生长发育和组织修复；分解脂肪供应能量；可减少葡萄糖消耗，使血糖浓度升高。若生长激素分泌太高，可能引起垂体性糖尿病。

（二）催乳素

男性、女性均能分泌催乳素，女性较多，尤其是分娩后。催乳素的作用为：①促进乳腺发育并维持泌乳；②促进淋巴细胞的增殖、B细胞分泌抗体；③调节性腺功能；④参与应激反应。

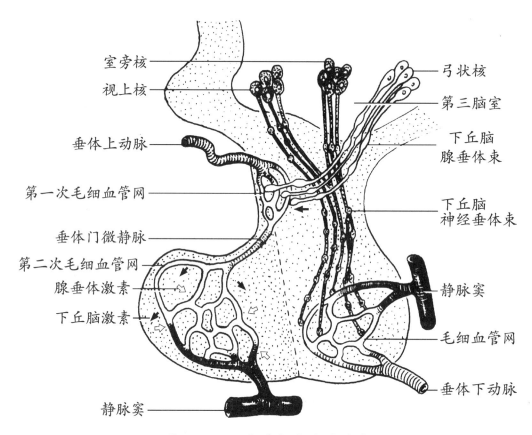

图12-4 下丘脑与垂体的联系

神经－内分泌反射

婴儿吸吮哺乳期妇女的乳头，产生的刺激经神经传入下丘脑，一方面解除多巴胺对催乳素细胞的抑制，另一方面直接刺激催乳素释放因子（PRF）释放增多，反射性引起腺垂体分泌大量的催乳素，促进乳腺泌乳。这是一个典型的神经－内分泌反射。

（三）促激素

促激素能促进与调节靶腺分泌相关激素。

1. 促甲状腺激素　促进甲状腺的组织细胞生长并分泌相应的激素。

2. 促性腺激素　包括**卵泡刺激素**（FSH）与**黄体生成素**（LH），后者在男性又称为间质细胞刺激素（ICSH）。在女性体内，卵泡刺激素促进卵泡发育，黄体生成素促进卵巢排卵和黄体形成。在男性体内，卵泡刺激素则促进精子发生，黄体生成素则促使睾丸间质细胞分泌雄激素。

3. 促肾上腺皮质激素　促进肾上腺皮质的组织细胞生长并分泌相应的激素。

四、下丘脑－神经垂体内分泌

神经垂体为下丘脑的延伸结构，无腺细胞，不能合成激素。血管升压素和缩宫素（又称催产素，OT）由下丘脑分泌，经无髓神经纤维运输到神经垂体贮存，需要时由此释放入血，运送到靶器官等部位发挥作用。

血管升压素（VP），生理剂量时，主要发挥抗利尿作用，大剂量可收缩血管，升高血压。详见第九章泌尿系统。

缩宫素的主要作用：妇女分娩时刺激子宫平滑肌强烈收缩和在哺乳期促进乳腺排乳，而对非孕子宫平滑肌的作用较弱。

第三节 甲状腺与甲状旁腺

一、甲状腺与甲状腺激素

（一）甲状腺的位置、形态和微细结构

1. 甲状腺的位置与形态 甲状腺是人体最大的内分泌腺，呈"H"形，分为左、右两侧叶，中间以甲状腺峡相连（图12-5）。甲状腺侧叶位于喉下部和气管颈部的前外侧，峡部位于第2—4气管软骨环的前方。约半数人的峡部向上伸出一个尖细的锥状叶。

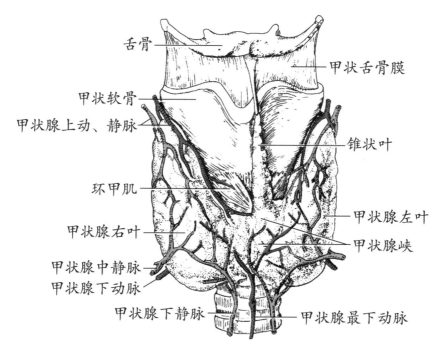

图12-5 甲状腺的位置和形态

2. 甲状腺的微细结构 甲状腺由许多大小不一的滤泡构成。滤泡由单层立方上皮细胞围成，这是合成甲状腺激素的部位。当甲状腺功能活跃时，细胞增高呈低柱状，腔内胶质减少；反之，细胞变矮呈扁平状，而胶质增多。滤泡腔内充满均质状、嗜酸性的胶质即为碘化的甲状腺球蛋白。在甲状腺滤泡或滤泡上皮之间有体积较大、胞质着色较淡、含有嗜银颗粒的滤泡旁细胞，又称C细胞或亮细胞，分泌降钙素。（图12-6）。

（二）甲状腺激素及作用

1. 甲状腺激素的化学结构 **甲状腺激素（TH）**是酪氨酸的碘化物，包括三碘甲腺原氨酸（T_3）、四碘甲腺原氨酸也称甲状腺素（T_4）。T_4的分泌量最大，T_3的生物活性最强。碘和甲状腺球蛋白（TG）是甲状腺激素合成的必需原料。甲状腺过氧化物酶（TPO）是催化甲状腺激素合成的关键酶。抗甲状腺的硫脲类药物，例如，硫氧嘧啶类和咪唑类药物都可以抑制TPO活性，从而抑制甲状腺激素的合成，临床上常用于治疗甲状腺功能亢进（简称甲亢）。

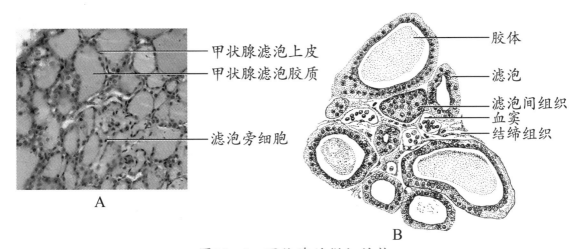

图12-6　甲状腺的微细结构

A. 人甲状腺切片；B. 甲状腺滤泡

2. 甲状腺激素的生物作用

（1）对代谢的影响

1）产热效应：甲状腺激素具有明显的产热效应，可使全身绝大多数组织的基础耗氧量和产热量增加。因此，甲状腺功能亢进的患者，产热量增多，基础代谢率升高可达25%~80%，导致患者体温偏高，喜凉怕热、多汗、体重下降。反之，甲状腺功能减退的患者体温偏低，喜热恶寒、体重增加。

2）对物质代谢的影响：①对蛋白质代谢的影响，甲状腺激素既能促进蛋白质的合成，也能促进其分解。在生理情况下以合成为主，有利于机体的生长发育及维持各种生理活动。但甲状腺激素分泌过多时，则促进肌肉、骨骼等部位蛋白质的分解，出现肌肉无力和骨质疏松。当甲状腺激素分泌不足时，黏多糖聚集在组织，吸引水分，出现黏液性水肿。②对糖代谢的影响，甲状腺激素加速小肠对糖的吸收，增加肝糖原分解，使血糖升高；同时加强外周组织对糖的利用，使血糖降低。因此，甲状腺功能亢进的患者常在进食后血糖快速升高，甚至出现糖尿现象，但随后血糖快速下降。③对脂类代谢的影响，甲状腺激素促进脂肪的分解氧化及胆固醇的清除。因此，甲状腺功能亢进的患者表现为消瘦，血浆中胆固醇含量低于正常，而甲状腺功能减退的人胆固醇升高，易导致动脉粥样硬化。

（2）对生长发育的影响：甲状腺激素是促进人体正常生长与发育必需的激素，特别是对胎儿期和婴幼儿期脑与骨的发育影响最为显著。在胎儿期或婴幼儿期缺乏甲状腺激素，会导致脑和骨的发育障碍，表现为智力低下，身材短小等症状，称为**呆小病**（克汀病）。缺碘地区的妇女，尤其在妊娠期需补充碘，以预防呆小症的发生。对出生后确诊先天性甲状腺功能减退症的患儿，应立即开始正规治疗，终生服用甲状腺制剂。

（3）对神经系统的影响：甲状腺激素除了对中枢神经系统的发育有显著影响外，对已成熟的神经系统也有影响，能增强中枢神经系统的兴奋性。甲状腺功能亢进的患者常有易激动、烦躁不安、注意力分散、失眠多梦、肌肉震颤等表现；甲状腺功能减退的患者则出现记忆力减退、表情淡漠、言语行动迟缓、少动嗜睡等症状。

（4）对其他器官系统的影响：甲状腺激素可使心率加快，心肌收缩力增强，心输出量增多。甲亢患者因而出现收缩压升高，同时因外周组织耗氧量增加导致小血管扩张，使舒张压降低，脉压增大。甲状腺激素能加强消化道的运动，促进消化腺分泌；增加呼吸频率和深度，促进肺泡表面活性物质生成；甲状腺激素对生殖系统的发育与功能也有一定的影响。

（三）甲状腺功能的调节

在甲状腺功能的调节方式中，除了下丘脑-腺垂体-甲状腺轴的调节系统外，还存在甲状腺功能的神经及自身调节机制等。

1. 下丘脑-腺垂体-甲状腺轴的调节　在下丘脑-腺垂体-甲状腺轴调节系统中，下丘脑释放的促甲状腺激素释放激素（TRH）刺激腺垂体分泌促甲状腺激素（TSH），后者促使甲状腺腺体增生以及甲状腺激素的合成与分泌。当血液中游离甲状腺激素（TH）达到一定浓度时，又通过负反馈机制导致促甲状腺激素释放激素（TRH）和促甲状腺激素（TSH）分泌减少。如此形成TRH-TSH-TH分泌的自动控制环路（图12-7）。即当血液中甲状腺激素浓度升高时，通过负反馈机制引起促甲状腺激素释放激素以及促甲状腺激素分泌减少，最后甲状腺激素浓度回落；反之，当血液中甲状腺激素浓度降低时，通过负反馈机制引起甲状腺激素浓度回升。

地方性甲状腺肿是由于碘摄入量不足，引起甲状腺激素合成和分泌减少，导致血液中T_3、T_4长期偏低。对腺垂体的负反馈抑制作用弱，使得促甲状腺激素分泌异常增多，引起甲状腺代偿性增生肥大。

2. 自身调节　甲状腺可根据血碘的浓度来

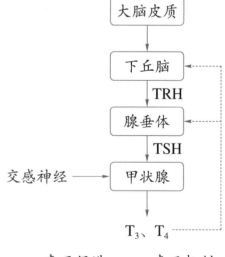

——表示促进；……表示抑制

图12-7　下丘脑-腺垂体-甲状腺轴的调节

调节甲状腺激素合成的能力。当血液中碘的浓度增加时，T_3、T_4的合成随之增加；但血碘超过一定浓度（10mmol/L）时会使甲状腺激素合成明显下降，出现碘阻滞效应。据此临床上用大剂量碘对甲状腺功能亢进危象的患者进行抢救。

3. 神经调节 交感神经兴奋促使甲状腺激素的合成与分泌；副交感神经兴奋则抑制甲状腺激素的合成与分泌。

◎ 案例分析

案例

患者，女，30岁。因震颤、心悸、多汗就诊。近2个月怕热、多汗、心慌、易饥，情绪急躁，食量增加，但体重下降8kg，并且伴有明显的肌无力和易疲劳。体格检查：体温37.3℃，脉搏108次/min，血压为134/70mmHg，呼吸22次/min。皮肤温暖湿润，甲状腺弥漫性肿大。实验室检查：血清总甲状腺素（TT_4）、总三碘甲腺原氨酸（TT_3）及血清游离甲状腺激素FT_3、FT_4浓度均升高，血清TSH浓度偏低。诊断为：甲状腺功能亢进。

分析

正常饮食状况下体重下降，表明机体处于能量的负平衡状态，分解代谢大于合成代谢，这与体内甲状腺激素浓度升高有关；甲亢患者的基础代谢率升高，产热量和需氧量增高，导致患者出现怕热、多汗、呼吸过快等症状；甲状腺激素对心脏有兴奋作用，导致心率过速、心输出量增加，收缩压升高，但是由于外周组织相对缺氧、小血管扩张所致舒张压相对降低，患者脉压加大。除此之外，高浓度的血清游离甲状腺激素FT_3、FT_4通过负反馈机制导致促甲状腺激素释放激素（TRH）和促甲状腺激素（TSH）分泌减少。

二、甲状旁腺与调节钙磷代谢的激素

（一）甲状旁腺与甲状旁腺激素

甲状旁腺位于甲状腺左右侧叶的后面。一般为上、下两对扁椭圆形腺体，呈棕黄色，大小似黄豆。

甲状旁腺分泌甲状旁腺激素，主要作用是升高血钙、降低血磷，是调节血钙和血磷水平最重要的激素。甲状旁腺激素和降钙素共同来维持血钙平衡。如甲状腺手术不慎误将甲状旁腺全部切除，则可引起血钙下降、手足抽搐、肢体疼痛等症状。

（二）其他调节钙磷代谢的激素

1. 降钙素　由甲状腺滤泡旁细胞合成分泌，其主要作用是：①抑制破骨细胞对骨的溶解作用，增强成骨细胞的成骨作用，促进骨组织的钙、磷沉积，减少骨组织对钙、磷的释放。②抑制肾小管对钙、磷的重吸收。最终导致血钙、血磷降低。临床上用降钙素抑制破骨细胞对骨的溶解作用，治疗骨质疏松症。

2. 1, 25-二羟维生素D₃　又称钙三醇（骨化三醇）。7-脱氢胆固醇在皮肤经光照转化成维生素D₃，维生素D₃进一步在肝、肾羟化，形成有活性的1, 25-二羟维生素D₃。1, 25-二羟维生素D₃的功能：①促进小肠对钙、磷的吸收，促进肾小管对钙、磷的重吸收，最终升高血钙、血磷。②对骨的作用，既促进破骨细胞也促进成骨细胞的活动，但总的结果是促进骨钙沉积、增强骨形成。儿童缺乏维生素D可患佝偻病，成人缺乏维生素D则易发生骨软化症和骨质疏松症。临床上补充钙剂和维生素D₃是预防和治疗骨质疏松症的基本措施，婴幼儿补充维生素D可预防佝偻病。

第四节　肾上腺

一、肾上腺的位置形态与微细结构

（一）肾上腺的位置与形态

肾上腺为成对的腺体，呈淡黄色，位于腹膜后间隙内脊柱两侧，左肾和右肾上端的上内方，与肾共同包裹在肾筋膜内（图12-8）。左肾上腺呈半月形，右肾上腺呈三角形。肾上腺前面有不明显的肾上腺门，是血管、神经和淋巴出入之处。

（二）肾上腺的微细结构

肾上腺表面覆盖有一层被膜，其实质分为周边的皮质和中央的髓质（图12-9）。

1. 皮质　占肾上腺的大部分。根据细胞的形态、功能和排列不同，将皮质自外向内分为球状带、束状带和网状带三

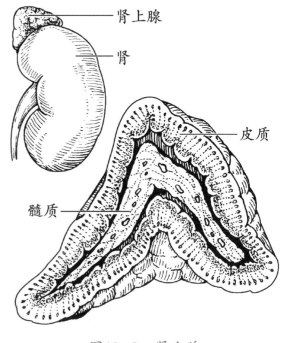

图12-8　肾上腺

个带。①球状带位于肾上腺被膜下方，较薄。细胞呈球团排列。球状带分泌盐皮质激素，主要是醛固酮。②束状带是皮质最厚的部分。细胞体积较大，呈多边形，排列成单行或双行的细胞索。束状带分泌糖皮质激素，主要成分是**皮质醇**。③网状带位于皮质最内层，细胞索相互吻合成网。主要分泌雄激素、少量的雌激素和糖皮质激素。

2. 髓质 肾上腺髓质位于肾上腺的中心，主要由排列成索状或团状的髓质细胞组成。细胞呈多边形，核圆色浅，用铬盐水溶液处理时，胞质可见黄褐色的颗粒，故又称为嗜铬细胞。细胞间有少量的结缔组织、血管以及交感神经节细胞等（图12-9）。

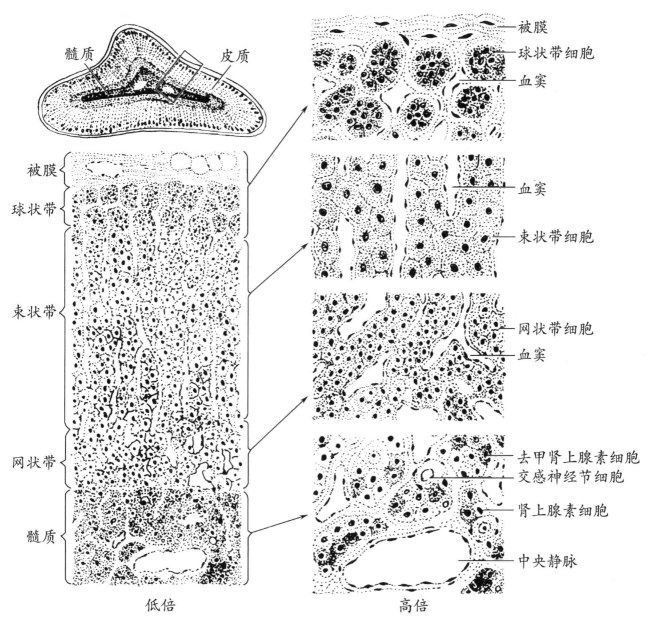

图12-9 肾上腺的微细结构

二、肾上腺分泌激素的作用

肾上腺皮质分泌的盐皮质激素和性激素分别在泌尿系统和生殖系统讲解，本章主要叙述糖皮质激素和肾上腺髓质激素的作用。

（一）糖皮质激素的作用

1. 对物质代谢的影响

（1）蛋白质代谢：糖皮质激素能促进肝外组织蛋白质分解，抑制蛋白质的合成，产生的氨基酸为肝糖异生提供原料。当糖皮质激素分泌过多时，可引起人体肌肉萎缩、骨质疏松、皮肤变薄等体征。

（2）糖代谢：糖皮质激素通过抑制血糖的摄取和利用，增强糖异生，使血糖升高。当糖皮质激素分泌过多时，会出现血糖升高，甚至尿糖呈阳性。对有糖尿病的患者，治疗疾病时要慎用糖皮质激素。

（3）脂肪代谢：糖皮质激素可促进四肢的脂肪分解，而面部、颈部、腹部、背部脂肪合成增加，导致人体内的脂肪重新分布，形成"满月脸""水牛背"四肢消瘦，即"向心性肥胖"。

（4）水盐代谢：糖皮质激素有一定的保钠排钾、排水的作用。

2. 参与应激反应　当机体遭受到一定程度的伤害性刺激（如创伤、感染、疼痛、过敏、寒冷等）时，使肾上腺大量分泌糖皮质激素，引起机体发生一系列非特异性的适应反应，称为**应激反应**。在应激反应中，除了糖皮质激素外，儿茶酚胺、胰高血糖素、血管升压素等分泌也明显增多，在整体功能全面动员的基础上，提高机体对各种有害刺激的耐受性，为机体度过危难阶段创造条件。但强烈或持久的应激刺激可能导致机体过强的反应，造成机体伤害。如严重创伤、大手术等可引起应激性溃疡。

3. 对血细胞的影响　糖皮质激素能使血液中的红细胞、血小板、中性粒细胞数量增加，而淋巴细胞和嗜酸性粒细胞数量减少。

4. 对组织器官活动的影响

（1）对循环系统的影响：糖皮质激素能提高心肌、血管壁平滑肌对儿茶酚胺的敏感性，即允许作用，以维持正常血压；使毛细血管壁的通透性下降，维持循环血量。

（2）对神经系统的影响：糖皮质激素能维持中枢神经系统的正常兴奋性。当肾上腺皮质功能亢进时可导致注意力不集中、失眠、烦躁不安等表现。

除上述作用外，糖皮质激素还能促进胎儿或早产儿肺表面活性物质的生成，防止新生儿肺透明膜变，药理剂量时具有抗炎、抗毒、抗过敏和抗休克等作用。但长期大量应用糖皮质激素，使血中糖皮质激素升高，抑制下丘脑和腺垂体相应激素的分泌，造成肾上腺皮质萎缩。如果突然停药，机体会因缺乏内源性糖皮质激素而引起机体功能紊乱，甚至危及生命，故长期大量应用糖皮质激素不能突然停药，应逐渐减量。

（二）肾上腺髓质激素的作用

肾上腺髓质分泌肾上腺素和去甲肾上腺素，受交感神经节前纤维支配，形成交感-肾上腺髓质系统。肾上腺素主要有兴奋心脏的作用，去甲肾上腺素主要引起血压升高。运动、恐惧、紧张等应急情况下，交感神经兴奋，肾上腺髓质分泌肾上腺素和去甲肾上腺素增加，除对心血管的作用外，能使肝糖原分解，导致血糖升高；分解脂肪，引起血液中游离脂肪酸升高，以给机体提供充足能量。

第五节　胰岛

胰岛是胰腺的内分泌部，散在分布于外分泌部腺泡之间的内分泌细胞团，主要由 α、β、δ、PP 等四种细胞组成。其中，α 细胞分泌胰高血糖素，β 细胞分泌胰岛素，δ 细胞分泌生长抑素，PP 细胞分泌胰多肽。

一、胰岛素

人胰岛素是由 51 个氨基酸残基组成的蛋白质激素。

（一）胰岛素的生理作用

1. 对糖代谢的作用　胰岛素能抑制糖原分解和糖异生以减少血糖的来源，同时促进糖原合成和外周组织对葡萄糖的摄取和利用，增加血糖的去路，最终导致血糖浓度降低。胰岛素是体内唯一能够降低血糖的激素。由于胰岛素分泌和/或利用缺陷所引起的以慢性高血糖为特征性的代谢性疾病，称为**糖尿病**。

2. 对蛋白质代谢的作用　促进蛋白质的合成，抑制蛋白质的分解。

3. 对脂肪代谢的作用　促进脂肪合成与储存，抑制脂肪分解和利用。当胰岛素缺乏时，脂肪合成减弱而分解加强，造成大量的脂肪酸在肝内氧化生成酮体，引起糖尿病酮症酸中毒。

4. 对生长的作用　胰岛素与生长激素具有协同作用，胰岛素单独作用时，对生长的促进作用很弱，只有和生长激素共同作用时，才能发挥显著的促生长效应。

糖尿病患者为什么会出现"三多一少"

胰岛素不足或缺乏时，肌肉蛋白质、脂肪分解，外周组织对葡萄糖的摄取和利用障碍导致能量产生不足，人体出现消瘦无力。当血糖超过肾糖阈，肾内未被重吸收的糖引起渗透性利尿，导致体液不足、机体饮水增多；同时由于能量不足迫使人体摄食增多。故糖尿病患者出现多食、多尿、多饮、消瘦这"三多一少"的典型症状。

（二）胰岛素分泌的调节

1. 血糖浓度　血糖浓度是调节胰岛素分泌的最重要的因素。进食后血糖浓度升高，刺激胰岛素分泌增多，高浓度的胰岛素促使血糖下降，反之，血糖浓度低时，则反过来抑制胰岛素的分泌。

2. 激素作用　胰高血糖素、生长激素、促甲状腺激素释放激素、糖皮质激素以及胃肠激素等都可刺激胰岛素的分泌。肾上腺素、生长抑素等则抑制胰岛素的分泌。

3. 神经调节　迷走神经兴奋促进胰岛素分泌。交感神经兴奋抑制其分泌。

4. 氨基酸和脂肪酸的作用　都能促进胰岛素的分泌。

二、胰高血糖素

胰高血糖素是由29个氨基酸残基组成的多肽激素，它与胰岛素的作用相拮抗。生理作用如下：①促进肝糖原分解和增加糖异生，升高血糖；②抑制脂肪酸合成甘油三酯，促进脂肪酸分解，使酮体增多；③在肝内促进蛋白质分解，抑制蛋白质合成，为糖异生提供原料；④促进胰岛素分泌。

低血糖时胰高血糖素分泌增加，高血糖时则分泌减少，交感神经兴奋促进其分泌，迷走神经兴奋抑制其分泌。

1. 激素是由内分泌腺或一些器官组织的内分泌细胞所合成和分泌的高效能的生物活性物质，分为胺类激素、多肽或蛋白质类激素、脂类激素。激素作用的共同特征有相对特异性、信使作用、高效性、相互作用。

2. 腺垂体分泌的生长激素能促进全身的生长发育，幼年时生长激素分泌不足，导致侏儒症；生长激素分泌过多则导致巨人症。成年时生长激素分泌过多，则导致肢端肥大症。生长激素能促进全身蛋白质的合成，分解脂肪，升高血糖。

3. 下丘脑分泌合成血管升压素（VP）和缩宫素（OT），运输到神经垂体储存与释放。前者有抗利尿作用；后者能使受孕子宫平滑肌收缩并在哺乳期促进乳腺排乳。

4. 甲状腺激素包括 T_3 和 T_4，T_3 生物活性最强，T_4 分泌量最大。碘和甲状腺球蛋白是甲状腺激素合成的必需原料。

5. 甲状腺激素的主要作用：①促进新陈代谢；②促进骨骼、神经系统的生长发育。食物中缺碘引起地方性甲状腺肿。

6. 甲状旁腺激素具有升高血钙和降低血磷的作用，是调节血钙和血磷水平最重要的激素。

7. 糖皮质激素的生物学作用：①对物质代谢的影响；②参与应激反应；③对组织器官活动的影响。

8. 胰岛素的生理作用：降低血糖，促进脂肪和蛋白质合成。血糖浓度是调节胰岛素分泌的最重要因素。

思考题

1. 神经垂体储存和释放什么激素？各有什么功能？
2. 简述甲状腺激素的生理功能。
3. 试述糖皮质激素的作用。
4. 试述胰岛素的作用。

（黄　莉）

第十三章
生殖系统

学习目标

- 掌握　月经周期及其形成机制。
- 熟悉　睾丸和卵巢的功能。
- 了解　男性、女性生殖系统的结构；睾丸和卵巢功能的调节；生殖细胞的产生；受精和植入；胎膜和胎盘；胚胎龄、预产期和分娩；先天畸形及其影响因素。

情境导入

情境描述：

　　幸福的一家三口有一个10岁的女儿，她发现妈妈的身体发生了一些变化：妈妈的肚子越来越"胖"了，而且几个月没来月经了，走路也有些笨拙，原来是妈妈怀孕了。女儿也很期待这个小宝宝的到来。几个月后妈妈顺产生下了一个弟弟，妈妈说分娩的过程是很疼的。女儿回想起父母对自己无微不至的关怀，心里充满了感激，下决心一定要孝敬父母。即将进入青春期的女儿也有一些疑惑：月经到底是怎么回事呢？一个新的生命是如何诞生的呢？

学前导语：

　　人的生命是从一颗小小的受精卵开始的，十月怀胎、一朝分娩，很多人都会觉得孕育生命是一个很神奇的过程，也很好奇受精卵是怎样在母体里生长变化的，什么时候初具人形，哪些原因会造成胎儿畸形。

　　随着社会的发展，人们对生殖健康的需求日益迫切。作为医药专业的学生，通过本章的学习，可以了解有关男、女性生殖系统的形态、结构、功能以及生殖过程的相关基础知识，从而为将来的工作打下坚实的基础。

生殖是指生物体生长发育成熟后，能产生与自己相似的子代个体的功能，是繁衍后代和延续种族的重要生命活动。人类的生殖活动需要两个性别不同的个体共同参与。本章主要介绍男性、女性生殖器官的结构与功能，以及生殖细胞的产生、受精、胚胎发育及分娩等过程。

第一节　生殖系统的结构

生殖系统包括男性生殖系统和女性生殖系统，男性、女性生殖系统的结构均可分为内生殖器和外生殖器两部分。生殖系统的主要作用是产生生殖细胞以产生子代个体，以及分泌性激素等。

一、男性生殖系统的结构

男性内生殖器包括睾丸、输精管和附属腺，外生殖器包括阴囊和阴茎（图13-1）。

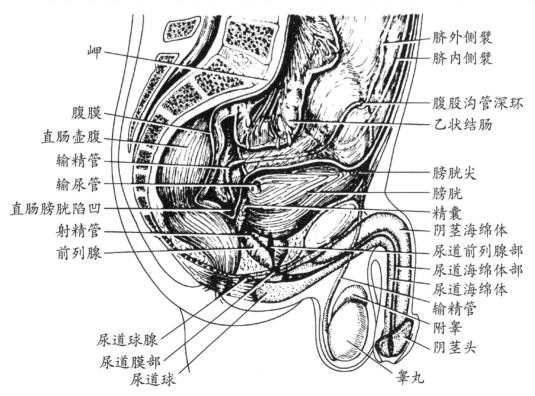

图13-1　男性生殖系统概观

（一）睾丸

1. 睾丸的位置、形态、结构　**睾丸**位于阴囊内，左右各一，呈扁椭圆形。睾丸上端和后缘附有附睾，并有血管、神经和淋巴管等出入（图13-2）。

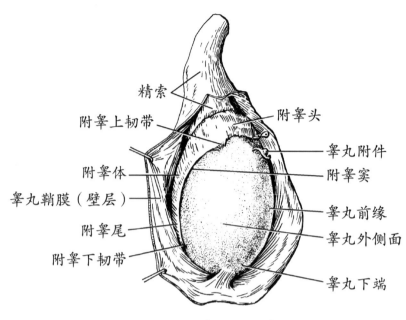

图13-2　睾丸及附睾

睾丸可随年龄变化，儿童时期发育较慢，青春期随着性成熟而迅速发育增大，老年期随着性功能衰退而逐渐萎缩变小。

睾丸表面有一层厚而坚韧的白膜。白膜在睾丸的后缘增厚形成睾丸纵隔，呈放射状发出许多睾丸小隔，将睾丸实质分隔成100~200个睾丸小叶，睾丸小叶内含有1~4条盘曲的精曲小管。精曲小管向后汇合成精直小管。精直小管进入睾丸纵隔并相互吻合成睾丸网。睾丸网再发出12~15条睾丸输出小管，经睾丸后缘的上部进入附睾（图13-3）。

🔗 **知识链接**

隐睾症

胚胎时期，睾丸位于腹腔腹后壁脊柱两侧，3个月时开始下降，第7—9个月或出生后1岁左右降入阴囊内。出生后，睾丸下降不全或睾丸未下降称之为隐睾症。

隐睾症可影响睾丸的正常发育而导致不育。隐睾症初期可行内分泌治疗，内分泌治疗无效者应在2岁前进行手术治疗。

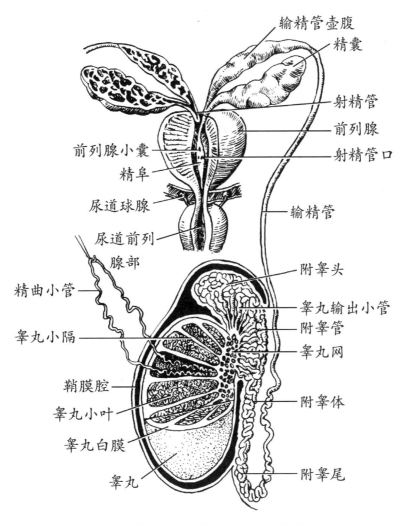

图13-3 睾丸、附睾的结构及排精途径

2. 睾丸的微细结构

（1）精曲小管：主要由生精上皮构成，是产生精子的部位。生精上皮由多层生精细胞和支持细胞组成。支持细胞对生精细胞起支持、营养和保护等作用。

（2）睾丸间质：是精曲小管之间的疏松结缔组织，含有间质细胞，能合成和分泌雄激素。

（二）输精管道

睾丸产生的精子，贮存在附睾内，射精时经过输精管、射精管和尿道排出体外。

1. 附睾 呈新月状，附于睾丸的上端和后缘，分为头、体、尾3部分。附睾头由睾丸输出小管盘曲而成，末端汇合成一条附睾管，附睾管形成附睾体和附睾尾，附睾尾折返向上移行为输精管（图13-3）。

附睾能够储存和营养精子，并使精子进一步发育成熟。

2. 输精管 是一对弯曲细长的管道，呈圆索状，分为睾丸部、精索部、腹股沟管部和盆部4部分。精索部位置表浅，皮下易于触及，是输精管结扎的常用部位。两侧输精管在膀胱底后方扩大为输精管壶腹，其末端与精囊的排泄管汇合形成射精管（图13-3，图13-4）。

精索为柔软的圆索状结构，从睾丸上端经腹股沟管至腹股沟管腹环，内有输精管、睾丸动脉、蔓状静脉丛、淋巴管和神经等结构，其表面有3层被膜。

3. 射精管　长约2cm，斜穿前列腺实质，开口于尿道的前列腺部（图13-3）。

（三）附属腺

1. 精囊　又称精囊腺，是一对长椭圆形的囊状器官，位于膀胱底后方，输精管壶腹外侧，其分泌物参与精液的组成（图13-3，图13-4）。

2. 前列腺　为实质性器官，呈栗子形，位于膀胱与尿生殖膈之间。前列腺中央有尿道穿过，前列腺增生时可压迫尿道，引起排尿困难。前列腺分泌物参与精液的组成（图13-3，图13-4）。

3. 尿道球腺　是一对豌豆大小的球形腺体，位于尿生殖膈内，其分泌物也参与精液的组成（图13-4）。

精液由精子和附属腺的分泌物混合而成，为乳白色弱碱性液体。成年男性一次射精2~5ml，含3亿~5亿个精子。

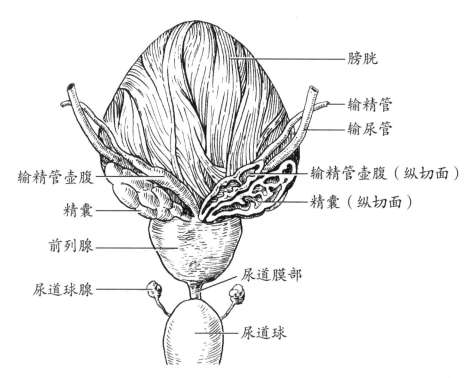

图13-4　膀胱、前列腺、精囊和尿道球腺（后面）

（四）阴囊

阴囊呈囊袋状，位于阴茎的后下方（图13-5）。阴囊壁由皮肤和肉膜组成。阴囊的皮肤薄而柔软，成年后有色素沉着。肉膜内含平滑肌，可随外界温度变化而舒缩，从而调节阴囊内温度，以利于精子发育。肉膜在中线处形成阴囊中隔，将阴囊分为左右两腔，分别容纳两侧的睾丸和附睾。

（五）阴茎

阴茎由两条阴茎海绵体、一条尿道海绵体以及筋膜和皮肤构成，分为头、体、根3部分（图13-6）。阴茎前端的膨大为阴茎头，其尖端有尿道外口。阴茎的皮肤薄而柔软，具有延展性，其前端折叠形成双层皱襞包绕阴茎头，称阴茎包皮。包皮与阴茎头腹侧中线处的皱襞，称包皮系带。

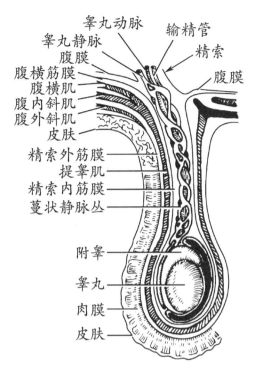

图13-5 阴囊结构模式图

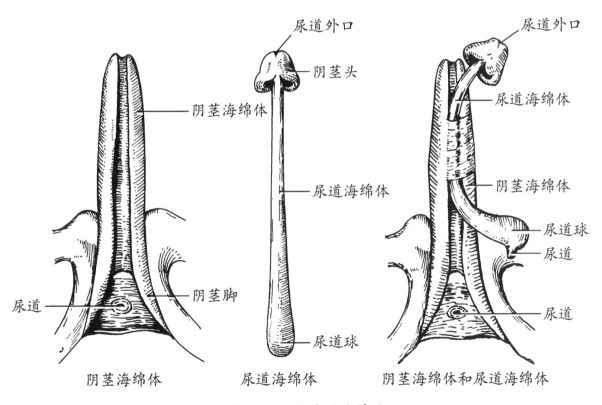

图13-6 阴茎的海绵体

（六）男性尿道

男性尿道兼有排尿和排精的功能，起自膀胱的尿道内口，终于尿道外口，成人尿道长16~22cm。其中穿过前列腺的部分称**前列腺部**，穿过尿生殖膈的部分称**膜部**，穿过尿道海绵体的部分称**海绵体部**（图13-1，图13-7）。

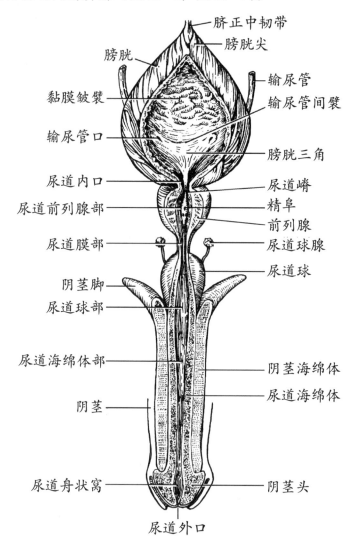

图13-7 膀胱和男性尿道（前面）

二、女性生殖系统的结构

女性生殖系统（图13-8）的内生殖器包括卵巢、输卵管、子宫和阴道，女性外生殖器即外阴。

（一）卵巢

卵巢是成对的实质性器官，位于盆腔内子宫两侧髂血管分叉处，呈扁卵圆形（图13-9）。幼年时卵巢较小，表面光滑；性成熟期卵巢最大，由于排卵，表面形成瘢痕，

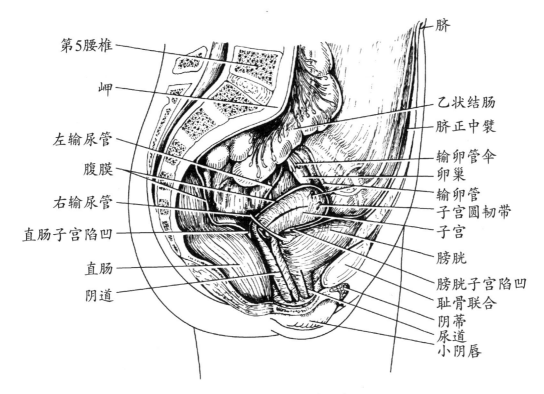

图13-8 女性生殖系统概观

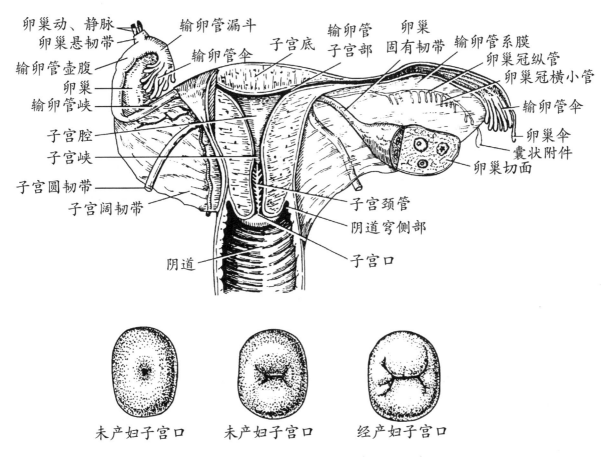

图13-9 女性内生殖器（冠状面）

凹凸不平;绝经后卵巢逐渐萎缩。

卵巢表面被覆浆膜,其深面是由致密结缔组织构成的白膜。卵巢的实质分为浅层的皮质和深层的髓质。皮质较厚,主要由不同发育阶段的卵泡和黄体组成;髓质较薄,为疏松结缔组织。

（二）输卵管

输卵管是一对细长而弯曲的管道,连于子宫底两侧。输卵管由外侧向内侧分为漏斗部、壶腹部、峡部和子宫部4部分（图13-9）。其中漏斗部边缘有许多指状突起,称输卵管伞,是手术中识别输卵管的标志;壶腹部是受精的部位;峡部是输卵管结扎的部位。

（三）子宫

1. 子宫的形态　**子宫**是中空的肌性器官,前后略扁,呈倒置的梨形,可分为子宫底、子宫体、子宫颈3部分（图13-9）。两侧输卵管子宫口以上的部分为**子宫底**,子宫下部较细呈圆柱状的部分为**子宫颈**,子宫底与子宫颈之间为**子宫体**。子宫体内呈倒三角形的腔,称为子宫腔,其两侧角通向输卵管,向下通向子宫颈管。

2. 子宫的位置及固定结构　子宫位于盆腔中央,膀胱与直肠之间,呈前倾前屈位。子宫位置的维持,主要依靠盆底肌和一些韧带。

3. 子宫壁的微细结构　子宫壁由内向外可分3层:内膜、肌层和外膜（图13-10）。子宫内膜由单层柱状上皮和固有层组成,固有层内含子宫腺与螺旋动脉。子宫内膜可分为浅深两层:浅层较厚,称功能层,随月经周期发生周期性脱落;深层较薄,称基底层,能修复脱落的功能层。子宫肌层主要由较厚的平滑肌构成。子宫外膜大部分为浆膜。

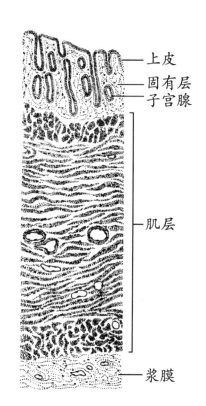

图13-10　子宫壁的结构

（四）阴道

阴道是前后略扁的肌性管道,是导入精液、排出月经和胎儿娩出的通道。阴道位于盆腔中央,前邻膀胱和尿道,后邻直肠。阴道上端包绕子宫颈,下端开口于阴道前庭。

（五）外阴

外阴包括阴阜、大阴唇、小阴唇、阴道前庭和阴蒂等（图13-11）。

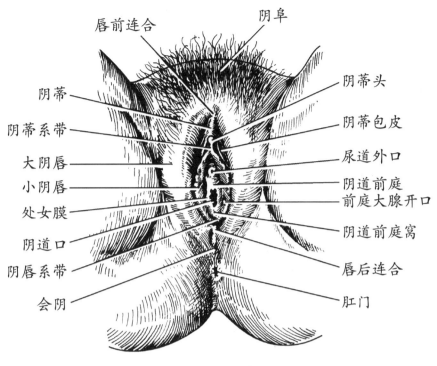

图13-11　女性外生殖器

第二节　男性生殖功能

一、睾丸的功能

睾丸是男性的生殖腺，其功能是产生精子和分泌雄激素。

（一）睾丸的生精功能

精曲小管是产生精子的部位，其管壁主要由生精上皮构成，包括生精细胞和支持细胞（图13-12）。

生精细胞从基底部至管腔面依次包括精原细胞、初级精母细胞、次级精母细胞、精子细胞和精子等处于不同发育阶段的细胞。从精原细胞发育成精子的过程称为精子发生，随着精子发生的进行，生精细胞一边发育一边向管腔面推移。

（二）睾丸的内分泌功能

睾丸间质细胞分泌雄激素，主要成分为睾酮，其生理作用主要包括：①促进男性生殖器官的发育；②激发与维持男性第二性征（体格高大、肌肉发达、生长胡须、喉结突出、音调低沉等）；③维持正常的性欲和生精功能；④其他功能，促进蛋白质合成，参与水、电解质代谢调节，促进骨骼生长与钙、磷沉积，刺激红细胞的生成。

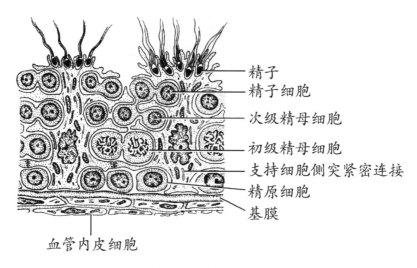

图13-12　精曲小管的微细结构模式图

二、睾丸功能的调节

睾丸功能的调节主要通过下丘脑–腺垂体–性腺轴的作用来完成。下丘脑分泌的促性腺激素释放激素（GnRH），经垂体门脉系统运至腺垂体，促进腺垂体分泌**卵泡刺激素（FSH）**和**黄体生成素（LH）**，促使精曲小管产生精子和间质细胞分泌**睾酮**。当血液中睾酮浓度升高时，通过负反馈机制抑制下丘脑和腺垂体对GnRH和LH的分泌。

第三节　女性生殖功能

一、卵巢的功能

卵巢是女性的生殖腺，其功能是产生卵子和分泌雌激素、孕激素。

（一）卵巢的生殖功能

卵巢的皮质内含有大量处于不同发育阶段的卵泡（图13-13）。自青春期开始，在下丘脑、腺垂体及卵巢自身分泌的激素作用下，卵巢中的原始卵泡开始发育。在一个月经周期中，常有数十个卵泡同时发育，往往只有1个卵泡发育为优势卵泡并排卵，其余卵泡则先后退化形成闭锁卵泡。卵泡发育一般经历初级卵母细胞、次级卵母细胞阶段，最终发育为成熟卵泡。成熟卵泡突破卵巢表面，将次级卵母细胞、卵泡液、放射冠和透明带一同排至腹膜腔，此过程称为**排卵**，排卵时间一般是下次月经来潮的前14天。

（二）卵巢的内分泌功能

在卵泡发育过程中，卵母细胞周围形成多层颗粒细胞和内、外膜，其中内膜细胞和颗粒细胞能合成雌激素。卵巢排卵后，残存的卵泡形成**黄体**，黄体细胞可分泌孕激素和雌激素。故排卵前体内主要的激素是雌激素，排卵后体内主要的激素是孕激素和雌激素。

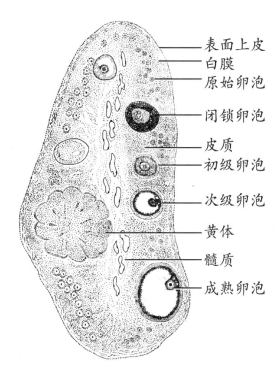

图13-13　卵巢的微细结构模式图

1. **雌激素**　其生理作用主要包括：①促进女性生殖器官的发育，雌激素能促进子宫内膜增生并使其中的血管及腺体增生；促使子宫肌层增生变厚，并提高子宫肌对缩宫素的敏感性；促进阴道上皮细胞的增生角化，并含有大量糖原，糖原分解成乳酸后，降低阴道pH，增强阴道抗菌能力。②激发与维持女性第二性征（乳腺发育、皮下脂肪丰富、骨盆宽大、音调变高等）。③对骨骼生长发育的影响，雌激素刺激成骨细胞的活动，促进钙磷沉积在骨骼上。女性绝经后易发生骨质疏松，与雌激素分泌减少有关。④雌激素能诱导某些神经元生长，促进突触形成。雌激素的缺乏，可能与阿尔茨海默病的发生有一定的关系。⑤雌激素能使血液中的高密度脂蛋白升高、低密度脂蛋白降低，能降低血液中的胆固醇浓度，防止动脉硬化。

2. **孕激素**　其生理作用主要包括：①在雌激素作用基础上进一步促进子宫内膜增生，并引起腺体分泌，为胚泡着床提供良好条件。②使子宫和输卵管平滑肌活动减弱，有利于着床和安胎。③使宫颈腺分泌少而黏稠的黏液，形成黏液塞，从而使精子难以通过子宫颈。④促进乳腺腺泡的发育。⑤促进机体产热使基础体温升高。

二、卵巢功能的调节

卵巢功能的调节主要通过下丘脑-腺垂体-性腺轴的作用来完成。下丘脑分泌的促性腺激素释放激素（GnRH），经垂体门脉系统运至腺垂体，促进腺垂体分泌卵泡刺激素（FSH）和黄体生成素（LH），刺激卵泡发育、成熟卵泡排卵、黄体形成，以及合成雌激素、孕激素；同时卵巢合成的雌激素、孕激素对下丘脑-腺垂体的活动也有负反馈作用。

三、月经周期及其形成机制

女性自青春期开始，在卵巢分泌的雌激素和孕激素的作用下，子宫内膜出现周期性变化。一般每28天左右发生一次子宫内膜功能层剥脱、出血和修复过程，称月经周期，根据子宫内膜的周期性变化可分为3期，即增生期、分泌期和月经期（图13-14）。月经周期的形成主要是受下丘脑-腺垂体-卵巢轴作用的结果。

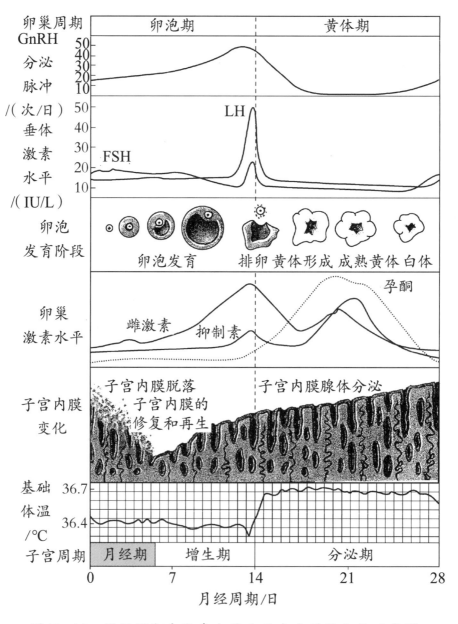

图13-14　月经周期中激素含量和子宫内膜的变化示意图

1. 增生期　为月经周期的第5—14天。此期，下丘脑分泌的促性腺激素释放激素（GnRH）增多，使腺垂体分泌卵泡刺激素（FSH）和黄体生成素（LH）增多。FSH促使卵泡生长发育成熟，并与LH配合，使卵泡分泌雌激素。在雌激素的作用下，子宫内膜增生，逐渐增厚。增生期末，卵巢内的优势卵泡发育成熟并排卵，子宫内膜随之转入分泌期。

2. 分泌期（黄体期）　为月经周期的第15—28天。LH出现高峰导致排卵，并在LH的继续作用下，排卵后的卵泡形成黄体，分泌大量孕激素和雌激素，从而使子宫内膜进一步增生变厚、血管扩张充血，腺体分泌，为胚泡着床做好准备。

3. 月经期　为月经周期的第1—4天。血中孕激素和雌激素浓度升高，对下丘脑、腺垂体产生负反馈作用，抑制GnRH、FSH、LH的分泌。卵子如未受精，黄体维持2周左右退化，雌激素和孕激素分泌急剧减少，子宫内膜血管痉挛，导致功能层缺血、坏死、脱落，经阴道排出，形成月经。

女性45~50岁左右，卵巢功能退化、对促性腺激素反应性降低，卵泡停止发育，雌激素、孕激素分泌减少，子宫内膜不再呈现周期性变化，月经停止，进入绝经期。

🔗 **知识链接**

月经失调

月经失调表现为月经周期或出血量的异常，或是月经前、经期时的腹痛及全身症状。主要原因有：①神经内分泌功能失调，主要是下丘脑－腺垂体－卵巢轴的功能不稳定或有缺陷，即月经病。②器质性病变或功能失常。许多全身性疾病，如血液病、原发性高血压、肝病、内分泌病、流产、宫外孕、葡萄胎、生殖道感染、肿瘤（如卵巢肿瘤、子宫肌瘤）等，均可引起月经失调。③其他原因，如强烈的精神刺激、环境突然变化、过度节食减肥等，也可引起月经失调。

第四节　生殖过程

生殖过程包括生殖细胞的产生、受精、胚胎发育及分娩等重要环节，从受精卵形成到胎儿娩出母体历时约38周。通常将其分为两个时期：①胚期，从受精至第8周末，此期各器官的原基已经形成，胚胎初具人形。②胎期，从第9—38周，此期各器官继续发育，功能逐步完善，胎儿迅速长大。

一、生殖细胞的发生

（一）精子的发生和成熟

精子在睾丸的精曲小管内产生，历经精原细胞、初级精母细胞、次级精母细胞、精子细胞和精子5个阶段。一个初级精母细胞经过减数分裂后可生成4个精子细胞，精子细胞有23条染色体（23，X或23，Y）。

精子细胞经过变形，形成蝌蚪状的精子。精子进入附睾后，进一步发育成熟，获得了定向运动能力。进入女性生殖管道后，在子宫和输卵管分泌物的作用下，获得受精的能力，这一过程称为精子获能。精子的受精能力可维持24小时。

（二）卵子的发生和成熟

排卵时卵子处于第二次减数分裂的中期，当次级卵母细胞与精子相遇，受到精子的激发，卵子才迅速完成第二次成熟分裂。每个初级卵母细胞经过减数分裂后可生成1个卵子和3个极体，卵子有23条染色体（23，X）。

卵子若未与精子相遇，则在排卵后12~24小时退化。

二、受精与植入

（一）受精

受精是指精子和卵子结合成为受精卵的过程，一般发生在排卵后的12~24小时内，多发生于输卵管壶腹部（图13-15）。

1. 受精的过程　受精时，已获能的精子通过释放顶体酶，溶解，穿过透明带和放射冠与卵子接触，两者的细胞膜迅速融合，精子的细胞核进入卵子内，形成雄原核。在精子的激发下，次级卵母细胞立即完成第二次成熟分裂，形成成熟的卵子，其细胞核形成雌原核。两性原核逐渐靠近并互相融合，染色体混合，形成二倍体的受精卵。

2. 受精的意义

（1）受精标志新生命的开始。

（2）受精使染色体数量恢复到23对，遗传物质重新组合，新个体具有双亲的遗传特性。

（3）受精决定了胎儿的性别。带有Y染色体的精子与卵子结合，发育为男性；带

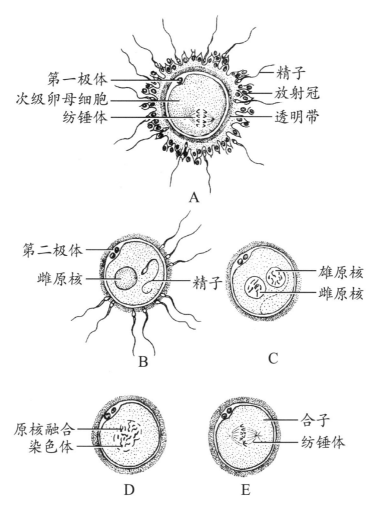

图13-15　受精过程示意图

有X染色体的精子与卵子结合，则发育为女性。

（二）植入

受精卵早期进行的细胞分裂过程称为**卵裂**，卵裂产生的子代细胞称**卵裂球**（图13-16）。卵裂的同时，胚也在向子宫方向移动。在受精后72小时，受精卵已分裂成12~16个细胞，形似桑椹，称为**桑椹胚**。桑椹胚进入子宫腔后，细胞继续分裂增殖，此时的胚呈囊泡状，称为**胚泡**。胚泡逐渐埋入子宫内膜的过程称为植入，又称着床。

1. 植入过程　胚泡植入时，极端滋养层首先与子宫内膜接触，并分泌蛋白水解酶溶解子宫内膜，胚泡逐渐陷入子宫内膜功能层。当胚泡全部进入子宫内膜后，缺口由子宫内膜上皮修复，植入完成。植入开始于受精后的第6—7天，到第11—12天完成。植入时的子宫内膜正处于分泌期，营养和血液供应均很丰富（图13-17）。

2. 植入的部位　胚泡植入的部位就是将来形成胎盘的部位。通常植入的部位是子宫底或子宫体的上部。若植入在子宫颈，将会形成前置胎盘；若植入在子宫以外的部位，则形成宫外孕，最常发生在输卵管等处（图13-18）。

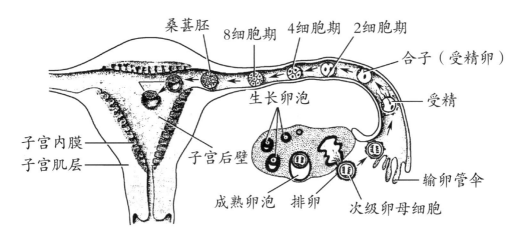

图13-16 排卵、受精与卵裂过程及胚泡结构

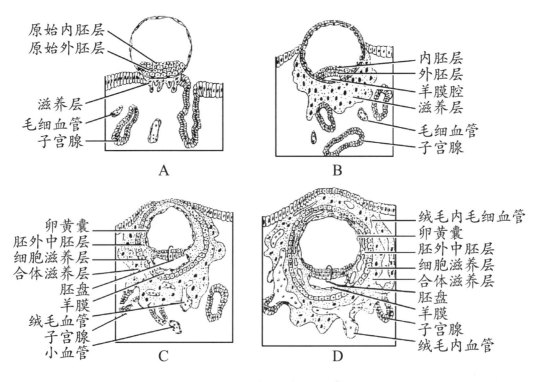

图13-17 植入过程示意图
A. 植入早期（第7天）；B. 第8天；
C. 植入后期（第9天）；D. 植入完成（第12天）

3. 植入的条件 ①植入时子宫内膜处于分泌期，这有赖于雌激素和孕激素的水平正常。②胚泡与子宫内膜的同步发育。③子宫腔内环境的正常。如果母体的内分泌失调，胚泡不能适时到达子宫腔，或子宫腔内有异物（如避孕环）干扰时，都会影响植入的完成。

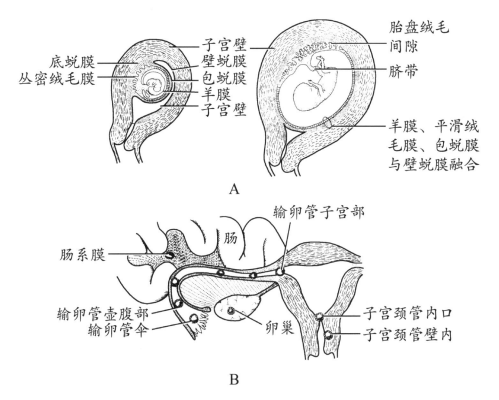

图13-18　植入部位示意图

A. 植入部位及蜕膜；B. 胚胎异常植入部位

🔗 **知识链接** ···

常用的避孕方法

常用避孕方法包括：①安全期避孕法，根据排卵规律，避免排卵期性生活以达到避孕的目的。②口服避孕药，抑制卵巢排卵、使宫颈黏液变稠、干扰子宫内膜发育、改变输卵管蠕动、抑制或杀死精子等几个环节起作用。③外用避孕药，放在阴道深处、子宫口附近，使精子在此处失去活动能力，不能通过子宫到达输卵管与卵子结合，所以外用避孕药又叫"杀精剂"。④男用避孕套，为屏障式避孕。避免精子与卵子相遇。⑤宫内节育器，干扰受精卵在子宫着床。⑥皮下埋置药物，通过血液循环使药物缓慢发挥作用，抑制排卵或使子宫内膜发生变化。⑦紧急避孕药，改变子宫内膜，使受精卵不能着床。⑧永久性避孕法（女性结扎输卵管、男性结扎输精管），防止精子与卵子相遇。

4. 蜕膜　胚泡植入后的子宫内膜功能层称为**蜕膜**，分娩时随胚胎娩出。根据蜕膜与胚胎的位置关系，将蜕膜分为3部分：位于胚胎深部的部分称为**基蜕膜**，将来发育成胎盘的母体部分；覆盖于胚胎子宫腔面的部分，称为**包蜕膜**；其余部分称为**壁蜕**

膜（图13-18）。随着胚胎的生长发育，胚胎逐渐向子宫腔突起，包蜕膜也逐渐向壁蜕膜靠近，最终二者相贴并融合，子宫腔消失。

三、胎膜和胎盘

（一）胎膜

胎膜是胎儿发育中的附属结构。分娩时，胎膜即与胎儿脱离。胎膜包括绒毛膜、羊膜和脐带等（图13-19）。

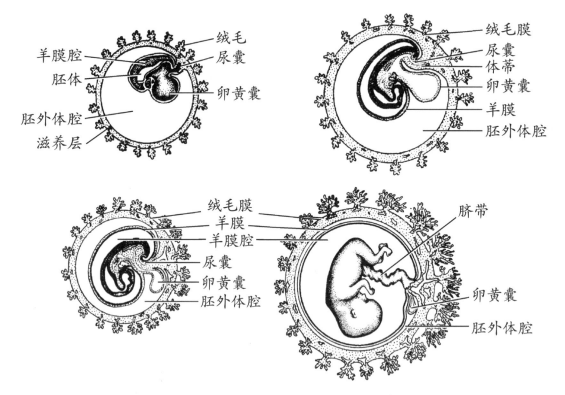

图13-19　胎膜的演变

1. 绒毛膜　由滋养层和胚外中胚层发育而成，表面有许多树枝状突起，称为**绒毛**。绒毛膜的主要功能是从母体吸收营养物质供给胎儿生长发育，并排出胎儿的代谢产物。

2. 羊膜　是半透明的薄膜，与外胚层一起围成羊膜腔。羊膜腔内充满羊水，胎儿浸浴在羊水中生长发育。**羊水**是由羊膜上皮细胞分泌的一种淡黄色液体，胎儿一边吞饮羊水，一边把排泄物排入羊水。羊水不断被羊膜分泌和吸收，保持着动态平衡。

羊水有保护作用，可减轻外力对胎儿的震荡和挤压；防止胎儿与羊膜粘连；分娩时，羊水可扩张子宫颈、冲洗和润滑产道。

3. 脐带　是胎儿脐部与胎盘之间相连的一条圆索状结构，长约55cm，内含两条脐动脉和一条脐静脉，是胎儿与母体之间进行物质交换的重要通道。

（二）胎盘

1. 胎盘的形态结构　胎盘是由胎儿的丛密绒毛膜和母体的基蜕膜构成的圆盘状结构，直径15~20cm，重约0.5kg。胎盘的胎儿面有羊膜覆盖，表面光滑，其中央有脐带相连；胎盘的母体面粗糙，由浅沟将其分为15~20个**胎盘小叶**（图13-20）。

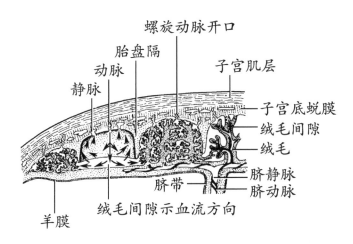

图13-20　胎盘的结构

胎盘小叶之间有基蜕膜所形成的**胎盘隔**，胎盘隔与绒毛之间的腔隙称为**绒毛间隙**，其内充满了母体血液，绒毛浸浴在母体血液中吸收营养、排出代谢产物。

在胎盘内，母体与胎儿的血液循环是两个独立的体系，胎儿血和母体血不相混合。胎儿血与母体血在胎盘内进行物质交换所通过的结构，称为胎盘屏障。胎盘屏障能阻止母体血液中的大分子物质进入胎儿体内，但对抗体、大多数药物、部分病毒和螺旋体等无屏障作用。因此，孕妇用药需慎重，并应注意预防某些病毒的感染。

2. 胎盘的功能

（1）物质交换功能：胎儿通过胎盘从母体血液中获得营养物质和O_2，同时排出代谢产物和CO_2。

（2）内分泌功能：胎盘能分泌多种激素，对维持妊娠起着重要作用。主要有：①人绒毛膜促性腺激素（hCG），其作用与黄体生成素相似，在妊娠早期刺激母体的月经黄体发育成妊娠黄体，使其分泌大量雌激素和孕激素，使妊娠得以维持。受精后8~10天，hCG就在孕妇血中出现并由尿排出，第3周即可从尿中检出，临床上用于早孕的诊断。②雌激素和孕激素，于妊娠第4个月开始分泌，其作用是接替妊娠黄体的功能，继续维持妊娠。③人绒毛膜生长素（HCS），其作用与生长素相似，有促进胎儿生长的作用。

四、胚胎龄、预产期和分娩

（一）胚胎龄的推算

胚胎龄有两种推算方法，即**月经龄**和**受精龄**。月经龄从末次月经首日算起，至胎儿娩出为止，共280天，40周，产科常用此方法。受精龄从受精日算起，即月经龄减去月经周期中排卵前的14天，共266天，38周，胚胎学常用此方法。二者换算公式如下：受精龄＝月经龄−14天。

（二）预产期的计算

从末次月经首日（公历时间）算起，月减3或加9，日加7，即是预产期。例如，孕妇末次月经首日是2020年5月12日，其预产期即为2021年2月19日。

（三）分娩

分娩是指胎儿及其附属物从母体子宫经阴道排出体外的过程。一般发生在月经龄40周左右。分娩属于典型的正反馈调节。

五、先天畸形及其形成原因

先天畸形是由于胚胎发育紊乱导致的出生时即可见的形态结构异常。器官内部的结构或功能异常，需要在出生后一段时间才能显现，故将形态结构、功能、代谢等方面的先天性异常，统称为出生缺陷。

（一）常见的先天畸形

各个系统器官均可能发生先天畸形，常见的先天畸形有：唇裂和腭裂，消化管的狭窄或闭锁、先天性巨结肠，气管食管瘘，多囊肾和易位肾，隐睾、先天性腹股沟疝、两性畸形，先天性心脏病，以及神经系统畸形等。

（二）先天畸形形成的原因

在胚胎发育过程中，可能因为遗传因素或环境因素刺激而导致胚胎发育异常。多数的先天畸形是遗传因素和环境因素相互作用的结果。遗传因素包括基因突变和染色体畸变。影响胚胎发育的环境因素包括母体周围环境、母体内环境和胚胎周围的内环境。

环境致畸因子主要有以下5种：

1. 生物性致畸因子　如风疹病毒等。

2. 物理性致畸因子　如放射线、机械性压迫、损伤等。

3. 致畸性药物　多数抗癌药物、某些抗生素等均有不同程度的致畸作用。

4. 致畸性化学物质　工业废气、废水、废渣，以及一些食品添加剂、防腐剂中含有致畸作用的化学物质。

5. 其他致畸因子　大量吸烟、酗酒、营养不良等均可致畸。

（三）致畸敏感期

胚胎发育的第3—8周是人体外形及内部系统、器官形成的重要时期，此期对致畸因子（如某些药物、病毒等）的影响非常敏感，易发生先天畸形，称为致畸敏感期。孕妇在此期应特别注意避免与致畸因子接触。

🔗 经验与教训

历史上著名的"反应停"事件

在1960年前后，欧美多个国家的医生都在使用一种名为"反应停"的镇静催眠药物，治疗孕妇的恶心、呕吐等妊娠反应，效果明显。但随即而来的是出现了12 000多名四肢短小、形如海豹的婴儿，后来证实是孕妇服用"反应停"所导致的。该事件警告我们，药品的流通上市一定要经过严格的临床试验，孕妇用药要非常谨慎以免发生胎儿畸形。

本章小结

1. 男性、女性生殖系统都由内生殖器和外生殖器组成，内生殖器包括生殖腺、生殖管道和附属腺，男性的生殖腺是睾丸，女性的生殖腺是卵巢。

2. 睾丸的功能是产生精子，分泌雄激素；卵巢的功能是产生卵子，分泌雌激素和孕激素。

3. 月经周期分为增生期、分泌期和月经期，其形成主要是受下丘脑−腺垂体−卵巢轴作用的结果，卵巢的周期性变化是月经周期形成的基础。

4. 生殖过程包括生殖细胞的产生、受精、卵裂、胚泡形成、植入、分娩等环节，胎膜和胎盘是胎儿发育过程中的附属结构。

（韩　磊）

实验指导

实验一　运动系统标本或模型观察

【实验目的】

1. 学会观察和辨认骨、骨连结、骨骼肌的分类及构造。

2. 学会观察和辨认躯干骨、颅骨、四肢骨的位置、名称及形态。

3. 学会观察和辨认颅各面观的形态及重要结构。

4. 学会观察和辨认脊柱、胸廓、骨盆的组成及形态。

5. 学会观察和辨认肩关节、肘关节、髋关节、膝关节的组成及结构特点，了解其运动形式。

6. 学会观察和辨认全身主要肌的位置、名称及形态，理解它们的作用。

7. 能指出全身重要的体表标志。

【实验材料】

1. 人体骨架、全身各骨、股骨剖面标本或模型。

2. 煅烧骨和脱钙骨标本。

3. 整颅、分离颅、颅的切面和新生儿颅标本或模型。

4. 脊柱、胸廓、骨盆标本或模型。

5. 关节囊已切开的肩关节、肘关节、髋关节和膝关节标本或模型。

6. 躯干肌、头颈肌、四肢肌标本或模型。

【方法与步骤】

1. 在人体骨架标本上，观察全身骨的分布情况，辨认长骨、短骨、扁骨和不规则骨的形态与分布。

2. 在新鲜股骨剖面标本上，观察骨膜、骨质和骨髓，辨认骨密质和骨松质。

3. 取煅烧骨和脱钙骨标本，观察骨的物理特性。

4. 在整颅、分离颅和颅的切面标本上，观察脑颅骨、面颅骨的位置和名称。

（1）在颅的顶面，观察冠状缝、矢状缝和人字缝。在颅的侧面，找到外耳门、乳突、颧弓和翼点。在颅的前面，观察眶和骨性鼻腔的结构，找到视神经管、鼻中隔、各鼻甲及鼻道。在颅底内面，区分颅前窝、颅中窝和颅后窝，找到视神经管、垂体窝和枕骨大孔。在颅底外面，找到骨腭、枕骨大孔和枕外隆凸。

（2）观察新生儿颅的特点，找到前囟的位置。

5. 在切开关节囊的肩关节标本上，观察关节面、关节囊和关节腔的形态。

6. 在人体骨架标本上，观察脊柱的位置和组成。

（1）取椎骨标本，观察椎骨的一般形态，辨认椎体、椎弓、椎孔、横突、棘突、上关节突和下关节突。根据各部椎骨的主要特征，区分颈椎、胸椎、腰椎和骶骨。

（2）在脊柱标本上，观察椎间盘的位置和构造，辨认前纵韧带、后纵韧带、棘上韧带、棘间韧带和黄韧带。

（3）从侧面，观察脊柱的四个生理性弯曲的部位和方向，观察椎管和椎间孔的位置。

7. 在人体骨架标本上，观察胸廓的组成和形态，找到胸骨角、剑突、肋弓和肋间隙。

8. 在人体骨架和上肢骨标本上，观察和辨认上肢各骨的位置、名称、形态及邻接关系。找到肩峰、关节盂、肱骨头、外科颈、肱骨滑车、肱骨小头、桡骨头、桡骨茎突、尺骨鹰嘴和滑车切迹。

9. 在人体骨架和下肢骨标本上，观察和辨认下肢各骨的位置、名称、形态及邻接关系。找到髋臼、髂嵴、髂前上棘、髂后上棘、坐骨结节、髂窝、弓状线、耻骨梳、股骨头、股骨颈、大转子、股骨内侧髁、股骨外侧髁、胫骨内侧髁、胫骨外侧髁、胫骨粗隆、腓骨头、内踝和外踝。

10. 观察肩关节、肘关节、髋关节、膝关节的组成和结构特点，结合活体验证其运动形式。

11. 在骨盆标本上，观察骨盆的组成和连结，找到界线。

12. 在全身肌标本上，观察肌的构造，区分长肌、短肌、扁肌和轮匝肌。观察头颈肌，找到胸锁乳突肌，并理解其作用。观察躯干肌，找到斜方肌、背阔肌、竖脊肌、胸大肌、肋间外肌、肋间内肌、膈、腹直肌、腹外斜肌和腹股沟管。观察四肢肌，找到三角肌、肱二头肌、肱三头肌、臀大肌、股四头肌和小腿三头肌，并理解其作用。

13. 对照人体骨架标本，在活体上摸认重要的体表标志：第7颈椎棘突、胸骨角、剑突、肋弓、枕外隆凸、乳突、颧弓、下颌角、锁骨、肩峰、肩胛下角、肱骨内上髁、肱骨外上髁、尺骨鹰嘴、桡骨茎突、髂前上棘、股骨大转子、髌骨、胫骨粗隆、腓骨头、内踝和外踝。

【强化与思考】

说出以下体表标志的意义：第7颈椎棘突、胸骨角、肩胛下角。

（赵建福）

实验二　ABO血型的鉴定

【实验目的】

1. 学会用玻片法鉴定ABO血型。

2. 观察红细胞凝集现象，能根据测定结果判断血型。

【实验原理】

用已知的抗体检测红细胞膜上未知的抗原。在抗A凝集素和抗B凝集素中分别加入受检者的红细胞，观察有无凝集反应，根据受检者的红细胞膜上有无A凝集原和/或B凝集原，来判断其血型。

【实验材料】

1. 物品　A型和B型标准血清、75%乙醇、棉球、标记笔。

2. 器械　显微镜、一次性无菌采血针、毛细滴管、双凹玻片、一次性无菌微量采血管、细玻棒。

【方法与步骤】

1. 取一块洁净、干燥的双凹玻片，用标记笔在玻片两端分别标明A、B字样。

2. 用毛细滴管在A、B两端凹陷内分别加入抗A和抗B凝集素各1滴，注意不要混淆。

3. 用75%的乙醇棉球消毒耳垂或指端皮肤。

4. 检查者一手固定耳垂或指端皮肤，另一手持一次性无菌采血针迅速刺破皮肤，血液流出后，用一次性微量采血管采少量血液。

5. 将少量血液分别加入A、B两端凝集素中，并用细玻棒使其充分混匀。

6. 将玻片在室温下放置10~15分钟后，观察A、B两端有无凝集现象，若肉眼难以分辨，可用低倍显微镜观察。根据观察结果判定受检者的血型（实验图1）。

【实验结果记录与分析】

1. 在ABO血型系统中，您的血型是

　　A型□　　　B型□　　　AB型□　　　O型□

2. 如何判断自己的鉴定结果？

【注意事项】

1. 滴加标准血清的毛细滴管和混匀时用的细玻棒各2个，严防混淆。

2. 注意凝集现象与红细胞叠连的区别。发生红细胞凝集反应时，肉眼观察呈朱红色颗粒，且液体变得清亮。

抗B诊断血清　　抗A诊断血清

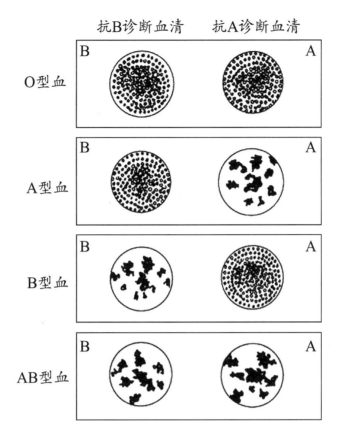

实验图1　ABO血型鉴定结果观察

3. 严格按照无菌技术操作。

【强化与思考】

将大量O型血的红细胞输给AB型血，会造成什么结果？

（李金媛）

实验三　循环系统标本或模型观察

【实验目的】

1. 学会在标本或模型上指认心脏的位置、形态，心腔结构，心的传导系统的构成，心的血管和心包。理解心脏在活体中的位置或体表的投影。

2. 学会在标本或模型上指认主动脉的起止、位置、走行、分支；观察头颈部、上肢、胸腔、腹腔、盆腔、下肢的主要动脉，说出各部动脉的名称及分布范围。理解各段主动脉、颈动脉、腋动脉、股动脉在活体中的位置或体表的投影。

3. 学会头面部、上肢、下肢主要动脉的摸脉点及压迫止血点的操作。

4. 学会观察上腔静脉、下腔静脉的组成和位置；在标本或模型上指认肝门静脉；能辨认上、下肢浅静脉。

5. 学会观察胸导管和右淋巴导管的起始、行程及注入部位；胸腺和脾的位置与形态。理解胸腺、脾在活体中的位置或体表的投影。

【实验材料】

1. 大、小循环电动模型。

2. 胸腔纵隔标本或模型、离体心脏标本或模型。

3. 心的血管标本或模型。

4. 心肺联合标本或模型。

5. 头、颈、胸部、上肢及腹部、盆腔、下肢动脉标本或模型。

6. 全身各部的主要静脉标本或模型，肝门静脉的标本或模型。

7. 全身淋巴结、胸导管和右淋巴导管的标本或模型。

【方法与步骤】

1. 在大、小循环电动模型上观察心血管系统的组成，并能阐述大、小循环的路径及要点。

2. 利用纵隔、心脏标本或模型观察心的位置、外形及周围毗邻关系；观察心脏表面的冠状沟、前室间沟和后室间沟，并注意其与心房和心室的解剖关系；观察心脏4个腔的位置、结构及出、入口，观察心脏瓣膜的位置及形态。

3. 利用心的血管标本或模型观察左、右冠状动脉的走行、分支与分布；观察纤维心包、浆膜心包和心包腔。

4. 利用心的标本或模型观察窦房结、房室结、房室束、浦肯野纤维网。

5. 利用离体心标本、胸后壁动脉标本和腹部动脉标本或模型观察主动脉的起止、行程、分布及主要分支。

6. 利用头颈部、胸部及上肢动脉标本或模型观察颈总动脉、锁骨下动脉、腋动脉、肱动脉、尺动脉和桡动脉的行程与分布，并结合自身在身体相应部位寻找主要摸脉点、压迫止血点。

7. 利用腹腔、盆腔动脉标本或模型观察腹主动脉、髂总动脉、髂内动脉、髂外动脉的行程及主要分支、分布。

8. 利用下肢动脉标本或模型观察股动脉、腘动脉、胫前动脉、胫后动脉的走行与分布，并结合自身在身体相应部位寻找主要摸脉点与压迫止血点。

9. 利用全身各部主要静脉标本或模型观察上腔静脉、下腔静脉的位置、合成及注入部位；观察静脉角的形成与位置。观察大隐静脉、小隐静脉的行程。

10. 利用肝门静脉标本或模型观察肝门静脉的组成、主要属支。

11. 利用全身淋巴结、胸导管和右淋巴导管标本或模型观察胸导管和右淋巴导管的起止、走行、收集范围及注入部位。

12. 在胸腺和脾的标本或模型上观察胸腺和脾的位置、形态及毗邻关系，了解全身重要的淋巴结群。

【强化与思考】

1. 在活体体表指出心、脾、胸腺的位置。

2. 找出桡动脉脉搏触摸位置以及心肺复苏时颈动脉的触摸位置，并说明其定位方法。

（赵娜娜）

实验四 人体动脉血压的测量

【实验目的】

熟练掌握人体动脉血压的测量方法，并准确记录测量结果。

【实验原理】

正常情况下，血液在血管内流动通常没有声音；当血管被完全阻断时，因没有血流通过，也不会产生声音。但当血液流经狭窄的血管处时易出现涡流，导致血流冲击血管壁产生声音。

用橡皮球向缠绕在上臂的袖带充气，袖带内压力升高，超过收缩压时，肱动脉血流被完全阻断，此时用听诊器在肱动脉远端听不到任何声音，也触摸不到桡动脉的搏动。然后缓慢放气，袖带内压力逐渐减小，当其压力稍低于收缩压时，血流突然通过肱动脉并形成涡流撞击血管壁，用听诊器听到第一次声响。第一次声响出现的同时，观察到的血压计的水银柱读数，即代表收缩压；继续放气，袖带内压力进一步下降，当袖带内压力减小到低于舒张压时，肱动脉内的血液恢复到持续性流动，动脉音突然消失或者由强变弱，此时观察到的血压计的水银柱读数即是舒张压。

【实验材料】

血压计、听诊器。

【方法与步骤】

1. 熟悉血压计的结构　由检压计、袖带和橡皮球3部分组成。检压计是一个标有刻度的玻璃管，上端与大气相通，下端连有水银槽。袖带是一外包有布袋的长方形橡皮袋，下缘有两条橡皮管分别与橡皮球和检压计的水银槽相连。橡皮球是一球状橡皮囊，带有螺丝帽，供充气和放气用。

2. 测量前的准备工作

（1）打开检压计开关，观察玻璃管的水银面是否在0刻度上；检查血压计是否完好，有无漏气现象。

（2）受试者脱去一臂衣服，在桌旁静坐5分钟以上。

（3）松开血压计橡皮球的螺丝帽，将袖带内残余气体排放干净，然后旋紧螺丝帽。

（4）受试者掌心向上将前臂平放于桌上，使上臂的中点与心脏处于同一水平面，将袖带缠绕在该上臂，袖带下缘位于肘窝横纹上2~3cm，松紧以能放进1~2个手指为宜。

（5）将听诊器的耳件塞入外耳道，耳件的弯曲方向与外耳道一致。

（6）在肘窝内侧触摸肱动脉搏动，用手持听诊器将胸件置于肱动脉搏动处。

3. 测量血压　用橡皮球向袖带内充气，使袖带内压力升高，当听诊器内听不到血管搏动声音后，继续打气使水银柱再上升20~30mmHg，随后松开螺丝帽缓慢放气，在水银柱缓慢下降时，仔细听诊，当"咚"的声音第一次出现时，检压计上所示水银柱的刻度即是收缩压。继续缓慢放气，声音突然消失或变弱时检压计上所示水银柱的刻度则代表舒张压。

4. 记录血压　收缩压/舒张压mmHg。

5. 整理物品　血压测量结束后将血压计往右倾斜45°，水银完全流入到水银槽内，关上检压计开关。整理袖带，折叠平整，妥当放置橡胶管和橡皮球，合上血压计。

【实验结果分析】

将记录的血压与正常血压比较，分析是否正常。

【注意事项】

1. 室内保持安静，以利听诊。

2. 受试者测量血压前至少休息5~10分钟，保持放松，不可饮用茶、咖啡及功能性饮料。

3. 上臂位置与右心房同高；听诊器的胸件置于肱动脉搏动处，不可压得太重或太轻，更不能置于袖带的下方；袖带下缘距肘窝横纹2~3cm；袖带的松紧度以能放进1~2个手指为宜。

4. 发现血压超出正常值范围时，应让受试者休息10分后重新测量。

【强化与思考】

1. 同一个人的左上臂和右上臂的血压是否一样？为什么？

2. 影响动脉血压的因素有哪些？

（赵娜娜）

实验五　呼吸系统标本或模型观察

【实验目的】

1. 能在标本和模型上指出呼吸系统各器官的位置和形态结构。

2. 能在活体体表描述呼吸系统各器官的位置。

【实验材料】

1. 呼吸系统概观标本或模型。

2. 头颈部正中矢状切面标本或模型。

3. 鼻旁窦标本或模型。

4. 喉、气管、主支气管及其分支标本或模型。

5. 喉标本或模型。

6. 肺的整体与剖面标本或模型。

7. 胸腔器官的整体标本或模型。

【方法和步骤】

1. 利用呼吸系统概观标本或模型指出呼吸系统的组成及上、下呼吸道的起止部位。

2. 利用头颈部正中矢状切面标本或模型观察鼻腔外侧壁的结构，观察上、中、下鼻甲以及上、中、下鼻道。

3. 利用头颈部正中矢状面标本或模型和鼻旁窦标本或模型，观察蝶骨内的蝶窦，上颌骨内的上颌窦，额骨内的额窦及筛骨内的筛窦，并指出各窦的开口部位。

4. 同学之间观察鼻根、鼻尖、鼻翼、鼻孔，并互相触摸甲状软骨及喉结、环状软骨，观察喉结随吞咽时上、下移动，发音时用手触摸是否能感觉其振动。

5. 利用喉标本或模型观察喉腔内的结构，找到喉口、前庭襞、声襞等结构。

6. 利用喉、气管、主支气管及其分支标本或模型观察气管和左、右主支气管的形态，以及左、右主支气管的差异。理解气管、支气管在活体中的位置或体表的投影。

7. 利用肺标本或模型观察肺的位置和形态，观察左右肺的区别。理解肺在活体中的位置或体表的投影。

8. 利用胸腔器官整体标本观察各部壁胸膜，加深理解胸膜腔的概念；观察呼吸系统各部在整体的位置与毗邻关系。

【强化与思考】

1. 描述肺的位置和形态，怎样区分左右肺？

2. 为什么异物容易坠入右主支气管？

（崔虎威）

实验六　消化系统标本或模型观察

【实验目的】

1. 学会在标本和模型上观察消化系统的组成；观察和辨认消化管各段的位置、形态结构及连通关系，理解食管、胃、小肠、阑尾、结肠（重点升结肠、降结肠）在活体中的位置或体表投影。

2. 学会在标本和模型上观察和辨认大唾液腺、肝、胆囊、胰的位置与形态结构，理解肝、胆囊在活体中的位置或体表的投影。

3. 学会描述消化系统各器官的位置和形态。

【实验材料】

1. 消化系统概观标本或模型。

2. 头颈部正中矢状切面标本或模型。

3. 头面部口腔大唾液腺标本或模型。

4. 牙标本或牙模型。

5. 腹腔解剖标本或模型（冠状面）。

6. 食管、胃、小肠、大肠、肝、胆、胰、十二指肠游离标本或模型。

7. 盆腔正中矢状切面标本或模型。

【方法与步骤】

1. 在消化系统概观标本或模型上，指出消化系统的组成。

2. 在头面部标本或模型上，指出和区分3对大唾液腺。

3. 在牙标本或牙模型上观察牙的形态、构造。

4. 用头颈部正中矢状切面标本或模型，观察咽的位置、分部和沟通。

5. 在腹腔标本或模型上，指出胃、小肠、大肠的分部、观察其形态及位置，观察升结肠、横结肠、降结肠的走行。在肝、胆、胰、十二指肠游离标本或模型上，辨认其主要的形态结构。

6. 在盆腔正中矢状切面标本或模型上，指出直肠的位置、弯曲。

【强化与思考】

1. 说出消化系统的组成。

2. 在活体体表指出胃、肝、阑尾、升结肠、降结肠的位置。

（吕　昕）

实验七　泌尿系统标本或模型观察

【实验目的】

1.学会在标本上指出泌尿系统的组成和各器官的连续关系。

2. 学会在标本上观察和辨认肾的位置、形态、剖面结构及被膜。理解肾在活体中的位置及体表的投影。

3. 学会观察输尿管的行程和狭窄的位置。理解输尿管在活体中的体表投影。

4. 学会观察膀胱的形态、位置和毗邻，膀胱三角的位置。理解膀胱在活体中的位置与体表投影。

5. 学会观察女性尿道的特点、毗邻和尿道外口的开口部位。

【实验材料】

1. 男、女性泌尿生殖系统概观标本和模型。

2. 离体肾及肾的冠状切面标本和模型。

3. 腹腔后部的器官标本或模型。

4. 通过肾中部的腹后壁横切标本。

5. 男性和女性骨盆腔正中矢状切面标本或模型。

6. 离体膀胱及膀胱的冠状切面标本或模型。

【方法与步骤】

1. 在男、女泌尿生殖系统概观标本或模型上，观察泌尿系统的组成及器官的连续关系。

2. 在腹腔后部的标本或模型上观察肾的位置、形态、毗邻和肾被膜。比较左、右肾位置的差异。辨认出入肾门的结构，观察肾动脉、肾静脉及肾盂。

3. 在肾的冠状切面标本或模型上，分辨肾皮质和肾髓质。观察肾窦及其内容物，注意肾小盏、肾大盏和肾盂的连续关系。

4. 在腹腔后部的标本或模型上，寻认输尿管，追踪观察输尿管的形态、行程和位置，注意辨认3个狭窄部位。

5. 取膀胱离体标本或模型，结合男性、女性骨盆腔正中矢状切面标本或模型，观察膀胱的形态、位置。辨认男性和女性膀胱底毗邻的差异。寻认输尿管的开口和尿道内口，在膀胱的冠状切面标本上观察膀胱三角的形态及黏膜特点。

6. 取女性骨盆腔正中矢状切面标本或模型，观察女性尿道的形态特点、毗邻和尿道外口的位置。

7. 结合标本强化肾、输尿管、膀胱在活体中的体表投影。

【强化与思考】

1. 说出泌尿系统的组成。

2. 在活体体表指出肾、膀胱的位置。

（李利华）

实验八　神经系统标本或模型观察

【实验目的】

1. 学会观察神经系统的组成及各部分的连接关系。

2. 学会观察脊髓的位置、形态；脑的分部及各部的位置、形态，内囊的位置与形态。

3. 学会观察脑室及脑、脊髓的血管与被膜。

4. 学会观察颈丛、臂丛、腰丛、骶丛的位置及重要分支，胸神经前支的分布，脑神经的分布。

5. 学会观察交感干的组成、位置。

【实验材料】

1. 神经系统离体概观标本。

2. 离体脊髓、切除椎管后壁的脊髓、脊髓横切面标本或模型。

3. 脑正中矢状切面、脑水平切面、脑干、间脑、小脑标本或模型，脑室标本或模型。

4. 脊神经、上肢神经、下肢神经、胸神经标本或模型。

5. 头部正中矢状切面、面部浅层结构标本或模型，三叉神经标本或模型，迷走神经和膈神经标本或模型。

6. 内脏神经标本或模型。

7. 中枢神经传导电动模型。

【方法与步骤】

1. 在神经系统离体概观标本上，观察神经系统的组成及各部分的连接关系。

2. 在离体脊髓标本上观察颈膨大、腰骶膨大、脊髓圆锥及终丝，辨认前正中裂、后正中沟和前、后外侧沟。

3. 在切除椎管后壁的脊髓标本上观察脊神经根的走向，辨认前根、后根、脊神经节、终丝和马尾等结构。

4. 结合脑标本或模型观察脑的分部及各部的连接和位置关系，自下而上观察延髓、脑桥、中脑的位置。

5. 结合间脑标本和脑的正中矢状切面标本观察间脑的位置、形态和分部。

6. 结合脑标本和模型观察小脑的位置和外形，大脑半球的外形、分叶及各面的主要沟和回。

7. 在脑室标本或模型上观察各脑室的形态。

8. 在大脑水平切面标本上辨认大脑皮质、髓质、内囊等结构。

9. 在脊神经标本上观察颈丛的位置和膈神经。

10. 结合脊神经标本和上肢神经标本观察臂丛的位置，辨认正中神经、尺神经、桡神经、腋神经、肌皮神经的行程和分布。

11. 结合脊神经标本和下肢神经标本观察腰丛和骶丛的位置，辨认股神经、坐骨神经、胫神经、腓总神经的行程和分布。

12. 在三叉神经标本或模型上观察三叉神经的分支；在面部浅层结构标本或模型上观察面神经的分支和分布范围；在迷走神经标本上辨认迷走神经的行程和分布，辨认喉上神经、喉返神经。

13. 在内脏神经标本上观察交感干的组成、位置及其与脊神经的联系。

14. 在脊髓标本和脑标本上观察其被膜层次，以及被膜间形成的间隙。

15. 结合脑血管标本和模型观察脑的动脉供应。

16. 通过中枢神经传导电动模型，观察感觉、运动纤维神经传导的方向和路径。

【强化与思考】

1. 面神经损伤会有什么表现？

2. 脑的动脉供应有几条？颈椎病会影响哪一条血管？

（闫　勇）

实验九　生殖系统标本及切片观察

【实验目的】

1. 结合标本观察和辨认男性、女性生殖器官的位置、形态结构、连通关系。

2. 能在显微镜下观察睾丸、卵巢和子宫的微细结构。

3. 能在显微镜下辨认精子的形态。

一、生殖器官的大体解剖

【实验材料】

1. 男性、女性生殖器官全貌标本。

2. 男性、女性盆腔正中矢状切面标本。

【方法与步骤】

1. 在男性生殖器官全貌标本上观察睾丸、附睾、射精管、精囊腺、前列腺、尿道球腺、阴茎、阴囊的位置与形态结构。

2. 在男性盆腔正中矢状切面标本上观察前列腺、阴茎和阴囊位置与形态结构以及尿道的分部、弯曲及狭窄。

3. 在女性生殖器官全貌的标本上观察卵巢、输卵管、子宫和阴道的位置与形态结构，以及输卵管和子宫的分部。

4. 在女性盆腔正中矢状切面标本上观察子宫和阴道的位置与形态结构。

二、生殖器官的微细结构

【实验材料】

1. 睾丸切片（HE染色）。

2. 卵巢切片（HE染色）。

【方法与步骤】

1. 睾丸切片

（1）肉眼观察：分辨周边的白膜与内部的睾丸实质。

（2）低倍镜观察：可见睾丸实质内的精曲小管及之间的睾丸间质。

（3）高倍镜观察：精曲小管、精原细胞、精子（精子头部在显微镜下呈点状，染成蓝色，尾部常被切断，不易看到）。

2. 卵巢切片

（1）肉眼观察：分辨卵巢周边的白膜与内部的实质。

（2）低倍镜观察：卵巢皮质，皮质内不同发育阶段的卵泡；卵巢髓质。

（3）高倍镜观察：原始卵泡、生长卵泡、成熟卵泡。

【强化与思考】

膀胱、子宫、直肠的位置有什么关系？

（韩　磊）

参考文献

[1] 黄莉军，张楚.人体解剖生理学基础.北京：人民卫生出版社，2015.

[2] 王庭槐.生理学.9版.北京：人民卫生出版社，2018.

[3] 杨宝峰，陈建国.药理学.9版.北京：人民卫生出版社，2018.

[4] 葛均波，徐永健，王辰.内科学.9版.北京：人民卫生出版社，2018.

[5] 丁文龙，刘学政.系统解剖学.9版.北京：人民卫生出版社，2018.

[6] 朱艳平，卢爱青.生理学基础.3版.北京：人民卫生出版社，2015.

[7] 任晖，袁耀华.解剖学基础.3版.北京：人民卫生出版社，2015.

[8] 夏广军，郝立宏.人体形态与结构.2版.北京：人民卫生出版社，2020.

[9] 周华，崔慧先.人体解剖生理学.7版.北京：人民卫生出版社，2016.

[10] 贺伟，吴金英.人体解剖生理学.3版.北京：人民卫生出版社，2018.

[11] 丁文龙，王海杰.系统解剖学.3版.北京：人民卫生出版社，2015.

[12] 吴宣忠，迟玉芹.解剖学与组织胚胎学基础.北京：人民卫生出版社，2018.

[13] 王怀生，李召.解剖学基础.2版.北京：人民卫生出版社，2008.

[14] 吴建清，徐冶.人体解剖学与组织胚胎学.8版.北京：人民卫生出版社，2018.

[15] 涂开峰.生理学基础.3版.北京：人民卫生出版社，2017.

人体解剖生理学基础课程标准

（供药剂、制药技术应用专业用）

一、课程性质

人体解剖生理学基础是一门适用于中等卫生职业教育药剂、制药技术应用等专业的重要基础课程，包含人体解剖学与人体生理学，是研究正常人体形态结构与生命活动规律的科学。本课程的目的是通过学习，使药剂及其相关专业的学生获得所需的人体结构与功能的基本知识、基本理论和基本技能，为后续药理学、疾病学概要的学习奠定坚实的基础。同时培养学生形成正确的道德观、科学的思维能力、良好的学习方法。

二、课程目标

通过本课程的学习，学生能够达到下列要求：

（一）知识目标

1. 掌握　人体重要器官的位置、形态与结构、主要的生理功能；重要的生理常数及概念。

2. 熟悉　生命活动的基本特征；重要器官功能的调节。

3. 了解　人体的基本组成和常用的解剖学术语；基本组织的特点；全身骨、骨骼肌、骨连接。

（二）技能目标

1. 能在标本上说出各器官名称及主要器官的特点；能在活体指出重要的体表标志。

2. 熟练掌握人体动脉血压的测量方法、测定血型。

（三）职业素质与态度目标

1. 热爱医药事业并具有服务医药事业的意识。具备正确的人生观和价值观，尊重生命、珍爱生命。

2. 具备科学的思维方式、良好的学习方法、主动探求知识的意愿与能力。

三、教学时间分配

教学内容	学时数		
	理论	实践	合计
第一章　绪论	3	0	3

教学内容	学时数		
	理论	实践	合计
第二章　细胞与组织	7	0	7
第三章　运动系统	4	2	6
第四章　血液	4	2	6
第五章　循环系统	8	4	12
第六章　呼吸系统	5	1	6
第七章　消化系统	7	1	8
第八章　能量代谢与体温	2	0	2
第九章　泌尿系统	7	1	8
第十章　感觉器官	4	0	4
第十一章　神经系统	10	2	12
第十二章　内分泌系统	4	0	4
第十三章　生殖系统	3	1	4
合计	68	14	82

四、教学内容与要求

单元	教学内容	教学要求	教学活动（参考）	学时（参考）	
				理论	实践
第一章绪论	第一节　概述		课堂讲授	3	
	一、人体解剖生理学研究的对象和任务	了解	模型演示		
	二、人体解剖生理学与医药学的关系	了解	教学录像		
			PPT演示		
	三、人体解剖生理学的研究方法及认识层次	了解			
	四、人体的基本组成及常用的解剖学术语	熟悉			

单元	教学内容	教学要求	教学活动（参考）	学时（参考） 理论 实践
第一章 绪论	第二节　生命活动的基本特征			
	一、新陈代谢	了解		
	二、兴奋性	熟悉		
	三、生殖	了解		
	四、适应性	了解		
	第三节　机体的内环境、稳态与生物节律			
	一、机体的内环境	掌握		
	二、内环境的稳态	掌握		
	三、生物节律	了解		
	第四节　人体功能活动的调节			
	一、人体功能的调节方式	掌握		
	二、人体功能的反馈控制	了解		
第二章 细胞与组织	第一节　细胞		课堂讲授 模型演示 教学录像 PPT演示	7
	一、细胞的结构	熟悉		
	二、细胞的增殖	了解		
	三、细胞的衰老与凋亡	了解		
	第二节　基本组织			
	一、上皮组织	了解		
	二、结缔组织	了解		
	三、肌组织	了解		
	四、神经组织	熟悉		
	第三节　细胞的基本功能			
	一、细胞膜的物质转运功能	掌握		
	二、细胞的信号转导	了解		
	三、细胞的生物电现象	熟悉		
	四、肌细胞的收缩功能	了解		

单元	教学内容	教学要求	教学活动（参考）	学时（参考）理论	实践
第三章 运动系统	第一节　骨与骨连结		课堂讲授	4	
	一、概述	熟悉	模型演示		
	二、躯干骨及其连结	了解	教学录像		
	三、颅骨及其连结	了解	PPT演示		
	四、四肢骨及其连结	了解			
	第二节　骨骼肌				
	一、概述	熟悉			
	二、躯干肌	了解			
	三、头颈肌	了解			
	四、四肢肌	了解			
	实验一：运动系统标本或模型观察	学会	示教、辨认		2
第四章 血液	第一节　概述		课堂讲授	4	
	一、血液的组成	了解	教学录像		
	二、血液的理化特性	了解	PPT演示		
	第二节　血浆				
	一、血浆的主要成分及其作用	熟悉			
	二、血浆渗透压	熟悉			
	第三节　血细胞				
	一、红细胞	掌握			
	二、白细胞	掌握			
	三、血小板	掌握			
	第四节　生理性止血				
	一、生理性止血的基本过程	了解			
	二、血液凝固	熟悉			

单元	教学内容	教学要求	教学活动（参考）	学时（参考） 理论	学时（参考） 实践
第四章 血液	三、纤维蛋白溶解	了解			
	第五节　血型与输血				
	一、血型与红细胞凝集	了解			
	二、红细胞血型	熟悉			
	三、血量与输血原则	熟悉			
	实验二：ABO血型的鉴定	学会	技能实践		2
第五章 循环系统	第一节　概述		课堂讲授	8	
	一、循环系统的组成和功能	熟悉	模型演示		
	二、血液循环的途径	了解	教学录像		
	第二节　循环系统的结构		PPT演示		
	一、心	掌握			
	二、血管	熟悉			
	三、淋巴系统	了解			
	第三节　心脏生理				
	一、心的泵血功能	掌握			
	二、心肌细胞的生物电现象	熟悉			
	三、心肌的生理特性	掌握			
	四、心电图	了解			
	第四节　血管生理				
	一、血流量、血流阻力和血压	了解			
	二、动脉血压与脉搏	掌握			
	三、静脉血压与静脉回心血量	熟悉			
	四、微循环	熟悉			
	第五节　心血管活动的调节				
	一、神经调节	掌握			

单元	教学内容	教学要求	教学活动（参考）	学时（参考）理论	学时（参考）实践
第五章 循环系统	二、体液调节	掌握			
	三、社会、心理因素对心血管活动的影响	了解			
	实验三：循环系统标本或模型观察	掌握	示教、辨认		2
	实验四：人体动脉血压的测量	学会	技能实践		2
第六章 呼吸系统	第一节 概述		课堂讲授 模型演示 教学录像 PPT演示	5	
	一、呼吸系统的组成与功能	熟悉			
	二、呼吸的概念	熟悉			
	三、胸部标志线和腹部分区	了解			
	第二节 呼吸系统各器官的形态与结构				
	一、呼吸道	了解			
	二、肺	熟悉			
	三、胸膜与纵隔	了解			
	第三节 肺通气				
	一、肺通气的原理	了解			
	二、肺通气功能的评价	熟悉			
	第四节 气体的交换与运输				
	一、气体的交换	熟悉			
	二、气体在血液中的运输	了解			
	第五节 呼吸运动的调节				
	一、呼吸中枢	了解			
	二、呼吸的反射性调节	掌握			
	实验五：呼吸系统标本或模型观察	学会	示教、辨认		1

单元	教学内容	教学要求	教学活动（参考）	学时（参考）	
				理论	实践
第七章 消化系统	第一节　概述		课堂讲授 模型演示 教学录像 PPT演示	7	
	一、消化系统的组成与功能	熟悉			
	二、消化与吸收的概念	熟悉			
	第二节　消化器官的形态与结构				
	一、消化管壁的一般组织结构	了解			
	二、消化管各段的形态结构	了解			
	三、消化腺的形态结构	了解			
	四、腹膜	了解			
	第三节　食物的消化				
	一、口腔内的消化	熟悉			
	二、胃内的消化	掌握			
	三、小肠内的消化	掌握			
	四、大肠的功能	了解			
	第四节　吸收				
	一、吸收的部位	熟悉			
	二、主要营养物质的吸收	了解			
	三、药物的吸收	了解			
	第五节　消化器官活动的调节				
	一、消化器官的神经支配及其作用	了解			
	二、消化系统的内分泌功能	了解			
	三、社会、心理因素对消化功能的影响	了解			
	实验六：消化系统标本或模型观察	学会	示教、辨认		1

单元	教学内容	教学要求	教学活动（参考）	学时（参考）	
				理论	实践
第八章 能量代谢与体温	第一节 能量代谢		课堂讲授 模型演示 教学录像 PPT演示	2	
	一、机体能量的来源与利用	了解			
	二、能量代谢的衡量标准及影响因素	掌握			
	三、基础代谢	熟悉			
	第二节 体温				
	一、人体正常体温及生理变化	掌握			
	二、机体的产热与散热	了解			
	三、体温调节	了解			
第九章 泌尿系统	第一节 概述		课堂讲授 模型演示 教学录像 PPT演示	7	
	一、泌尿系统的组成与功能	熟悉			
	二、排泄的概念及途径	熟悉			
	第二节 泌尿系统的解剖				
	一、肾	熟悉			
	二、输尿管道	了解			
	第三节 尿生成的过程				
	一、肾小球的滤过功能	掌握			
	二、肾小管和集合管的重吸收功能	了解			
	三、肾小管和集合管的分泌功能	了解			
	四、尿的浓缩和稀释	了解			
	第四节 尿生成的调节				
	一、肾内自身调节	了解			
	二、神经调节	了解			
	三、体液调节	掌握			

单元	教学内容	教学要求	教学活动（参考）	学时（参考）理论	学时（参考）实践
第九章 泌尿系统	第五节　尿液及其排放				
	一、尿液	了解			
	二、尿的输送与贮存	了解			
	三、膀胱、尿道的神经支配与排尿反射	了解			
	实验七：泌尿系统标本或模型观察	学会	示教、辨认		1
第十章 感觉器官	第一节　概述		课堂讲授	4	
	一、感受器与感觉器官的概念	了解	模型演示		
	二、感受器的一般生理特征	了解	教学录像		
	第二节　眼的结构与功能		PPT演示		
	一、眼的结构	熟悉			
	二、眼的功能	熟悉			
	三、与视觉有关的若干生理现象	了解			
	第三节　耳的结构与功能				
	一、耳的结构	了解			
	二、耳的功能	熟悉			
	第四节　皮肤				
	一、皮肤的微细结构	了解			
	二、皮肤的附属器	了解			
第十一章 神经系统	第一节　概述		课堂讲授	10	
	一、神经系统的区分	了解	模型演示		
	二、神经系统的组成	了解	教学录像		
	三、神经系统的常用术语	了解	PPT演示		
	第二节　神经系统的结构				
	一、中枢神经系统	熟悉			

单元	教学内容	教学要求	教学活动（参考）	学时（参考）理论 实践
第十一章 神经系统	二、周围神经系统	熟悉		
	三、神经系统的传导通路	了解		
	第三节 神经系统功能活动的基本原理			
	一、神经元的一般功能	了解		
	二、突触传递	熟悉		
	三、神经递质和受体	掌握		
	第四节 神经系统的感觉功能			
	一、脊髓和脑干的感觉传导功能	了解		
	二、丘脑与感觉投射系统	掌握		
	三、大脑皮质的感觉分析功能	熟悉		
	四、痛觉	了解		
	第五节 神经系统对躯体运动的调节			
	一、脊髓对躯体运动的调节	了解		
	二、高位中枢对躯体运动的调节	了解		
	第六节 神经系统对内脏活动的调节			
	一、自主神经系统的递质与受体	掌握		
	二、自主神经系统的功能与意义	熟悉		
	三、中枢对内脏活动的调节	了解		
	第七节 脑的高级功能			
	一、大脑皮质的电活动	了解		
	二、睡眠与觉醒	了解		
	三、学习与记忆	了解		
	四、大脑皮质的语言功能	学会		
	实验八：神经系统标本或模型观察			2

单元	教学内容	教学要求	教学活动（参考）	学时（参考） 理论 实践
第十二章 内分泌 系统	第一节　概述		课堂讲授	4
	一、内分泌系统的组成与功能	了解	模型演示	
	二、激素的概念与分类	熟悉	教学录像	
	三、激素作用的共同特征	了解	PPT演示	
	四、激素的作用机制与分泌调节	了解		
	第二节　下丘脑与垂体			
	一、下丘脑与垂体的结构联系	了解		
	二、下丘脑与垂体的功能联系	了解		
	三、下丘脑-腺垂体内分泌	熟悉		
	四、下丘脑-神经垂体内分泌	熟悉		
	第三节　甲状腺与甲状旁腺			
	一、甲状腺与甲状腺激素	掌握		
	二、甲状旁腺与调节钙磷代谢的激素	了解		
	第四节　肾上腺			
	一、肾上腺的位置形态与微细结构	了解		
	二、肾上腺分泌激素的作用	掌握		
	第五节　胰岛			
	一、胰岛素	熟悉		
	二、胰高血糖素	了解		
第十三章 生殖系统	第一节　生殖系统的结构		课堂讲授	3
	一、男性生殖系统的结构	了解	模型演示	
	二、女性生殖系统的结构	了解	教学录像	
	第二节　男性生殖功能		PPT演示	
	一、睾丸的功能	熟悉		

单元	教学内容	教学要求	教学活动（参考）	学时（参考）	
				理论	实践
第十三章 生殖系统	二、睾丸功能的调节	了解			
	第三节 女性生殖功能				
	一、卵巢的功能	熟悉			
	二、卵巢功能的调节	了解			
	三、月经周期及其形成机制	掌握			
	第四节 生殖过程				
	一、生殖细胞的发生	了解			
	二、受精与植入	了解			
	三、胎膜和胎盘	了解			
	四、胚胎龄、预产期和分娩	了解			
	五、先天畸形及其形成原因	了解			
	实验九：生殖系统标本及切片观察	学会	示教、辨认		1

五、说明

（一）参考学时

本课程标准主要供中等卫生职业教育药剂、制药技术应用等专业教学使用，第一学年第一学期开设，总学时为82，其中理论教学68学时，实践教学14学时。各学校可根据情况自行调整学时。

（二）教学要求

本课程对理论教学部分要求分为掌握、熟悉、了解3个层次。掌握：指对基本知识、基本理论能够记忆并有较深刻的认识，能熟练应用基本技能，能运用所学知识解决实际问题。熟悉：指对基本知识、基本理论能够理解，并明确其意义。了解：指对基本知识、基本理论有一定的认识和理解。

（三）教学建议

本课程标准：①培养医药商品购销员、医药商品储运员、药房辅助员及药物检验工等岗位的工作人员。强化理论结合实践，培养实用性人才。根据学生年龄特点、基础水平，建议加入课程思政，案例教学、情境教学等方法。②为提升学历打基础，以培养符合国家发展需要的高素质人才。

教学过程中，可通过测验、观察、技能考核和理论考试等多种形式对学生的职业素养、专业知识和技能进行综合考评，这是评价学生也是评价教师教学方法是否得当的重要途径。可以在不断调整中找寻最适合的教学方法。